DIPLÔME D'ÉTAT DE PUÉRICULTRICE DEP

# Puéricultrice

**Toute la formation**

Fiches + Mémos pratiques

2e Édition



- **MÉTIER DE PUÉRICULTRICE**
- **CONNAISSANCE DE L'ENFANT** (physiologie, soins spécifiques)
- **ENVIRONNEMENT FAMILIAL, SOCIAL ET LÉGISLATIF**
- **MÉMOS « RÈGLES DE PRÉCAUTIONS D'HYGIÈNE »**

**Tout pour réussir !**

FOUCHER

ISBN 978-2-216-16459-2

**Priscilla Benchimol**
*Professeur certifiée STMS*

**Grégoire Bordes**
*Psychiatre, docteur en médecine*

**Jérôme Brayer**
*Pharmacien hygiéniste, spécialisé en gestion de risques associés aux soins hospitaliers, consultant formateur et dirigeant de la société WheelFocus*

**Sophie Bustin**
*Puéricultrice, directrice de crèche*

**Claire Clément**
*Puéricultrice, chef de service modes d'accueil*
*Conseil Départemental d'Indre et Loire*

**Nadine Delforge**
*Puéricultrice cadre de santé*
*IFSI/IFAS CH Sainte-Anne, Paris, intervenante au CASH, Nanterre*

**Marie-Noëlle Dieudonné**
*Professeur des universités en biochimie et biologie moléculaire, UVSQ*

**Valérie Doguet**
*Puéricultrice cadre de santé*
*IFAP et Ecole de puériculture, IRFSS Centre Val de Loire*

**Patricia Gilles**
*Sage-femme PMI*
*Conseil Départemental d'Indre et Loire*

**Nathalie Gouin**
*Puéricultrice cadre de santé,*
*Conseil Départemental d'Indre et Loire*

**Émilie Gruel**
*Sage-femme PMI*
*Conseil Départemental d'Indre et Loire*

**Pauline Guillier**
*Puéricultrice, formatrice*
*IFPS de La Croix Saint Simon*

**Muriel Marc**
*Directrice des Filières Sanitaires*
*IRFSS Croix-Rouge française - Centre-Val de Loire*

**Auriane Maurage**
*Infirmière, étudiante puéricultrice*

**Fabienne Misguich**
*Maître de conférences en immunologie et biologie cellulaire, UVSQ*

**Alexia Moreira**
*Puéricultrice - SMUR pédiatrique CHU Robert-Debré, SAMU 75 (Paris)*

**Adeline Pensedent**
*Cadre puéricultrice formatrice, APHP Paris*

**Catherine Quillio**
*Puéricultrice, formatrice DU Douleur, sophrologue*
*IFRSS Centre - Val de Loire*

**Sous la coordination de**

**Alexia Moreira**
*Puéricultrice - SMUR pédiatrique CHU Robert-Debré, SAMU 75 (Paris)*

**et Lionel Degomme**
*IADE référent SMUR – Groupe hospitalier Lariboisière (Paris), Formateur GSU, formateur à l'enseignement de la médecine sur simulateur*

sommaire

sommaire

# Préface

Ce livre a pour ambition de constituer un outil d'accompagnement pour les étudiantes et les infirmières désireuses d'approfondir leurs connaissances. L'attente de la réingénierie des études de puériculture nous rappelle l'importance de la formation et la mobilisation des connaissances dans ce domaine d'expertise.

Les auteurs ayant travaillé sur ce projet ont eu la volonté d'en faire un véritable guide en synthétisant le contenu du programme de formation en fiches pratiques. Les différentes missions et domaines d'exercices de la puéricultrice* y sont présents, du nouveau-né prématuré à l'adolescent - jeune adulte.

Les études de puériculture s'inscrivent la plupart du temps dans une démarche personnelle, dans le but de se spécialiser en pédiatrie, en ayant avec soi les notions nécessaires. Acquérir le savoir et le savoir-faire pour prendre soin de l'enfant et de sa famille n'est pas chose aisée. Les études s'étendent sur 12 mois et demandent un investissement important de la part des professionnels. Ce guide a pour objectif d'être un support pédagogique en appui au contenu de formation dispensé dans les écoles.

Nous finirons en remerciant tout particulièrement Alexia Moreira pour son implication sans faille, ainsi que Noëlla Lodé, pédiatre, et Lionel Degomme, IADE, pour leur aide précieuse dans la construction de ce projet, aide qui constitue la preuve même que la formation et la pédiatrie réunissent toutes les spécialités.

Nous vous souhaitons une bonne lecture et la réussite dans votre projet de spécialisation, concluant sur cette citation du philosophe Jean-Jacques Rousseau : *« je vis que je réussirais et cela me fit réussir davantage. »*

# Partie 1

## Le métier de puéricultrice

1 partie

FICHES

# Rôle, missions et compétences de la puériculttrice

fiche 1

## 1 LE RÔLE DE L'INFIRMIÈRE PUÉRICULTRICE

● L'infirmière puéricultrice est une infirmière spécialisée (elle est experte clinique dans la santé de l'enfant et de sa famille) qui prend soin des enfants (de la naissance à l'adolescence) pour maintenir, restaurer, promouvoir leur santé, et participer à leur développement, leur éveil, leur autonomie et leur socialisation.

● Elle accompagne les parents dans leur fonction et participe, dans le cadre de projets de soins et de projets éducatifs pluriprofessionnels, à la protection des enfants, à leur intégration dans la société, à la lutte contre les exclusions.

● Les missions de l'infirmière puéricultrice sont :
- les soins de confort,
- la mise en œuvre des thérapeutiques,
- le dépistage,
- la prévention,
- l'éducation.

L'infirmière puéricultrice s'adapte à l'âge, au développement moteur, psychoaffectif et cognitif et à l'autonomie de l'enfant.

Tous les soins sont effectués en concertation avec l'enfant et ses parents (par « parents », on entend les tuteurs légaux et les proches de l'enfant), dans le cadre d'un projet thérapeutique défini par l'équipe médicale.

● L'infirmière puéricultrice développe des compétences spécifiques qui lui permettent d'analyser, d'évaluer les différentes situations et d'adapter, de façon personnalisée, pertinente et globale, chaque prise en soins.

● L'infirmière puéricultrice peut exercer :
- dans les établissements de soins,
- dans les établissements et services d'accueil des enfants de moins de six ans,
- dans les services de protection et de promotion de la santé de l'enfant et de la famille,
- en secteur libéral.

Le rôle de l'infirmière puéricultrice a été revu dans le cadre des travaux de réingénierie du diplôme d'État de l'infirmière puéricultrice en 2009[1]. Ceux-ci n'ont toujours pas abouti à une réforme de la formation. Le programme de formation de 1983 (Arrêté du

---

1. Monguillon D. *Démarche de réingénierie du diplôme de puériculteur*. 37es journées nationales d'études de l'ANPDE (Association Nationale des Puéricultrices Diplômées d'État)

13 juillet 1983, programme d'études préparatoires au diplôme d'État de puéricultrice) reste en vigueur. Il comprend 1 500 heures de formation (dont 710 heures de stage) sur 12 mois, après l'obtention du diplôme d'État d'infirmier ou de sage-femme.

fiche 1

## 2 LES ACTIVITÉS DE L'INFIRMIÈRE PUÉRICULTRICE

Le groupe de travail de la réingénierie du diplôme d'État de puéricultrice[1] a réalisé un référentiel décrivant les activités des infirmières puéricultrices :

① Recueil d'informations concernant le développement et la santé de l'enfant de la naissance à l'adolescence.

② Réalisation de soins et d'activités à visée diagnostique, thérapeutique et préventive auprès de l'enfant et de son entourage.

③ Conduite d'activités à visée éducative et d'accompagnement à la parentalité.

④ Conduite d'activités de promotion de la santé dans une approche de santé publique et de protection de l'enfance.

⑤ Coordination de soins et conduite de projets, concernant le développement, les activités d'éveil, la pathologie.

⑥ Gestion des ressources humaines, administratives et comptables.

⑦ Formation et information des équipes professionnelles et des stagiaires dans les secteurs de l'enfance et de l'adolescence.

⑧ Veille professionnelle et mise en place d'études et de recherches dans les secteurs de l'enfance et de l'adolescence.

## 3 LES COMPÉTENCES DE L'INFIRMIÈRE PUÉRICULTRICE

Le groupe de travail a élaboré la définition de 8 compétences qui permettent d'exercer ces 8 activités :

① Évaluer l'état de santé et le développement des enfants et des adolescents.

② Concevoir et conduire un projet de soins et d'éducation adapté à l'enfant.

③ Mettre en œuvre des soins adaptés aux enfants présentant des altérations de santé.

④ Accompagner et soutenir les familles dans le processus de parentalité.

⑤ Concevoir et mettre en œuvre des activités de promotion de la santé de l'enfant et de protection de l'enfance.

⑥ Organiser et coordonner les soins et les activités de développement d'éveil pour des enfants et des adolescents.

⑦ Gérer les ressources d'un service ou d'un établissement d'accueil d'enfants.

⑧ Rechercher, traiter et produire des données professionnelles et scientifiques.

1. Monguillon D. *Le contexte de la réingénierie du programme de formation des infirmières puéricultrices.* Cahiers de la puéricultrice 2011 ; 28 (250) ; 28.

Dans ce projet de référentiel, chaque compétence est déclinée en capacités, qui permettront d'évaluer celles-ci pour l'obtention du diplôme d'État.

Aujourd'hui, chaque institut de formation adapte le programme de formation de 1983 à l'évolution des différents besoins en santé des enfants et de leur famille, dans un temps contraint pour les étudiants, mais en prenant en considération les référentiels d'activités et de compétences du groupe de travail de la réingénierie du diplôme d'État du puéricultrice.

Les épreuves du diplôme d'État garantissent ces compétences.



## 4 LE RÔLE DE L'INFIRMIÈRE PUÉRICULTRICE PAR TYPE DE STRUCTURE

L'infirmière puéricultrice, quel que soit le lieu d'exercice, développe une expertise. Elle aura ainsi une place légitime dans la formation des étudiants, de ses pairs et dans la recherche.

### A L'infirmière puéricultrice en secteur hospitalier

- L'infirmière puéricultrice est un maillon d'une équipe soignante pluriprofessionnelle. Sa spécialisation lui permet d'organiser, de réaliser et d'évaluer les soins auprès des enfants ; elle peut déléguer certains soins, dans le respect des compétences de chacun.

- Pour une prise en soins de l'enfant et de sa famille, optimale et dans sa globalité, la spécificité de certains services demande à l'infirmière puéricultrice, une analyse de chaque situation, une prise de recul adaptée, une coordination optimale de ses actions.

- Elle a des missions plus spécifiques en matière de gestion et d'encadrement : elle engage sa responsabilité et doit se positionner comme une professionnelle spécialisée de l'enfance et de l'adolescence.

### B L'infirmière puéricultrice en service départemental de PMI

- L'infirmière puéricultrice met en action les missions de la PMI :
  - promotion de la santé des enfants et de leurs familles (visites à domicile des parents et de leur enfant, consultations dans les locaux de la PMI, en collaboration avec le pédiatre) ;
  - conseil et soutien parental ;
  - participation à l'agrément et au suivi des assistantes maternelles ;
  - mission de protection de l'enfance en lien avec l'Aide sociale à l'enfance (ASE) ;
  - bilan de santé en école maternelle.

- Lorsqu'elle est directrice d'un centre de protection infantile, elle exerce un rôle de gestionnaire financier et administratif et de responsable d'une équipe pluridisciplinaire. Son rôle est alors :
  - d'être responsable de l'organisation et de la gestion matérielle du centre et de la mise en place des activités médico-sociales en lien avec sa tutelle,
  - d'encadrer l'équipe et d'évaluer les compétences de ses collaborateurs.

fiche 1

### C L'infirmière puéricultrice dans les services et établissements d'accueil d'enfants de moins de 6 ans

Dans les services d'accueil, l'infirmière puéricultrice occupe soit un poste de direction, soit un poste d'adjointe.

Ses fonctions de gestion et d'encadrement sont variées :

- elle élabore, met en œuvre et assure un suivi du projet d'établissement ;
- elle a un rôle de gestion administrative et des ressources humaines (recrutement), de gestion budgétaire et comptable ;
- elle est garante de la sécurité à différents niveaux (sécurité des locaux, sécurité alimentaire, sécurité physique des enfants et des salariés...) ;
- elle gère les commandes et les stocks.

# Les responsabilités de l'infirmière puéricultrice

fiche 2

## 1 RESPONSABILITÉ PROFESSIONNELLE DE L'INFIRMIÈRE PUÉRICULTRICE

• Les infirmiers spécialisés, comme les infirmiers en soins généraux, doivent connaître les textes qui régissent leur profession.

Il est nécessaire, pour les infirmières puéricultrices, de connaître précisément leur rôle aux côtés de l'enfant, et des autres professionnels, notamment à l'hôpital, tels que les auxiliaires de puériculture, les médecins…

La responsabilité professionnelle des infirmières puéricultrices, dans l'exercice de leur fonction, se réfère :

– à leur formation initiale d'infirmière et de spécialisation de puéricultrice ;
– à la législature de référence pour la réalisation de leur activité professionnelle (profil de poste) ;
– à leur rôle et leur fonction définis par la réglementation ;
– aux règles déontologiques.

Dans l'exercice de son métier, une infirmière puéricultrice peut, comme tout un chacun, engager, outre sa responsabilité morale, ses responsabilités pénale et civile. Devant prendre en charge des enfants, elle s'expose à des risques d'accident ou d'erreur importants.

• *« Nul n'est censé ignorer la loi »*.

Il est indispensable d'appliquer la règle. Les règles de droit sont hiérarchisées et évolutives.

De manière générale, la responsabilité de l'infirmière puéricultrice recouvre l'ensemble des situations dans lesquelles elle peut être appelée à répondre de ses actions ou de ses omissions du fait de ses obligations ou de son exercice professionnel. Selon que l'objectif de la mise en cause vise soit à indemniser un patient, à réprimer un comportement jugé dangereux pour la société ou à sanctionner un manquement disciplinaire, la responsabilité engagée sera tantôt civile, pénale et/ou disciplinaire.

## 2 LA RESPONSABILITÉ CIVILE OU ADMINISTRATIVE

Le but de la responsabilité civile ou administrative n'est pas de punir mais de permettre au patient victime d'un dommage d'obtenir des dommages et intérêts pour réparation.

### A Responsabilité civile ou administrative ?

Il s'agit d'une particularité fondamentale de l'organisation de la justice en France qui commande que suivant le statut du professionnel de santé concerné, la réclamation doit être présentée devant la juridiction civile ou la juridiction administrative. Ce statut n'est pas figé et son appréciation est souvent une question de circonstances.

### B Les conditions de la responsabilité civile

• Pour obtenir cette indemnisation, le patient doit alors rapporter la preuve de trois éléments cumulatifs :

- une faute : elle peut être simple ou grave, volontaire ou involontaire, résultant d'une action ou d'une omission établissant que l'infirmière puéricultrice n'a pas dispensé à son patient les soins nécessaires ;
- un dommage : atteinte physique ou psychique à l'intégrité du patient, aggravation de son état, décès ;
- un rapport de cause à effet certain entre la faute reprochée et le dommage subi.

Il est important pour les infirmières puéricultrices salariées de souscrire une assurance personnelle pour les hypothèses où la faute commise par celles-ci se situe au-delà du cadre strict de la mission que leur a confiée leur employeur.

• Ces hypothèses dans lesquelles l'employeur n'est pas susceptible d'intervenir concernent principalement :

- la faute volontaire ;
- la faute détachable du service (correspondant à une faute personnelle de comportement) ;
- le dépassement de compétences réglementaires (exécution d'un acte médical en dehors des limites et conditions réglementairement fixées, exécution d'une prescription orale en dehors des situations d'urgence...) ;
- les soins donnés en dehors de l'établissement (soins donnés dans la rue...).

## 3 LA RESPONSABILITÉ PÉNALE

• La responsabilité pénale a pour objectif de punir le comportement dangereux ou illicite d'un professionnel de santé du fait des dommages qu'il a pu causer à son patient ou du simple fait d'avoir fait courir un risque injustifié à celui-ci.

• Ainsi, lorsqu'involontairement par imprudence, maladresse ou inattention une infirmière puéricultrice cause la mort ou des blessures à un patient, celle-ci pourra encourir des sanctions en lien avec l'atteinte involontaire à la vie ou l'atteinte involontaire à l'intégrité de la personne.

• En cas de violation du secret professionnel, de non-assistance à personne en danger ou mise en danger d'autrui, des condamnations (des amendes ou des peines de prison) peuvent aussi être prononcées alors que le patient ne justifierait d'aucun dommage.

• La particularité de la responsabilité pénale est son caractère toujours strictement personnel : personne ne « couvre » donc jamais personne et chacun doit répondre de ses gestes. Ainsi, une infirmière puéricultrice a l'obligation de refuser un ordre qui serait manifestement illégal car en exécutant un tel ordre, celle-ci se positionne comme « la main qui accomplit l'acte » et donc comme l'auteur principal de l'acte illégal.

## 4 LA RESPONSABILITÉ DISCIPLINAIRE

Une infirmière puéricultrice peut faire l'objet d'une sanction disciplinaire en cas :

- de violation d'une règle professionnelle particulière aux infirmières puéricultrices issue des articles R4312-1 à R4312-89 du Code de la santé publique ou de dépassement des compétences réglementaires fixées par les articles R4311-1 à R4311-15 du Code la santé publique ;
- de désobéissance ou d'inobservation de mesures ou d'ordres émanant de son employeur. Ces sanctions peuvent être l'avertissement, le blâme, la mise à pied ou dans certains cas le licenciement.

fiche 3

# Le travail pluridisciplinaire

**Quel que soit le lieu où elle exerce, l'infirmière puéricultrice travaille avec une multitude de collaborateurs. Elle sera amenée, dans le cadre d'une prise en soins holistique et selon son secteur d'exercice, à travailler avec des assistants de service social, des ergothérapeutes, des psychomotriciennes, des kinésithérapeutes, des psychologues, des pédiatres et/ou médecins, des sages-femmes, des éducateurs de jeunes enfants (EJE), des personnes titulaires du CAP Accompagnant Éducatif Petite Enfance (AEPE)…**

## 1 SECTEUR HOSPITALIER ET ÉTABLISSEMENT D'ACCUEIL POUR JEUNES ENFANTS

- L'infirmière puéricultrice travaille, en étroite collaboration, avec des auxiliaires de puériculture, des aides-soignants, des infirmières ainsi que des éducateurs de jeunes enfants.
- Sa formation et son diplôme lui octroient des compétences lui permettant de travailler seule ou en collaboration avec eux.
- Elle a la connaissance des différents référentiels de formation et ne demandera pas à ses collaborateurs d'effectuer et d'assumer des actes pour lesquels ils ne sont pas reconnus compétents. L'application de ces textes réglementaires assure la sécurité à chacun.
- Elle a toutefois les compétences pour former et assurer un encadrement de ses pairs, des étudiants et de tout autre professionnel durant son exercice professionnel.

## 2 SECTEUR DE PROTECTION MATERNELLE ET INFANTILE (PMI)

- L'infirmière puéricultrice sera amenée à participer aux entretiens d'évaluation des candidats à la fonction d'assistant maternel et à mesurer les aptitudes de ce futur professionnel d'accueillir, à son domicile, un ou des enfants.
- Coordonnant des actions de prévention de la santé des enfants et des familles en centre mais aussi au domicile des familles, elle est amenée à collaborer avec des travailleurs sociaux, pédiatres et autres professionnels de la santé.

## 3 CRÈCHE FAMILIALE

- L'infirmière puéricultrice ira au domicile des assistantes maternelles qui accueilleront à leur domicile familial des enfants, afin de superviser un accueil individuel de qualité.
- Le service d'accueil familial a pour mission de répondre aux besoins des enfants en assurant un accueil également collectif.
- Lors des accueils collectifs au sein de la crèche, les enfants se retrouvent entre eux et rencontrent d'autres adultes (assistantes maternelles, infirmières puéricultrices, EJE et directrice de la structure familiale).

# Le milieu hospitalier

**Faire le choix de devenir infirmière puéricultrice, c'est s'engager dans la voie de la reconnaissance des besoins fondamentaux de l'enfant et les rendre prioritaires où que l'on exerce.**

fiche 4

## 1 L'INFIRMIÈRE PUÉRICULTRICE À L'HÔPITAL

L'infirmière puéricultrice est présente en maternité, en néonatologie et dans les services de pédiatrie générale et spécialisée.

La spécialisation de l'infirmière en infirmière puéricultrice lui permet de prendre du recul par rapport aux pratiques, de coordonner des actions et de concevoir la prise en soin de l'enfant dans sa globalité.

L'infirmière puéricultrice développe ses connaissances du développement psycho-affectif de l'enfant, de l'accompagnement à la parentalité, des différentes pathologies pédiatriques et la spécificité de leur prise en charge. Ainsi elles peuvent améliorer leur raisonnement clinique et les soins apportés aux enfants.

Grâce au savoir et au savoir-faire qu'elle aura acquis, elle pourra légitimement transmettre ses connaissances à ses pairs.

L'infirmière puéricultrice à l'hôpital est un maillon indispensable dans la prise en charge de l'enfant, de sa famille et pour le travail pluriprofessionnel.

## 2 L'INFIRMIÈRE PUÉRICULTRICE EN MATERNITÉ

L'infirmière puéricultrice en maternité a pour mission le travail en collaboration avec les sages-femmes, les pédiatres et les auxiliaires de puériculture.

Elle veille, entre autres, à la surveillance du nouveau-né dans ses premiers jours de vie. Elle accompagne la mise en place de la parentalité. Elle prépare la sortie à domicile et délivre des messages de prévention (mort inattendue du nourrisson, syndrome du bébé secoué, etc.). Elle a aussi un rôle dans l'accompagnement de l'allaitement maternel, mais aussi pour l'allaitement artificiel (biberon).

## 3 L'INFIRMIÈRE PUÉRICULTRICE EN NÉONATOLOGIE, RÉANIMATION-URGENCES, SMUR PÉDIATRIQUE

Ces services sont les plus techniques de tous les services hospitaliers où travaille l'infirmière puéricultrice. En plus de ses compétences d'infirmière diplômée d'État, elle développe son rôle propre de puéricultrice dans l'élaboration de ses projets de soins individualisés pour chacun de ses patients.

Elle participe au confort de l'enfant, ainsi qu'à la mise en place des soins de soutien au développement.

C'est avec une vision globale de l'enfant, de ses besoins et de sa famille que l'infirmière puéricultrice effectue chaque soin.

Dans le cadre de sa spécialisation, elle participe aux projets de recherche dans son domaine d'expertise.

## 4 L'INFIRMIÈRE PUÉRICULTRICE EN PÉDIATRIE GÉNÉRALE ET SPÉCIALISÉE

Les missions de l'infirmière puéricultrice en pédiatrie sont basées sur la prise en charge de l'enfant malade. Elle a des connaissances très variées des pathologies aiguës et chroniques de l'enfant. Elle oriente son analyse clinique grâce à ses connaissances de l'enfant malade mais aussi celles de l'enfant sain.

Comme toutes puéricultrices exerçant en milieu hospitalier, elle maîtrise les techniques de soins, la surveillance et la mise en place des traitements.

Elle veille à ce que la triade « parents-enfant-soignants » soit une aide dans la prise en charge individualisée.

# Le milieu extra-hospitalier



## 1 L'INFIRMIÈRE PUÉRICULTRICE EN PMI

### ▶ Missions

- Accompagner les parents et les enfants de la naissance à l'âge de 6 ans.
- Participer à l'agrément des assistantes maternelles libérales et leur suivi.
- Dépister des troubles lors des bilans en école maternelle.
- Concourir à la prévention de la maltraitance et la protection des enfants en danger.

→ Ces missions permettent à l'IPDE d'exercer pleinement son rôle propre, à domicile, lors de consultations préventives dans le centre de PMI de proximité et dans les écoles maternelles en collaboration avec une équipe pluri-professionnelle.

**À savoir**

Les missions de l'IPDE varient selon les caractéristiques du territoire départemental du centre de PMI. Aucune durée minimale d'expérience en pédiatrie n'est exigée pour les infirmiers recrutés en PMI.

### ▶ Des innovations

- Des centres de consultation de PMI itinérant dans des départements où les centres de PMI sont peu présents ou difficiles d'accès.
- Une antenne de PMI au sein même de l'hôpital afin d'établir un lien privilégié entre les services hospitaliers et le centre de PMI et accompagner au mieux le retour à domicile.

## 2 L'INFIRMIÈRE PUÉRICULTRICE EN HOSPITALISATION À DOMICILE (HAD)

### ▶ Missions

- Exercer le rôle propre et sur prescription.
- Participer à la prise en soins d'enfants atteints de pathologies chroniques ou aiguës pour différer ou éviter une hospitalisation complète.
- Maintenir l'enfant dans son lieu de vie pour une prise en soin palliative en collaboration avec les équipes ressources régionales en soins palliatifs pédiatriques (ERRSPP).

**À savoir**

Tous les territoires ne sont pas couverts par une HAD, ce qui occasionne un accès inégal aux soins.

fiche 5

## 3 L'INFIRMIÈRE PUÉRICULTRICE DIRECTRICE EN ÉTABLISSEMENT D'ACCUEIL DE JEUNES ENFANTS (EAJE)

### ▶ Missions

- Veiller sur la santé et le bien-être des enfants de moins de 6 ans.
- S'occuper de la gestion de l'EAJE et diriger une équipe de professionnels de l'enfance.
- Participer à l'élaboration et veiller à la bonne mise en place du projet pédagogique de l'établissement.
- Collaborer avec les institutions et les intervenants extérieurs.

→ Missions qui impliquent des compétences en communication pour accompagner les parents et les professionnels.

**À savoir**

Le poste de responsable en EAJE n'est pas accessible directement. Il faut en effet justifier d'une expérience professionnelle d'au moins 3 ans en tant qu'infirmière-puéricultrice ou en tant qu'éducateur/éducatrice de jeunes enfants.
**INFO** : Les crèches d'entreprises se multiplient pour faire face aux demandes croissantes des parents.

## 4 L'INFIRMIÈRE PUÉRICULTRICE EN LIBÉRAL

- Cette spécialité n'est pas reconnue. Ceci est dû à une absence de cotation des soins spécifiques à la pédiatrie.

**Rappel**

L'exercice en libéral est codé dans la Nomenclature générale des actes professionnels (NGAP). Grâce à ces cotations, les actes effectués peuvent être tarifés et ainsi facturés au patient et aux caisses d'assurance maladie obligatoires et complémentaires.

- Toute IPDE désirant réaliser et par là même facturer des soins dans la NGAP devra donc être déclarée auprès de l'Agence Régionale de Santé (ARS) selon son activité d'auxiliaire médicale conventionnée : infirmière ou sage-femme.

## 5 INFIRMIÈRE PUÉRICULTRICE ET ENSEIGNEMENT

- Formatrice occasionnelle dans les formations initiales ou continues.
- Formatrice permanente dans la formation d'auxiliaires de puériculture ou d'aides-soignantes ou BAC professionnel « service à la personne ».

## 6 ET DEMAIN ?

- Des consultations effectuées par des IPDE dans les « maisons de santé » ?
- Plus d'IPDE versus IDE scolaire exerçant dans les collèges et les lycées ?

# Les secteurs spécifiques

fiche 6

## 1 IPDE EN SMUR NÉONATOLOGIE ET PÉDIATRIQUE

• Composition de l'équipe : médecins (pédiatres ou urgentistes), IDE ou IPDE, IDE anesthésistes et des ambulanciers SMUR.

• Mission : assurer la médicalisation des interventions auprès de nouveau-nés, de nourrissons et d'enfants nécessitant des soins d'urgence et de réanimation sur l'ensemble du territoire.

> Circulaire DHOS/01 no 2005-67 du 7 février 2005 relative à l'organisation des transports de nouveau-nés nourrissons et enfants : *L'équipe d'intervention comprend un(e) infirmier(ère), si possible puéricultrice, pour les transports de nouveau-nés et de nourrissons.*

• Pré-requis souhaité : expérience professionnelle de deux ans dans un service de réanimation pédiatrique polyvalente et/ou néonatale.

## 2 IPDE EN TRANSFERT INFIRMIER INTER HOSPITALIER (TIIH) PÉDIATRIQUE

• Composition de l'équipe : 1 IDE ou IPDE ayant au moins 1 an d'expérience en réanimation néonatale ou pédiatrique ou aux urgences pédiatriques et d'un ambulancier formé au transport pédiatrique.

• Missions :

- transfert secondaire des nouveau-nés stables (pas de support de ventilation invasive ou non-invasive) vers leur service d'origine au sein des réseaux périnatals,
- transfert des nourrissons/enfants n'ayant pas de détresse vitale mais qui nécessitent une surveillance particulière (poursuite d'un traitement ou examen complémentaire) au sein de filières de soins spécialisés,
- transfert pour la réalisation d'un examen complémentaire urgent ou programmé.

## 3 IPDE EN POUPONNIÈRE

• Missions : accueil des enfants de la sortie de la maternité jusqu'à leurs 3 ans, coordination de la prise en soins des enfants en collaboration avec les professionnels de la pouponnière (AP, EJE, Éducateur spécialisé…), les partenaires extérieurs (PMI, TISF…), le responsable territorial de la direction de l'enfance et de la famille, le juge des enfants et les parents.

## 4 IPDE EN CONSULTATION HOSPITALIÈRE

- Objectif : désengorger les urgences pédiatriques et répondre aux attentes des parents.
- Missions (varient selon les hôpitaux) :

– consultation de nouveau-nés en néonatologie avant la prise de relais par la PMI,
– consultation en post maternité proposée aux parents que l'on souhaite revoir,
– consultation en post urgences dans les 48 h pour rassurer les parents.

# Partie 2
## Le développement et les pathologies de l'enfant

partie 2

**FICHES**

partie 2

# Conception, grossesse



## 1 LES ÉTAPES DE LA FÉCONDATION

- La **fécondation** correspond à la fusion du noyau d'un gamète mâle avec le noyau d'un gamète femelle et donne une **cellule-œuf diploïde**.
- Une femme est **féconde** pendant la **phase d'ovulation** (durée 3-4 jours) du cycle menstruel : l'**ovocyte** produit devient fécondable et est viable pendant 12 à 24 heures.
- Les **spermatozoïdes** émis lors d'un rapport sexuel franchissent la glaire cervicale, puis remontent la cavité utérine pour atteindre les trompes où ils peuvent fusionner avec l'ovocyte. Au cours de ce trajet, ils acquièrent la capacité de féconder les ovocytes, c'est la **capacitation**. Leur durée de vie est de 3-4 jours dans les voies génitales féminines.
- Les spermatozoïdes ont la capacité de dégrader l'enveloppe de l'ovocyte qui se transforme en ovule et qui devient alors imperméable à toute fusion avec d'autres spermatozoïdes.

## 2 LE DEVENIR DE LA CELLULE-ŒUF

La vie de l'embryon et son implantation

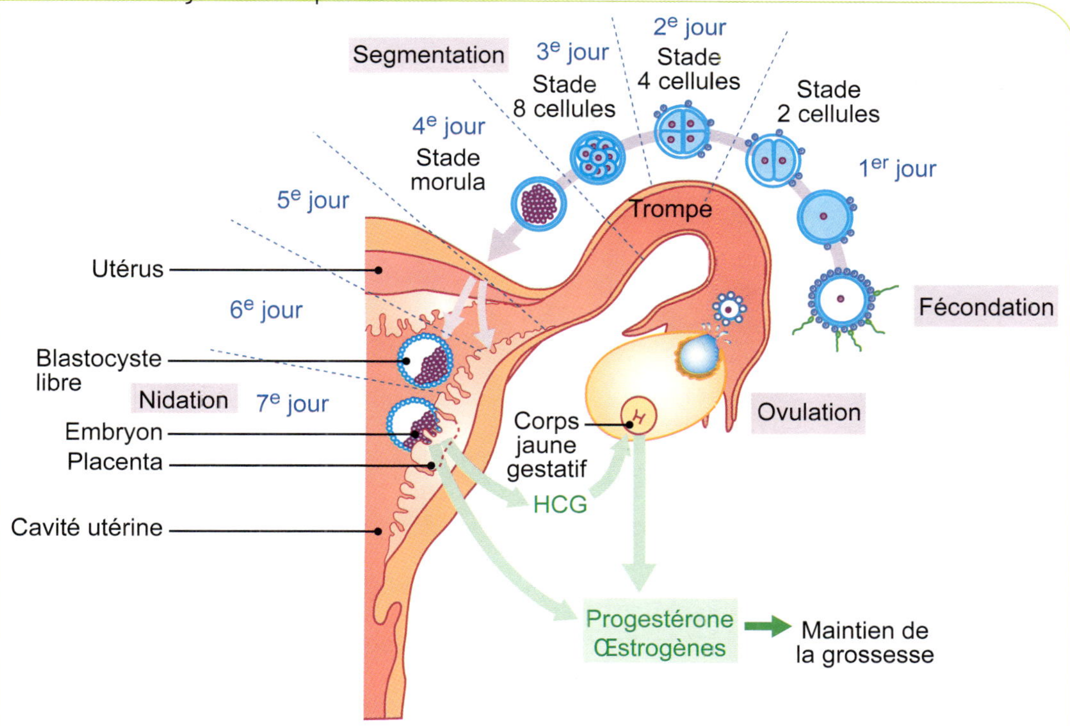

- La **division** de l'œuf débute 24 heures après la fécondation. Des **mitoses** se poursuivent pendant la migration de l'embryon vers l'utérus. Six jours après la fécondation, l'embryon devient un **blastocyste** qui adhère et envahit l'endomètre : cette étape est appelée la **nidation**.

- L'**hormone HCG** (hormone chorionique gonadotrophique) libérée par l'embryon exerce un effet sur l'activité ovarienne : elle maintient le **corps jaune** (formation temporaire à l'intérieur de l'ovaire). Celui-ci produit de la **progestérone** qui maintient l'utérus dans un état favorable à la gestation. À partir du 3e mois de gestation, c'est le **placenta** qui assure cette fonction.

**Remarque.** Cette hormone est détectée dans le sang dès le 10e jour après la fécondation et permet de déterminer l'existence d'une grossesse et son commencement.

- Le **placenta** est un organe temporaire issu du trophoblaste et de l'endomètre de la mère. Il s'agit d'un organe d'échange entre le fœtus et la mère et de secrétions d'hormones. Il présente une **face fœtale** sur laquelle s'insère le **cordon ombilical** et les vaisseaux issus du cordon et une **face utérine** couverte de **villosités** à travers lesquelles se font les échanges. Les vaisseaux sanguins fœtaux et maternels ne sont pas en contact, les échanges de substances se font à travers la paroi de villosités. Le placenta apporte au fœtus les **nutriments** et le **dioxygène** dont il a besoin pour sa croissance, ainsi que les **hormones** et les **immunoglobulines maternelles**. Il permet aussi d'évacuer les déchets.

Circulation maternelle et fœtale au niveau du placenta

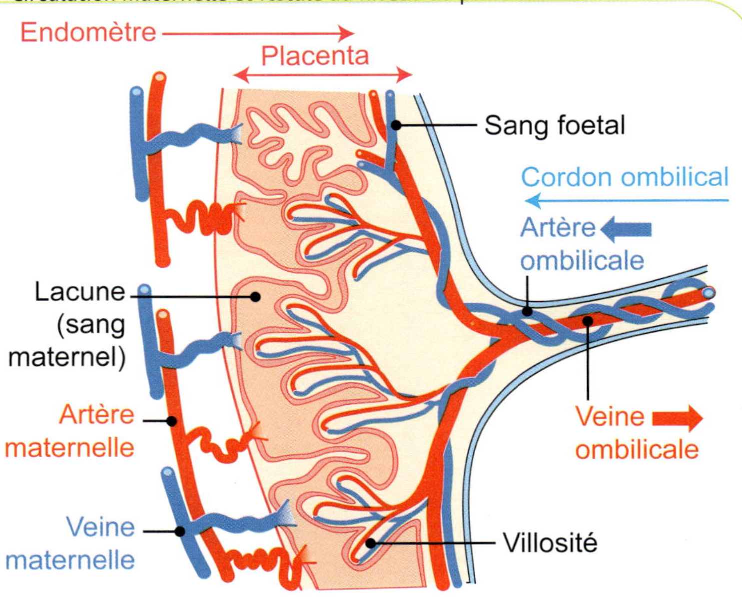


- Le placenta est également une **barrière efficace** contre de nombreux microorganismes pathogènes. Cependant, certains pathogènes peuvent le traverser, ainsi que certaines molécules comme l'**alcool** ou les **médicaments,** ce qui peut entraîner des conséquences graves.

## 3 LES STADES DE LA GROSSESSE

- La **gestation** chez la femme dure 9 mois, soit 39 semaines de grossesse ou 41 semaines d'aménorrhées. En cas d'accouchement précédant ce terme, on parle de **prématurité**.
- **La période embryonnaire** : elle débute après la fécondation et se poursuit jusqu'au 2e mois de grossesse. Pendant cette période, l'embryon acquière sa forme (apparition de la tête et des membres) et une ébauche des principaux organes.
- **La période fœtale** : elle se déroule à partir du 3e mois jusqu'à l'accouchement ou **parturition**. Les organes poursuivent leur maturation. La taille et le poids du fœtus augmente pour atteindre entre 35 et 40 cm en moyenne et entre 2,7 et 4,1 kg.

Proportion du fœtus

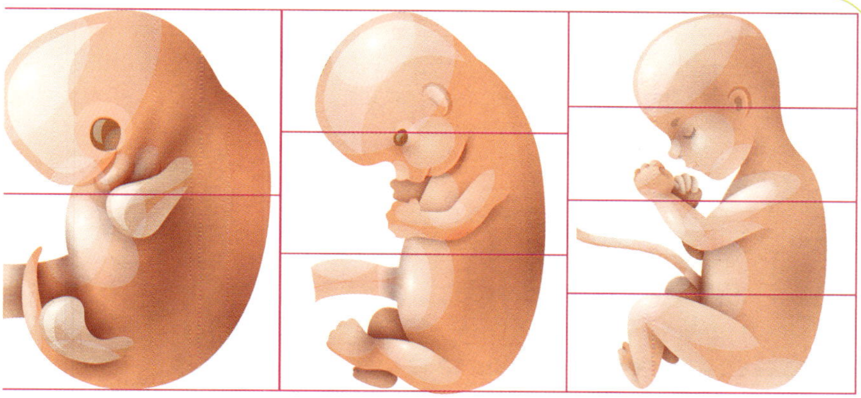

La croissance du fœtus n'est pas linéaire, les différentes parties du corps ont des proportions relativement différentes selon les stades.

### Le suivi de grossesse

La vitalité et la croissance du fœtus sont mesurées par **échographies** aux 3e, 6e et 8e mois de grossesse. À cela s'ajoute une **consultation mensuelle**, où la **prise de poids** de la mère est surveillée, ainsi que sa **tension artérielle** (apparition d'une éventuelle pré-éclampsie), la **hauteur utérine** (indicatrice de la bonne croissance du fœtus), le **col de l'utérus**, le **rythme cardiaque du fœtus** et ses **mouvements**. Les **résultats du laboratoire** (prise de sang, bandelettes urinaires) sont aussi analysés.

# Accouchement et suites de couches

fiche 8

**Le déclenchement de la parturition est multifactoriel et aboutit à la sortie du fœtus et de ses annexes hors des voies génitales. L'accouchement peut être spontané ou provoqué (déclenché) et se produire de manière naturelle (par voie basse) ou artificielle (césarienne).**

## 1 PARTURITION

### A Définition

- La parturition se produit entre la 38e et la 40e semaine de grossesse. Des facteurs mécaniques (poids du fœtus, contractions utérines) et hormonaux sont responsables du déclenchement du « travail ».
- Le travail est divisé en 3 parties :

– l'effacement et la dilatation du col de l'utérus ;
– l'expulsion du fœtus qui correspond à l'accouchement ;
– la délivrance qui permet l'expulsion du placenta.

### B Premier stade du travail : effacement du col de l'utérus

- Il peut arriver que le travail débute par la rupture de la poche amniotique ou poche des eaux. Le travail correspond à l'ensemble des contractions utérines qui deviennent au fur et à mesure régulières, douloureuses, croissantes en intensité et en fréquence : à la fin de la dilatation, elles se produisent toutes les 2-3 minutes et durent 1 minute.
- Les contractions de l'utérus, qui s'accélèrent et s'intensifient au cours du travail, aboutissent à la dilation du col de l'utérus. Cette phase de dilatation est la plus longue du travail et peut prendre jusqu'à 12 heures. Ce travail est plus long chez une femme primipare (femme accouchant de son premier enfant) que chez une femme multipare (femme ayant accouché plusieurs fois).

### C Deuxième stade du travail : expulsion du fœtus

- Le fœtus est le plus souvent expulsé la tête la première. Dans certains cas, le nouveau-né peut se présenter par les pieds ou les fesses, on parle de présentation en siège.
- L'expulsion est permise grâce à la dilatation complète du col de l'utérus (environ 10 cm) et aux contractions qui permettent de propulser le nouveau-né vers le vagin.
- L'expulsion comprend l'engagement du fœtus (passage de la tête du fœtus à travers le détroit supérieur du bassin), la descente (passage de la tête à travers le détroit moyen du bassin) et l'expulsion (passage de la tête à travers le détroit inférieur du bassin osseux).

Les étapes du travail

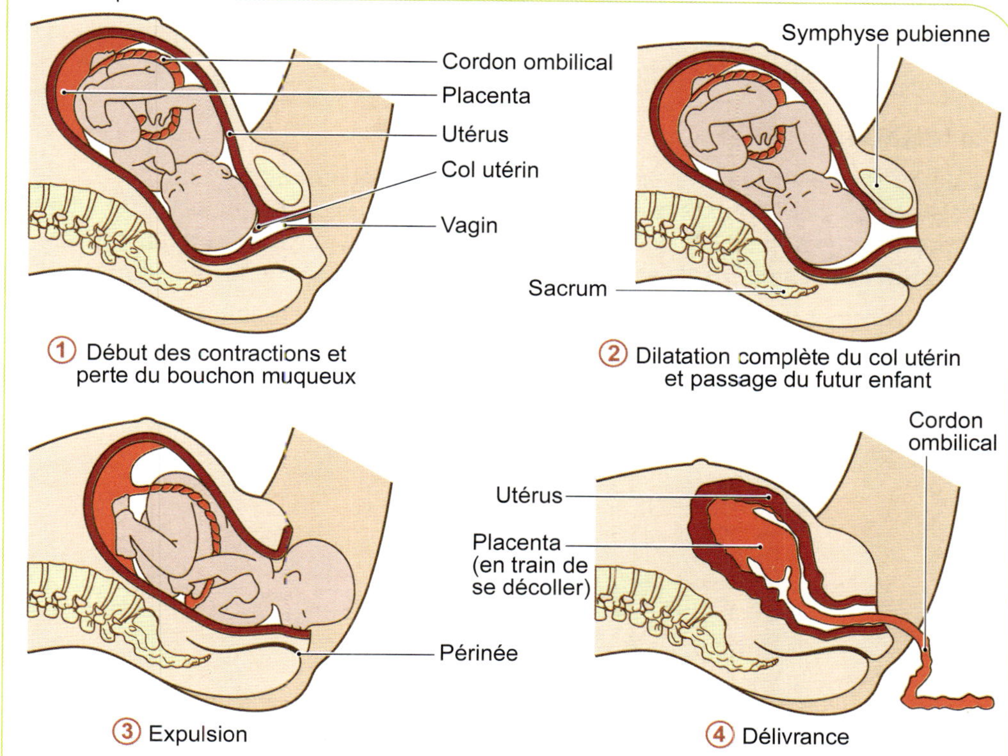


- Parfois, une **extraction instrumentale** est réalisée par l'emploi de forceps, ventouses ou spatules en cas de souffrance fœtale ou d'incapacité à expulser le fœtus.

- Une **épisiotomie** peut être pratiquée au moment de l'expulsion, il s'agit d'un acte chirurgical qui consiste à inciser le périnée au moment de l'accouchement afin d'élargir l'orifice vaginal afin de prévenir les déchirures des tissus du vagin qui sont difficiles à suturer.

- La **césarienne** est une intervention chirurgicale qui est pratiquée soit sous anesthésie générale, soit sous anesthésie péridurale, et qui consiste après incision de la peau et des muscles abdominaux (**laparotomie**) à passer à travers le péritoine afin d'atteindre l'utérus (**hystérotomie**) pour sortir le bébé.

- L'accouchement par voie basse peut être réalisé sous **anesthésie péridurale**. Il s'agit d'une anesthésie locorégionale qui insensibilise les membres inférieurs. L'anesthésiant est injecté dans l'**espace péridural**.

## D Troisième stade du travail : délivrance du placenta

Après la naissance, le cordon ombilical est coupé, des contractions persistent qui permettent l'**expulsion du placenta** (**délivrance**), le plus souvent durant les quinze minutes à une heure qui suivent la naissance. Il est indispensable que la totalité du placenta soit expulsée afin d'éviter des risques d'hémorragie et d'infection, surtout si la maman a subi une extraction instrumentale (forceps).

fiche 8

## 2 SUITES DE COUCHES

Les suites de couches correspondent à la période qui s'étend de l'accouchement jusqu'à la reprise du cycle menstruel (ou retour de couches).

### A La lactation

- La délivrance entraîne une chute du taux sanguin d'œstrogènes et de progestérone, ce qui stimule la sécrétion de prolactine. La lactation correspond à la sécrétion et l'éjection de lait par les glandes mammaires qui se sont développées sous l'influence des œstrogènes et de la progestérone au cours de la grossesse.
- Le sein contient du tissu glandulaire qui produit et excrète le lait. Ce tissu glandulaire est divisé en lobes indépendants qui ont un aspect en grappe avec des subdivisons que l'on nomme lobules. Chaque lobe présente un canal lactifère ou canal galactophore dans lequel se jettent les canaux venant des lobules. Le lait est excrété par ces canaux vers un pore au niveau du mamelon.

Coupe schématique d'un sein

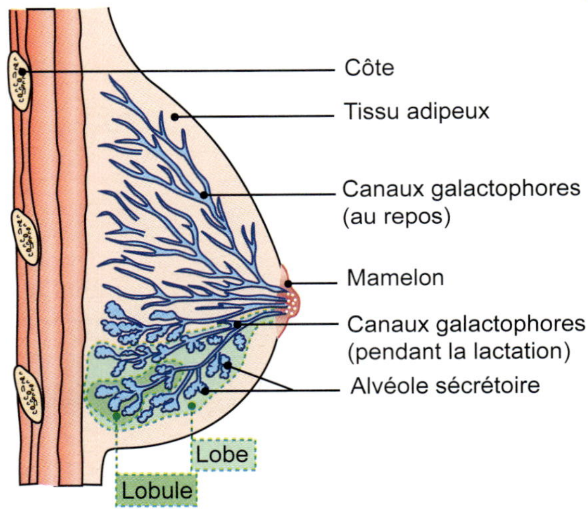


- Après l'accouchement, c'est la stimulation mécanique du mamelon par la tétée qui maintient la sécrétion du lait : des mécanorécepteurs sont activés et envoient des influx nerveux afférents à l'hypothalamus qui stimule à son tour l'hypophyse. La succion génère également des messages à l'origine de l'éjection du lait.
- La lactation induit chez la femme un état d'infertilité les 4 premiers mois puis des menstruations sont possibles même si l'allaitement est poursuivi.

### B Involution utérine

Le volume de l'utérus diminue rapidement après la naissance, il reprend sa taille initiale au bout de 2 mois. Le col de l'utérus se reconstitue aussi.

### C Cycle menstruel

L'endomètre se reconstitue, en l'absence de lactation, le cycle menstruel peut s'observer 45 jours après l'accouchement mais les premiers cycles se produisent souvent sans ovulation.

# Naissance et nouveau-né



## 1 ACCUEIL ET SOINS DU NOUVEAU-NÉ EN SALLE DE TRAVAIL

Généralement, le nouveau-né est placé sur le ventre de sa mère pour favoriser le lien mère-enfant. Le cordon est coupé par la sage-femme, le gynécologue-obstétricien ou le parent accompagnateur.

Les premiers soins lui seront prodigués par la suite.

### ▶ En amont

- En fonction de l'agencement de la salle de naissance, un coin est préparé dans la salle de travail ou une pièce à part pour l'accueil du nouveau-né.

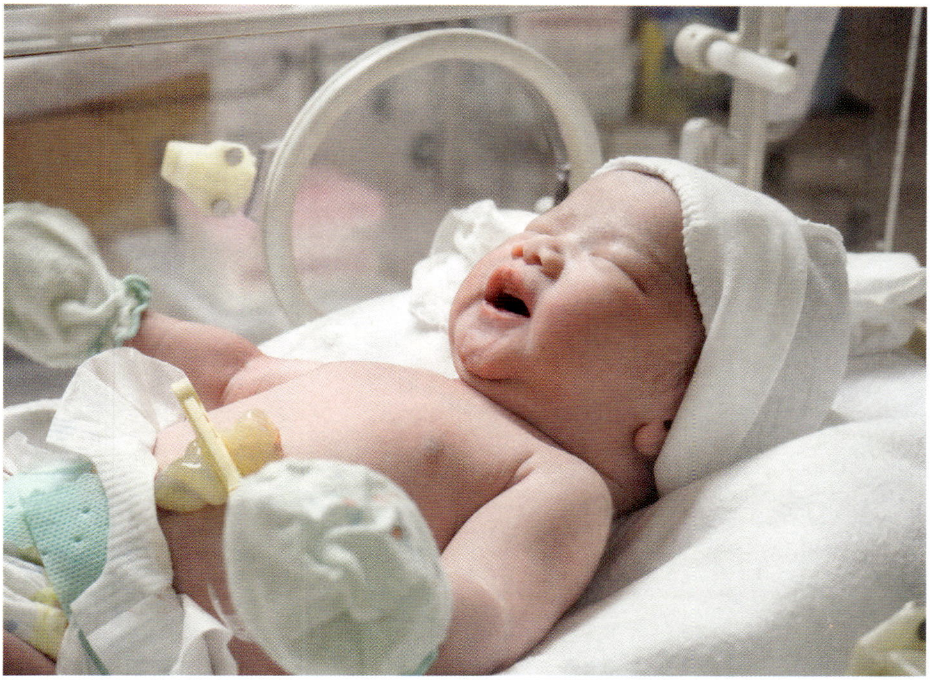

- Le matériel présent et préparé :

– une table radiante chauffée en permanence à 37 °C avec un drap ou une couverture pour envelopper le nouveau-né ;
– un chronomètre ;
– un appareil multiparamétrique (scope) ;
– un bonnet en jersey ;
– un sac en polyéthylène stérile (prématuré) ;
– un stéthoscope pédiatrique ;
– matériel d'intubation et KTVO à disposition ;
– un clamp de Barr pour clamper le cordon et une paire de ciseaux stériles ;

- un circuit d'aspiration monté avec différentes tailles de sondes d'aspiration disponibles (n° 6/n° 8). Régler l'intensité de la dépression entre – 100 et – 150 cm H2O ;
- un circuit d'oxygénothérapie monté avec à disposition des masques faciaux (insufflateur manuel à pression contrôlée avec pièce en T, mélangeur air-oxygène) et un ballon auto-remplisseur à valve unidirectionnelle ;
- un collyre antibiotique pour les yeux ;
- de la vitamine K ;
- un antiseptique dermique avec des compresses stériles ;
- une seringue adaptée pour le test de la seringue ;
- un kit pour un possible prélèvement sanguin au cordon ;
- deux bracelets d'identitovigilance pour le nouveau-né avec son nom et le sexe (éventuellement le prénom s'il a été choisi par les parents).

Ce matériel, que vous aurez préparé avec soin, sera utilisé par la sage-femme, le pédiatre et vous-même.

Après la première rencontre, il est temps de proposer à la mère la tétée de bienvenue si elle le souhaite. Pour un allaitement maternel, il est essentiel de proposer, dans la première heure de vie de l'enfant, cette tétée car il est dans une phase d'éveil.

## 2 LE NOUVEAU-NÉ ET LES RELATIONS AVEC SON ENTOURAGE

Les interactions entre le nouveau-né et son entourage sont essentielles à son développement psychologique.

**La théorie de l'attachement**

C'est un **lien affectif et social** développé par une personne envers une autre. D'après J. Bowlby, « *la propension à établir des liens forts avec des personnes particulières existe dès la naissance et se maintient tout au long de la vie* ». Le **besoin d'attachement** est un besoin primaire, inné chez l'homme. Grâce à cela, le nouveau-né développera une base de sécurité et une image de lui-même positive.

### ▶ Trois types d'interactions selon la théorie de l'attachement

• **Les interactions comportementales :** c'est l'agencement du comportement du nouveau-né et de son entourage, l'un par rapport à l'autre. Elles regroupent :

- les interactions vocales, les cris et les pleurs du nouveau-né, qui déclenchent des réactions de la part de son entourage. La durée des pleurs peut perturber la mère et la faire douter de ses compétences ;
- les interactions visuelles, par exemple, pendant la tétée. On parle du « regard mutuel » ;
- les interactions cutanées et corporelles : c'est l'ensemble des échanges qui passent par la façon dont le nouveau-né est tenu et porté par la mère et dont il y répond (Holding/Handling).

• **Les interactions affectives :** c'est « *l'influence réciproque de la vie émotionnelle du bébé et de celle de sa mère* ».

• **Les interactions fantasmatiques :** c'est « *l'influence réciproque de la vie psychique de la mère et de son bébé* ».

## 3 POTENTIALITÉ SENSORIELLE ET ÉMOTIONNELLE DU NOUVEAU-NÉ

| | |
|---|---|
| Perceptions visuelles | Au cours du premier mois, le nouveau-né perçoit à 20-30 cm. Il distingue la forme d'un visage. À deux mois, la vision s'accommode. |
| Olfaction | Dès la naissance, le nouveau-né reconnait l'odeur du sein de sa mère. |
| Gustation | Le nouveau-né perçoit le salé, le sucré, l'acide et l'amer. |
| Audition | Dès les premières heures de vie, il est capable de tourner sa tête en direction d'un son. |
| Motricité | Ce sont les réactions réflexes (réflexe de succion, *grasping*, palmaire…). |

### ▶ États de vigilance

- **État 1 - Sommeil calme** : état de sommeil sans mouvement oculaire rapide.
- **État 2 - Sommeil agité** : état de sommeil avec des mouvements oculaires rapides.

## 4 ADAPTATION DU NOUVEAU-NÉ À LA VIE EXTRA-UTÉRINE

Le passage du milieu aquatique en dépendance totale à une vie aérienne autonome nécessite une adaptation du nouveau-né à son nouvel environnement.

### ▶ Adaptation respiratoire

Le **surfactant** empêche le collapsus respiratoire. Le liquide pulmonaire s'évacue lors du passage pendant l'accouchement mais aussi par résorption veineuse et lymphatique dans les 6 premières heures de vie.

### ▶ Adaptation de la circulation

La naissance provoque des modifications en série dont l'arrêt de la **circulation ombilicale**.

### ▶ Adaptation métabolique

Elle est nécessaire en réponse au sevrage brutal des **apports placentaires** (glucose, oligo-éléments, minéraux…).

### ▶ Immaturité digestive

Au cours des premières heures de vie, il y a l'émission du **méconium**.

### ▶ Thermorégulation

Lors des 48 premières heures de vie, le nouveau-né a des difficultés à réguler sa température. Il perd sa chaleur par les extrémités : **phénomène de déperdition**, d'où l'utilisation en maternité de bonnet, gants et chaussettes.

### ▶ Poids

Le nouveau-né subit une **perte de poids** dite **physiologique** lors des 10 premiers jours de vie. Une vigilance est donc réalisée afin de contrôler qu'il ne s'approche pas de la **perte des 10 %** de son poids de naissance. Généralement, il est observé un **rebond** dès l'installation de la lactation lors d'un allaitement maternel.

# L'adaptation à la vie extra-utérine

fiche 10

**La naissance, moment symbolique pour l'Homme, est marquée par 2 changements majeurs pour le fœtus :**
**– le passage d'une vie aquatique à une vie aérienne,**
**– le passage d'une vie assistée à une vie autonome.**
**Ces 2 modifications nécessitent la mise en œuvre de plusieurs mécanismes d'adaptation.**

## 1 PASSAGE D'UNE VIE AQUATIQUE À UNE VIE AÉRIENNE

• Le surfactant est secrété et stocké vers 32/33 semaines d'aménorrhée. À la naissance, il permettra le maintien d'un volume d'air résiduel dans les poumons.

Le passage dans la filière génitale maternelle chasse le liquide pulmonaire des alvéoles par compression. Le premier cri poussé par le nouveau-né à la naissance signe la mise en route du système respiratoire aérien. Le cycle respiratoire avec des mouvements réguliers débute.

• Le système vasculaire pulmonaire s'ouvre et la circulation pulmonaire se met en place.

Différents shunts, présents lors de la période fœtale, vont se fermer :

– Canal d'Arantius (Ductus Veinosus) entre la veine ombilicale et la veine cave inférieure : le clampage du cordon entraîne une chute brutale du débit dans ce canal et une fermeture fonctionnelle. La fermeture définitive se fera vers 20 jours de vie.

– Canal artériel entre l'aorte et l'artère pulmonaire : l'augmentation de flux pulmonaire et de la pression dans l'oreillette droite conduit à l'obturation de ce canal. La fermeture définitive intervient vers l'âge de 1 an.

– Foramen ovale entre l'oreillette droite et l'oreille gauche : la fermeture se fait par vasoconstriction et remodelage anatomique sous l'influence de différents phénomènes

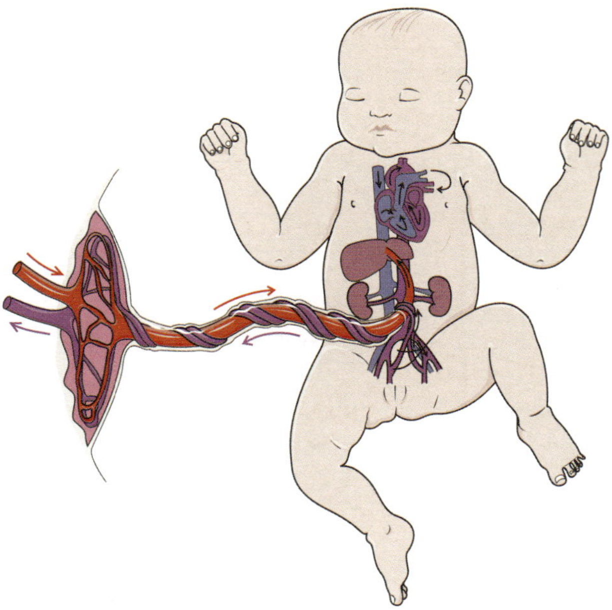

(diminution du flux sanguin passant par le canal, augmentation de la concentration en oxygène et diminution de la Prostine). La fermeture définitive intervient dans les 4 jours de vie.

fiche 10

## 2 PASSAGE D'UNE VIE ASSISTÉE À UNE VIE AUTONOME

Ce passage nécessite l'adaptation de différentes fonctions :
- la thermorégulation,
- la glycémie,
- la fonction rénale.

### A Thermorégulation

Le fœtus vit dans un environnement stable et chaud. À la naissance, le centre thermorégulateur (hypothalamus) est fonctionnel. Le nouveau-né doit trouver l'équilibre entre production et perte de chaleur.

La lutte contre l'hypothermie est prioritaire afin de prévenir :
- les dépenses énergétiques et donc l'hypoglycémie,
- les phénomènes de vasoconstriction périphérique pouvant conduire à une ischémie et une acidose.

### B Glycémie

- Le glucose fœtal est d'origine maternelle. À la naissance, ce flux continu est interrompu. La glycémie est au plus bas à la première heure de vie. Puis la production hépatique s'élève progressivement pour arriver à un taux compris entre 2,5 à 4,5 millimoles ou 0,45 à 0,80 gramme par litre.

- Les signes d'hypoglycémie ne sont pas spécifiques : trémulations, hypotonie, convulsions, coma. La prévention passe par l'identification de la population à risque :
  - insuffisance de réserves énergétiques : prématurité, hypotrophie ;
  - consommation excessive des réserves énergétiques ou augmentation des besoins énergétiques : asphyxie, infection, polypnée ;
  - situation d'hyperinsulinisme : nouveau-né de mère diabétique.

### C Fonction rénale

Les reins du fœtus produisent des urines à partir du 4e mois. En revanche, ils sont incapables d'épurer le sang. C'est le placenta qui s'en charge. Les fonctions glomérulaires et tubulaires sont immatures.

Après la naissance, la première diurèse doit intervenir dans les 48 premières heures.

fiche 10

Score d'APGAR

À la naissance, pour apprécier l'état clinique du nouveau-né et son adaptation à la vie extra-utérine, on pratique un test appelé « score de Apgar ». Il mesure 5 paramètres et est coté sur 10. Un score au-dessus de 7 dénote une adaptation optimale à la vie extra-utérine.

| | | 0 | 1 | 2 |
|---|---|---|---|---|
| **ASPECT** | Coloration | Bleue ou blanche | Extrémités bleues | Rosée |
| **POULS** | Fréquence cardiaque | Aucune | En dessous de 100 battements/minute | Au-dessus de 100 battements/minute |
| **GRIMACE** | Réactivité | Aucune | Faible | Vive |
| **ACTIVITÉ** | Tonus musculaire | Flasque | Flexion peu marquée des extrémités | Tonique |
| **RESPIRATION** | Respiration | Aucune | Superficielle | Cri vigoureux |

- Score d'Apgar > 7 : normal, tout va bien.
- Score d'Apgar < 3 : mauvaise adaptation à la vie extra-utérine, nécessite une réanimation du nouveau-né.
- Score d'Apgar entre 3 et 7 : nécessite une prise en charge spécifique.

Il est réalisé à 1 minute et 5 minutes. Il est consigné dans le carnet de santé.

# L'allaitement et l'alimentation du nouveau-né

fiche 11

**À la naissance, selon les dernières recommandations de la HAS datant de 2018, le nouveau-né, né à terme, dans un contexte de liquide amniotique clair et dont les paramètres vitaux, respiration, cri et tonus sont satisfaisants, doit être positionné en peau à peau contre sa mère si elle le souhaite.**
**Cette proximité dès la naissance permet l'inauguration du lien d'attachement entre la mère et son enfant.**
**C'est à ce moment que l'enfant positionné en peau à peau a un moment d'hypervigilance qui le pousse à gravir le corps de sa mère pour aller s'accrocher à son sein.**
**Cette « tétée d'accueil » en salle de naissance permet l'initiation de l'allaitement maternel. Elle peut aussi être proposée aux mères qui doutent encore sur le mode d'alimentation qu'elles vont choisir.**

## 1 ALLAITEMENT MATERNEL OU ARTIFICIEL ?

Toutes les recommandations actuelles sont pour la promotion de l'allaitement maternel : le lait maternel est le lait le mieux adapté à l'enfant.

Le devoir du soignant lors de l'accompagnement du choix de l'allaitement, est d'accompagner la femme pour qu'elle puisse faire un choix éclairé.

La mise en place de l'allaitement maternel demande un apprentissage et beaucoup d'efforts à la jeune mère, qui doit être accompagnée avec patience et bienveillance.

Le père, dans ce mode d'alimentation, a un grand rôle de soutien.

Mais c'est la femme qui reste maîtresse de son corps et de sa décision.

Bien que le lait maternel soit le plus adapté à l'enfant, il vaut mieux, en tant que professionnel, accompagner les parents à donner un biberon et à être épanoui, plutôt qu'obliger une femme à allaiter sous la contrainte. Car le lien d'attachement risquerait dans ces conditions d'être mis à mal.

Lorsque le choix des parents se porte sur un allaitement artificiel, les professionnels doivent accompagner les parents dans la préparation des biberons (hygiène, quantité) ainsi que dans le positionnement de l'enfant pour garantir son confort et sa sécurité.

## 2 QUANTITÉ ET FRÉQUENCE DES TÉTÉES

### Allaitement maternel

Comme son nom l'indique, l'allaitement maternel à la demande doit se faire à chaque fois que l'enfant montre des signes de faim.

Contenance et quantité de lait fabriqué par la mère

| Jour | Contenance de l'estomac de bébé | Quantité fabriquée par la mère |
|---|---|---|
| J1 | 5 à 7 ml | 10 à 100 ml colostrum |
| J2 | 10 à 13 ml | 10 à 100 ml colostrum |
| J3 | 22 à 27 ml | Montée de lait 200 ml |
| J4 | 36 à 46 ml | 400 ml/jour voire + |
| J5 | 43 à 57 ml | 600 ml/jour voire + |

L'enfant est rassasié par une petite quantité et le lait maternel se digère facilement, il va donc réclamer très régulièrement.

Les premiers jours, l'enfant peut montrer des signes de faim toutes les 2 heures.

### Allaitement artificiel

Pour ce qui est de l'allaitement artificiel, le premier biberon sera proposé dans les 2 heures suivant la naissance. Ce premier biberon sera donné par le parent sous le regard accompagnateur d'un professionnel.

On proposera un biberon toutes les 3 heures, non strict, car il est préférable de s'adapter au signe de faim de l'enfant. Les biberons présentés à l'enfant contiennent de 10 à 30 ml de lait premier âge.

- En 6 à 8 fois la première semaine :

| | |
|---|---|
| J1 | 6 à 8 x 20 ml |
| J2 | 6 à 8 x 30 ml |
| J3 | 6 à 8 x 40 ml |
| J4 | 6 à 8 x 50 ml |
| J5 | 6 à 8 x 60 ml |
| J6 | 6 à 8 x 70 ml |
| J7 | 6 à 8 x 80 ml |
| J8 | 6 à 8 x 90 ml |

- La 2e semaine : 6 x 90 ml (d'eau + 3 mesures arasées de lait).
- Du 15e jour à 3 mois : quantité à proposer par jour = (poids en grammes/10) + 250 ml selon la règle d'Appert.

## 3 SIGNES D'UNE TÉTÉE EFFICACE

- La bouche est grande ouverte et recouvre une grande partie de l'aréole. Les lèvres sont largement étalées sur le sein. La lèvre inférieure est déroulée et touche presque le menton.
- La partie supérieure de l'aréole est plus visible que sa partie inférieure.
- Le bébé est réveillé, les yeux grand ouverts, très actif, et concentré sur ce qu'il fait.
- La succion s'effectue en longues salves avec 10, 30, 50 parfois même 100 mouvements ou plus, sans interruption. Le mouvement est lent et régulier et le bébé déglutit à chaque mouvement de succion. La succion, la déglutition et la respiration sont parfaitement coordonnées ; le bébé respire en tétant, et n'accélère pas sa respiration pendant les pauses. Entre les salves, les pauses sont rares et de courte durée et le bébé ne lâche pas le sein.
- Il urine six à huit fois par jour. C'est le signe que sa ration liquidienne est abondante et qu'il boit suffisamment.
- Le premier mois, les selles sont fréquentes et liquides. Elles sont d'aspect grumeleux et de couleur jaune d'or, et ont une odeur aigrelette.
- Il prend du poids.

fiche 12

# La surveillance du nouveau-né

**L'infirmière puéricultrice en coordination avec l'auxiliaire de puériculture a un rôle prédominant au niveau de la surveillance du nouveau-né. Son observation est primordiale. Elle peut observer différents éléments de la clinique du nouveau-né.**

## 1 SURVEILLANCE DE L'ASPECT PHYSIQUE

Certains éléments cliniques du nouveau-né peuvent interpeller l'infirmière puéricultrice. Il est essentiel de les reconnaître et de surveiller leur évolution.

Nous pouvons, par exemple identifier au niveau :

- des yeux : œdème des paupières, hémorragies sous conjonctivales, strabisme intermittent,
- de la coloration de la peau : érythrosique,
- de la peau : vernix caseosa, desquamation, lanugo, tâches mongoloïdes, angiomes, éruption papuleuse rosée, pétéchies…
- du crâne : la forme du crâne peut être modifiée à la naissance, torticolis, bosse séro-sanguine ; céphalohématome, fontanelles bombées…
- des membres : les trémulations peuvent traduire un problème de type métabolique (hypoglycémie/hypocalcémie),
- du cri : intensité, aigu ou non,
- de la posture : hypotonie de la tête et du tronc, hypertonie des membres,
- des mensurations : si hypotrophie ou macrosomie…

## 2 SURVEILLANCE DES DIFFÉRENTES FONCTIONS

Pendant les 48 premières heures de vie du nouveau-né, les différentes fonctions s'adaptent à la vie extra-utérine :

- la fonction respiratoire a été stimulée par l'accouchement,
- la fonction circulatoire : grâce au clampage du cordon, la circulation fœtale est modifiée,
- la fonction digestive : l'évacuation du méconium avant la 48e heure de vie est à surveiller,
- la fonction neurologique : les réflexes archaïques sont présents. Il faut favoriser le sommeil pour permettre la maturation neurologique.

### A Surveillance de l'élimination

#### ▶ Le méconium

Les premières selles du nouveau-né sont composées de liquide amniotique. Elles sont gluantes et collantes. Elles s'évacuent dans les 2 premiers jours de vie.

### Les selles

- Couleur : jaune, verte, noire.
- Aspect : liquides, moulées, granulées.

### La diurèse

La première miction dans les premières 24 h. On peut aussi apprécier l'aspect des urines et leur coloration.



## B Surveillance de l'ictère physiologique

L'ictère physiologique, appelé aussi « jaunisse », rend la peau du nouveau-né et le blanc de ses yeux jaune. On peut faire un test cutané : le bilirubinomètre. Celui-ci permet de mesurer le taux de bilirubine chez le nouveau-né de façon non-invasive.

Le bilirubinomètre ou la Bilirubine trans-cutanée se fait de façon quotidienne. Il faut prendre 2 mesures : au front et au thorax.

Ensuite, il faut tracer votre soin sur la courbe de dépistage en fonction de l'âge en heures du nouveau-né, et prévenir l'infirmière et/ou la puéricultrice et/ou pédiatre pour la suite des événements (prélever une bilirubine sanguine résultat élevé).

## C Surveillance de l'audition

Depuis l'arrêté du 23 avril 2012, **le test de l'audition est généralisé**. C'est un examen de repérage. Il est proposé systématiquement à la maternité. Il est nommé le **test des potentiels évoqués auditifs automatisés** (PEAA). Cet examen est fait à l'aide d'un appareil automatique. Il enregistre l'activité de l'oreille interne en réponse à des stimuli. La sonde se place à l'entrée de l'oreille. Cela dure quelques minutes. C'est non douloureux.

> « Le personnel de la maternité (auxiliaire de puériculture, puéricultrice, sage-femme) est chargé de réaliser ce dépistage » après une courte formation technique (rapport de l'assemblée nationale du 17 novembre 2010). L'information aux parents est fortement recommandée. Les résultats sont transmis par le pédiatre et/ou sage-femme.

# 3 SUIVI PÉDIATRIQUE À LA MATERNITÉ

- 2 examens : le 1er dès la naissance et le 2e avant la sortie, plutôt à J2.
- Le médecin effectue :

– une palpation pour dépister une anomalie,

– une auscultation cardio-pulmonaire,

– un examen neurologique.

Les résultats de ces examens sont retranscrits dans le carnet de santé.

L'examen est fait en général en présence des parents. Le pédiatre en profite pour répondre aux interrogations des parents.

fiche 13

# Mise en place de la parentalité

## 1 HISTORIQUE

- Le terme parentalité a d'abord été utilisé, à la fin des années 1950, par des psychologues et des psychanalystes pour décrire un processus psychique de maturation et d'appropriation de la fonction parentale.
- Puis, il a été repris par ceux qui travaillaient avec les familles à la croisée du champ social, juridique et psychologique, comme un terme transdisciplinaire.
- Les sociologues l'ont ensuite adopté pour traiter de la « monoparentalité » et des relations parents/enfants dans les nouvelles configurations familiales.
- Le terme « parentalité » sera consacré par l'INSEE en 1981, pour nommer une situation familiale de façon neutre, sans connotation normative.
- Depuis une dizaine d'années, la parentalité est devenue un concept polysémique (*parenthood*) adopté aussi bien dans les politiques publiques nationales et les textes internationaux, que dans le langage courant et les médias.

## 2 LA PARENTALITÉ : DES DROITS ET DES DEVOIRS

- La Convention internationale des droits de l'enfant consacre l'enfant comme détenteur de droits, mais elle rappelle également que la responsabilité de l'élever et d'assurer son développement incombe, en premier lieu, aux parents ou, le cas échéant, à ses représentants légaux.
- Elle oblige les États parties à ne pas limiter leur action à la garantie et à la promotion des droits de l'enfant. Ceux-ci s'engagent à accorder une aide appropriée aux parents pour élever leurs enfants et assurent la mise en place des institutions, établissements et services chargés de veiller au bien-être des enfants (article 18).
- La Recommandation du Conseil de l'Europe, relative aux politiques visant à soutenir une « parentalité positive » définit les trois termes suivants :

– **parents** *« désigne les personnes titulaires de l'autorité ou de la responsabilité parentale »* ;

– **parentalité** *« comprend l'ensemble des fonctions dévolues aux parents pour prendre soin des enfants et les éduquer. La parentalité est centrée sur la relation parent-enfant et comprend des droits et des devoirs pour le développement et l'épanouissement de l'enfant »* ;

– **parentalité positive** *« se réfère à un comportement parental fondé sur l'intérêt supérieur de l'enfant qui vise à élever et à responsabiliser l'enfant, un comportement non violent qui lui fournit reconnaissance et assistance, en établissant un ensemble de repères favorisant son plein développement. »*

## 3 ACCOMPAGNER LA PARENTALITÉ

- Pour les professionnels de santé, il est capital de comprendre ce qui se joue dans l'aventure de la parentalité. L'accompagnement à la parentalité, c'est accepter l'autre tel qu'il est et l'aider à trouver ses propres solutions pour s'occuper de son enfant tout en gardant à l'esprit l'intérêt supérieur de l'enfant.
- Pour la femme, la grossesse est vécue comme une période de « crise » au sens de « franchissement d'une étape ». La femme doit faire le travail psychique du passage de fille de… à celui de mère de…
- Pour l'homme, la grossesse de la femme ravive des « conflits infantiles », l'amenant à interroger son rapport à sa famille.
- La naissance est une période déstabilisante qui oblige une réorganisation des rôles au sein de la famille mais aussi aux yeux de la société.
- La femme et l'homme sont maintenant responsables d'une autre vie que la leur. L'état de fatigue dans la période du post-partum pour la femme mais aussi pour l'homme peut être source de tension.
- Les professionnels autour de ces « jeunes parents » doivent faire preuve d'une extrême patience, d'adaptabilité et de bienveillance. Des connaissances en matière de psychologie peuvent aider à comprendre et accompagner les réactions des femmes et des hommes dans cette période.

fiche 14

# Parentalité et séparation précoce

**À l'hôpital, le soignant qui travaille en pédiatrie est invité à réfléchir à la séparation précoce de l'enfant à ses parents. Celle-ci peut avoir lieu lors d'une naissance prématurée ou problématique, lors d'une hospitalisation suite à une maladie ou un accident domestique.**
**L'évolution de l'hôpital pédiatrique et la prise de conscience de l'impact de cette séparation pour l'enfant et ses parents ont permis d'améliorer l'accompagnement de cette séparation lorsqu'elle est indispensable.**

## 1 L'IMPORTANCE DES PREMIERS LIENS

- À la naissance, les premiers liens se tissent entre l'enfant et sa figure d'attachement. Ce lien d'attachement est fondamental pour la construction psychique de l'enfant. Lorsque la naissance se passe sans problème particulier, l'enfant sera laissé à ses parents et ils pourront faire connaissance.

- Lorsque la naissance de l'enfant se passe dans un contexte où des soins doivent lui être prodigués pour assurer sa survie, une séparation s'opère. Cette séparation est brusque et angoissante. C'est au soignant de mettre en place les conditions pour qu'elle soit vécue de la manière la moins traumatisante possible.

## 2 LA PRISE EN CHARGE DE LA SÉPARATION PRÉCOCE

- Des salles de naissance son maintenant équipées de table de réanimation du nouveau-né, ce qui permet d'effectuer les premiers soins à l'enfant sous les yeux des parents.

Si cela n'est pas le cas, le père est invité à suivre l'équipe et l'enfant pour assister aux soins.

Si les soins de l'enfant nécessitent un transfert vers une autre unité ou établissement, des explications seront apportées aux parents, ainsi que la présentation de l'enfant dans la couveuse de transport. La mère sera invitée à donner un vêtement avec son odeur à son bébé et le père pourra faire le transfert avec celui-ci. Des photos seront prises.

Toutes ces actions sont mises en place pour favoriser les premiers liens d'attachement.

- Lors de l'hospitalisation en service de néonatologie, les parents sont acceptés 24 heures sur 24. Les soins d'hygiène et de confort sont effectués par les parents le plus précocement possible. Le projet d'allaitement maternel est accompagné par la mise à disposition de conditions favorables. La proximité corporelle entre l'enfant et ses parents est encouragée. Lorsque l'état de l'enfant le permet, des séances de peau à peau sont effectuées.

- En service de pédiatrie, les parents sont encouragés à être présents et à participer lors des soins. Pour les soignants de pédiatrie, le parent est un partenaire de soin. C'est le parent qui connaît le mieux son enfant. Le parent est la figure d'attachement de l'enfant et l'enfant a besoin de sa figure d'attachement pour vivre les moments difficiles. L'hospitalisation, les soins sont des moments difficiles pour un enfant.
- Lors d'une séparation indispensable entre le jeune enfant et son parent, le soignant doit aider le parent à l'expliquer à l'enfant et **tout doit être mis en œuvre pour assurer la sécurité psychique de l'enfant**. Les événements qui vont avoir lieu sans le parent doivent être prévisibles pour l'enfant et effectués dans la douceur.
- La séparation précoce, si elle est anticipée et réfléchie par les équipes, n'est **pas forcément vécue comme traumatique**. Le soignant accepte lors de la séparation d'être la personne référente de l'enfant.

# L'ictère néonatal

15 fiche

## 1 DÉFINITION

- Coloration jaune par accumulation dans la peau et les muqueuses du pigment jaune orangé appelé bilirubine, produit final de la dégradation de l'hémoglobine.
- L'ictère pathologique survient < 24 heures après la naissance, durée > 10 jours avec signes associés (anémie, etc.).

### ▶ Ictère grave

- Bilirubine non liée (BNL) > 200 µmol/l chez le prématuré
- BNL > 350 µmol/l chez le nouveau-né à terme

L'ictère est visible physiquement (teint jaune) à partir de 70 µmol/l.

## 2 PHYSIOPATHOLOGIE (MÉTABOLISME DE LA BILIRUBINE)

- La bilirubine est un produit de dégradation de l'hémoglobine libérée lors de la lyse des globules rouges. La bilirubine issue des globules rouge est libre.
- La bilirubine est liée à l'albumine où elle est conjuguée dans le foie sous l'action de l'enzyme : glucuronyl-transférase (c'est la glycuro-conjugaison).
- La bilirubine conjuguée est soluble dans l'eau et peut être éliminée dans la bile ou les urines.
- Seule la bilirubine libre non conjuguée et non liée à l'albumine peut diffuser dans les tissus et y exercer une action toxique (neurotoxicité - fixation sur les noyaux gris centraux).

### ▶ Ictère nucléaire

- Troubles du tonus (hypo ou hypertonie axiale)
- Troubles du comportement (apathie ou agitation)
- Mouvements anormaux/convulsions
- Modification du cri (perçant)
- Disparition des réflexes archaïques
- Anomalies oculaires
- Troubles neurovégétatifs (apnées)

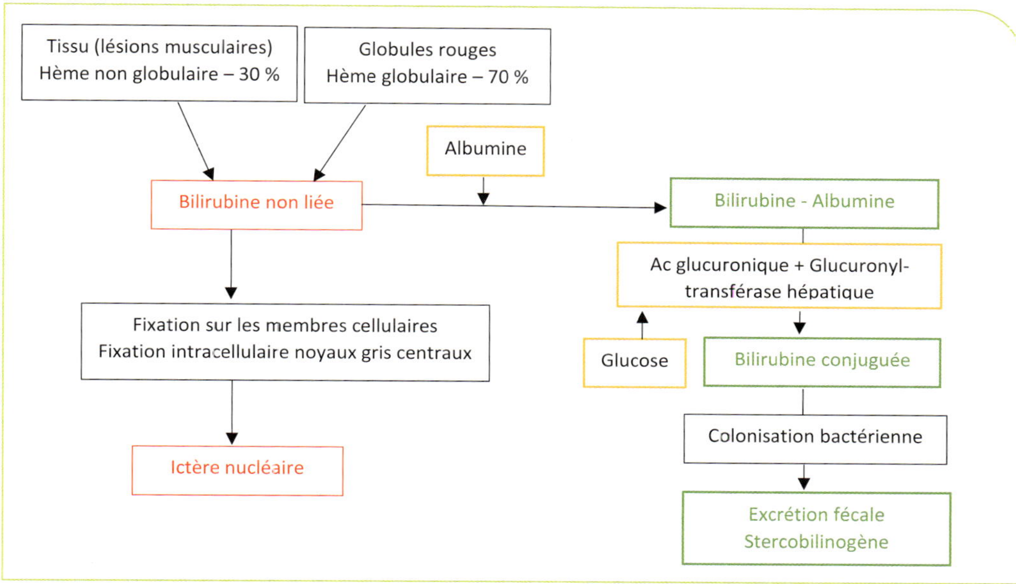


### Particularité du métabolisme de la bilirubine chez le nouveau-né

- Production accrue de la bilirubine en raison de la polyglobulie néonatale et de leur durée de vie plus courte (70 jours au lieu de 120).
- Liaison à l'albumine limitée en raison d'une hypoalbuminémie (prématurité, hypotrophe).
- Immaturité de l'activité de l'enzyme glucuronyl-transférase pendant la première année de vie.
- Augmentation du cycle entéro-hépatique (la bilirubine est réabsorbée et déconjuguée).
- Grande fréquence de l'ictère physiologique.
- Lorsque le nouveau-né a un ou plusieurs hématomes, cela favorise l'aggravation d'un ictère physiologique.

## 3 ICTÈRES À BILIRUBINE LIBRE NON HÉMOLYTIQUE

### Ictère physiologique

- Il est dû à l'immaturité de la glucuronyl-transférase hépatique. Il débute entre le 8e et le 12e jour de vie (< 280 µmol/l).

### Ictère au lait de mère

- Il apparaît vers J5-J6. Persistance pendant toute la durée de l'allaitement. Bénin < 350 µmol/l dû entre autre à l'activité lipoprotéine-lipase importante du lait de mère : la libération d'acides gras inhibe la glycuro-conjugaison.
- La bilirubinémie ne dépasse jamais 350 µmol/l.

- Diagnostic confirmé par la diminution de l'ictère après interruption de l'allaitement maternel pendant 3 jours ou chauffage du lait maternel à 60 °C.

## 4 ICTÈRES À BILIRUBINE LIBRE HÉMOLYTIQUE

fiche 15

Toutes causes d'hémolyse (destruction anormale des globules rouges) entraînent une libération excessive de bilirubine dépassant les capacités du métabolisme du nouveau-né.

### A Incompatibilités fœto-maternelles

#### Rhésus

- Mère rhésus - et l'enfant rhésus +.
- Pénétration dans l'organisme maternel Rh - d'hématies fœtales Rh + → présence d'anticorps anti-D dans la circulation maternelle.
- Lors de la grossesse ultérieure, les anticorps anti-D passent la barrière placentaire, se fixent sur les hématies fœtales qu'ils détruisent et entraînent une hémolyse.
- Pendant la grossesse, l'hémolyse est responsable d'une anémie fœtale.
- Après la naissance, l'ictère est précoce (dès les 1$^{res}$ heures) intense et rapidement évolutif. Associé à une anémie et à une hépato-splénomégalie.
- Prévention primordiale : injection de gamma-globulines anti-D à la mère en anténatal.

#### ABO

- Enfant de groupe A, B ou AB dont la mère est O.
- L'immunisation d'une infection antérieure banale au cours de laquelle un phénomène d'immunisation se produit. Responsable d'une maladie hémolytique néonatale avec ictère et anémie modérée.

### B Hémolyse constitutionnelle

- Rare mais sévère = autres incompatibilités (RAI et test de Coombs – antigène Kell et antigène C).
- Déficit en G6PD ou en pyruvate-kinase.
- Autres maladies de membranes.

### C Ictère infectieux

- Observés au cours d'une septicémie néonatale ou de certaines infections virales (cytomégalovirus).
- Un ictère prolongé peut parfois révéler une infection urinaire.

## 5 ICTÈRE À BILIRUBINE CONJUGUÉE = CHOLESTASE

- Hépatite néonatale (CMV)
- Obstacle sur les voies biliaires
- Nutrition parentale prolongée
- Hépatite infectieuse
- Maladie métabolique (mucoviscidose)



## 6 SURVEILLANCE

- Coloration de la peau, des urines et des selles
- Hépato-splénomégalie
- Existence d'hématomes importants
- Surveillance état général
- Surveillance état neurologique
- Bilirubine transcutanée (2 x/jour – flash front & thorax – flash 6 à 8 heures après la photothérapie).
- Dosage de bilirubine (totale et conjuguée)
- NFS + réticulocytes
- Protidémie, albuminémie, PH
- Groupe Rh mère/bébé
- Test de Coombs
- RAI chez la mère
- Dosage de la BNL
- Dosage G6PD – pyruvate kinase

## 7 TRAITEMENT

### ▶ La photothérapie (conventionnel, semi-intensive, intensive)

- Dégrade la bilirubine libre toxique en dérivés non toxiques solubles dans l'eau au niveau de la circulation cutanée.
- Augmente les pertes insensibles.
- Accélère le transit intestinal.
- Toxicité rétinienne.
- Risque d'hyperthermie.
- Arrêt progressif car risque de rebond.

### ▶ Perfusion d'albumine

- En augmentant le nombre de molécules d'albumine circulant dans le sang, on augmente le nombre de sites de liaison à l'albumine diminuant ainsi la fraction non liée de la bilirubine (toxique).

### ▶ Exsanguino-tranfusion

- Épuration de la bilirubine circulante.

### ▶ Autres

- Alimentation précoce : le jeûne aggrave l'ictère.
- Perfusion d'IgG polyvalentes.
- Traitement étiologique.

<table>
<tr><th></th><th></th><th>Signes</th><th>Traitement</th></tr>
<tr><td rowspan="4">Ictère à bilirubine libre</td><td>Ictère simple</td><td>J2-J3, pic à J4<br>Régression au 10e jour<br>Prédominance de bilirubine non conjuguée avec test de Coombs neg.</td><td rowspan="4">• Préventif :<br>– Surveillance clinique et biologique biquotidienne.<br>– Dépistage par bilirubinométrie transcutanée.<br>• Alimentation digestive précoce.<br>• Photothérapie.<br>• Autres traitements :<br>– Exsanguino transfusion<br>– Perfusion d'albumine</td></tr>
<tr><td>Ictère au lait de mère</td><td>Vers J5-J6 et pendant toute la durée de l'allaitement (bénin : ce n'est pas une contre-indication à la poursuite de l'allaitement maternel).</td></tr>
<tr><td>Ictères du prématuré</td><td>Immaturité hépatique, faible taux d'albumine sérique, grande immaturité de la barrière hémato-cérébrale.</td></tr>
<tr><td>Ictères hémolytiques</td><td>Précoce avant H24, intense.<br>Accompagné d'hémolyse dû à :<br>– Incompatibilité des groupes sanguins fœtaux-maternels<br>– Hémolyse, constitutionnelles, infections</td></tr>
<tr><td colspan="2">Ictère à bilirubine conjuguée</td><td>Témoin d'un obstacle à l'élimination de la bilirubine conjuguée ou cholestase néonatale.</td><td>Ictère, urines décolorées, hépatomégalie.<br>Dû à hépatite infectieuse (bactérienne ou virale) ou obstacle sur les voies biliaires.</td></tr>
<tr><td colspan="2">Ictère nucléaire</td><td>Complication neurologique aiguë ou chronique d'une hyperalbuminémie libre non maîtrisée par le traitement.</td><td>3 périodes :<br>– les premiers jours : stupeur, hypotonie, inappétence.<br>– Après quelques jours : hypertonie généralisée avec rejet de la tête en arrière et fièvre dans 80 % des cas.<br>– Après une semaine : baisse - disparition de l'hypertonie.<br>Se complète pendant plusieurs années par des troubles de l'audition, des anomalies du regard (yeux en coucher de soleil).</td></tr>
</table>

# L'anémie néonatale



## 1 DÉFINITION

L'anémie se définit à partir des normes de l'hémoglobine qui varient avec l'âge postnatal et l'âge gestationnel.

| Âge postnatal | J1 | J2 | J7 | J20 | J45 |
|---|---|---|---|---|---|
| Taux d'hémoglobine (g/dl) | 18,4 | 17,8 | 17 | 15,9 | 12,7 |

▶ Causes

- Saignement
- Destruction excessive
- Défaut de production de la moelle
- Hémorragie.

## 2 SIGNES

- Pâleur
- Insuffisance circulatoire aiguë
- Collapsus
- Hypothermie
- Ictère
- Détresse respiratoire (apnées)
- Hypotonie.

## 3 TRANSFUSION FŒTO-MATERNELLE

- Cause la plus fréquente de mort fœtale in-utéro. Survient généralement en fin de grossesse.
- Le test de Kleihauer (recherche d'hématies fœtales dans le sang maternel) permet d'établir le diagnostic.

## 4 TRANSFUSION FŒTO-FŒTALE (TRANSFUSEUR-TRANSFUSÉ)

- Grossesse gémellaire : 2 cordons sur un placenta unique. Anastomose vasculaire, déséquilibre d'apport sanguin aux fœtus.
- Le jumeau receveur est macrosome en surcharge volémique en hydramnios.
- Le jumeau donneur est hypotrophe, anémié, en oligoamnios.

fiche 16

## 5 HÉMORRAGIES PER-NATALES

- Hématome rétro-placentaire.
- Transfusion fœto-maternelle au cours de l'accouchement entraînant une hémorragie aiguë.
- Décollement placentaire, placenta prævia.
- Céphalhématome ou bosse séro-sanguine.

## 6 HÉMORRAGIES POSTNATALES

- Digestive.
- Intraventriculaire.
- Œsophagite.
- Pulmonaire.
- Ombilicale.
- Cérébrale.
- Foie-surrénales.

## 7 ANÉMIE HÉMOLYTIQUE

- Incompatibilités fœto-maternelles.
- Anomalie constitutionnelle du globule rouge (G6PD).
- Hémolyse d'origine infectieuse (parvovirus B19).

## 8 ANÉMIE DU PRÉMATURÉ

- Anémie secondaire (prélèvements).
- Anémie tardive (carence – apports en fer).

## 9 TRAITEMENT

- Prévention (éviter l'excès de prélèvements, apports en fer, érythropoïétine).
- Transfusion.
- Exsanguino-transfusion.

# L'infection bactérienne précoce du nouveau-né

fiche 17

## 1 DÉFINITION

- L'infection néonatale bactérienne précoce (INBP) est une infection transmise en ante-partum ou en per partum de la mère à l'enfant. Les germes les plus fréquents sont le streptocoque du groupe B et le E. Coli. Les infections à Listeria sont rares mais extrêmement sévères. Les signes d'INBP sont subtils et peu spécifiques, il est important de faire preuve d'un haut niveau de suspicion.
- Chaque année, elles sont responsables de 1 000 à 3 000 sepsis, et de 100 à 300 décès (10 % de mortalité si l'infection est prouvée, et 10 à 30 % de séquelles, notamment au niveau neurologique). Elles peuvent survenir en l'absence de facteurs de risque (environ 5 % des cas).

## 2 FACTEURS DE RISQUE

- Antécédents maternels : INBP strepto B lors de grossesse antérieure, hospitalisation et antibiothérapie prolongée pendant la grossesse.
- Prélèvement vaginal positif
- ECBU maternel positif
- Durée d'ouverture de l'œuf (≥ 18 h).
- Fièvre maternelle ≥ 38 °C (pendant l'accouchement et les 2 heures post-accouchement)
- Prématurité inexpliquée (≤ 36 SA) ou rupture prématurée des membranes (< 37 SA)
- Jumeau infecté
- Tableau de chorioamniotite
- Liquide teinté ou méconial
- Asphyxie périnatale inexpliquée

## 3 SIGNES

- Évoquer l'INBP chez tout nouveau-né instable.
- Détresse respiratoire (signes de lutte, tachypnée, apnée) parfois uniquement geignement isolé (considérer comme une INBP jusqu'à preuve du contraire).
- Instabilité hémodynamique : teint gris, allongement du temps de recoloration capillaire, tachycardie. L'hypotension artérielle est un signe tardif.

fiche 17

- Fièvre rarement présente ou hypothermie (< 36 °C).
- Atteinte neurologique : hypotonie, altération de l'état de conscience, convulsions.
- Refus de boire, vomissements.
- Rash cutané.

## 4 PRISE EN CHARGE

- Mesure des paramètres vitaux (FR, FC, PNI, $SpO_2$, glycémie, température).
- Administration $O_2$ si nécessaire.
- Pose de VVP si nécessaire.
- Si accès vasculaire difficile, envisager la pose d'un KTVO chez le nouveau-né.
- Prélèvements périphériques et gastriques et hémoculture pré antibiotiques (ne pas retarder les antibiotiques si prélèvement difficile).
- Ponction lombaire.

## 5 TRAITEMENT

*D'après les recommandations 2017 de la société française de médecine d'urgence et la société française de pédiatrie.*

- Antibiothérapie en première intention chez le nouveau-né > 34 SA suspect d'INBP sans signe de gravité :
  - amoxicilline 100 mg/kg/24 h
  - gentamicine 5 mg/kg/24 h (> 37 SA) et 6 mg/kg/24 h (34-36 SA)
- Antibiothérapie en présence de signes de gravité :
  - cefotaxime 200 mg/kg/h
  - gentamicine 5 mg/kg/24 h (> 37 SA) et 6 mg/kg/24 h (34-36 SA)
  - si listériose ajouter de l'amoxicilline 100 mg/kg/24 h

*Adapter l'antibiothérapie dès que l'antibiogramme est connu.*

# L'entérocolite ulcéro-nécrosante

fiche 18

## 1 DÉFINITION

- L'entérocolite ulcéro-nécrosante (ECUN) touche principalement le nouveau-né prématuré. C'est la plus fréquente des urgences digestives médico-chirurgicales néonatales.
- Elle se définit par une atteinte multifocale et extensive du grêle et/ou du côlon (plages de nécroses ischémiques et hémorragiques) et par la présence d'une pneumatose.

## 2 SIGNES

*Le tableau clinique de l'ECUN peut s'installer progressivement ou au contraire de façon fulminante. Le diagnostic se fait en association des signes cliniques, digestifs et radiographiques.*

- Intolérance alimentaire (augmentation du volume des résidus gastriques, voire résidus verts)
- Vomissements bilieux
- Rectorragies
- Diarrhées
- Hypotonie ou agitation
- Instabilité thermique
- Météorisme abdominal
- Troubles hémodynamiques (signes de sepsis)
- Apnées - Bradycardie
- Dysrégulation thermique
- Acidose métabolique
- Radiologie : Iléus modéré, dilatation des anses, pneumatose, épanchement péritonéal, voire pneumopéritoine dans les formes graves.

## 3 PRISE EN CHARGE

- Bilan sanguin (dont NFS- CRP, iono, hémostase, hémocultures, GDS).
- Radiologie (ASP).
- Mettre l'enfant à jeun.

fiche 18

- Nutrition parentérale.
- Pose d'une sonde de salem, en aspiration si résidus gastriques importants.
- Réanimation hydroélectrolytique.
- Supports hémodynamiques.
- Prise en charge de la douleur.
- Antibiothérapie.
- Intubation et ventilation mécanique en cas d'apnées, et dans les formes graves.
- Traitement chirurgical pour les formes graves.

**Remarque**

- Le lait de femme a un effet protecteur prouvé. Ne pas augmenter trop rapidement le volume de la ration quotidienne.
- Certaines hypoxie-ischémies sont à risque d'ischémie intestinale.

# Les cardiopathies congénitales



- On traite ici 4 pathologies cardiaques :
- la coarctation de l'aorte,
- la transposition des gros vaisseaux,
- l'atrésie pulmonaire à septum ouvert,
- la tétralogie de Fallot.

- Bilan initial de dépistage :
- clinique : coloration (cyanose), pouls fémoraux, souffle,
- saturation $O_2$, $TcPcO_2$, $TcPO_2$,
- GDS, $PaO_2$ avec et sans oxygène,
- radio thorax,
- ECG,
- NFS, iono, CRP,
- échocardiographie.

## 1 LA COARCTATION DE L'AORTE

### A Définition

Cardiopathie congénitale impliquant un rétrécissement plus ou moins sévère de l'isthme aortique. La coarctation aortique peut être diagnostiquée en période anténatale, en postnatal ou chez l'enfant plus vieux dans les cas les moins sévères. Chez les nouveau-nés de quelques jours, la présentation clinique peut mimer un sepsis, et survient après la fermeture du canal artériel. Le signe clinique le plus important est la différence de palpation entre le pouls huméral droit et les pouls fémoraux (absents ou fortement diminués).

### B Signes

#### Chez le nouveau-né jusqu'à 3 semaines de vie

- Signes de défaillance cardiaque :
- Difficulté à téter, dyspnée, diaphorèse ;
- Léthargie, vomissement, teint grisâtre ;
- Hépatomégalie, hausse du travail respiratoire, crépitants à l'auscultation pulmonaire ;
- Gallop à l'auscultation cardiaque ;
- Souffle systolique chez certains nouveau-nés.
- Différence de palpation entre le pouls huméral droit et les pouls fémoraux.
- Différence de $SpO_2$ entre la main droite et les membres inférieurs.
- Collapsus circulatoire.

▶ Chez le nourrisson

- Hypertension artérielle.
- Diminution des pouls fémoraux.
- Gradient de pression artérielle entre les membres supérieurs et inférieurs.
- Rarement, défaillance cardiaque gauche.

19 fiche

### C Traitement

⇒ Chez le nouveau-né : débuter une perfusion de prostaglandines E1, les administrer dans une voie dédiée.

L'administration de prostaglandines E1 peut entraîner des apnées, une hypoglycémie, une hypotension, une irritabilité, un flushing, un inconfort ou de la fièvre.

## 2 LA TRANSPOSITION DES GROS VAISSEAUX (TGV)

### A Définition

Cardiopathie congénitale impliquant une inversion d'implantation des gros vaisseaux. Ainsi l'aorte prend naissance au niveau du ventricule droit, et l'artère pulmonaire au niveau du ventricule gauche. La TGV est de plus en plus souvent diagnostiquée en période anténatale, mais est aussi parfois diagnostiquée en postnatal. La présentation clinique peut être extrêmement sévère dès la naissance si le septum est intact.

### B Signes

- Cyanose réfractaire à l'oxygène.
- Peu ou pas de détresse respiratoire.
- Pouls fémoraux présents (en opposition à la coarctation de l'aorte).
- Souffle cardiaque peu ou pas présent.
- Différentiel de saturation pré (main droite) et post-ductale (membres inférieurs).
- Collapsus circulatoire rapide dans les cas où le foramen ovale est peu perméable.

### C Traitement

- Perfusion de prostaglandines E1
- Atrioseptostomie d'urgence (procédure de Rashkind).
- Traitement chirurgical.

## 3 L'ATRÉSIE PULMONAIRE À SEPTUM OUVERT / STÉNOSE VALVULAIRE PULMONAIRE CRITIQUE

### A Définition

Rétrécissement sévère de la valve pulmonaire qui se manifeste par une cyanose.

Le « sang bleu » sans oxygène qui entre dans le ventricule droit passe difficilement ou pas du tout au travers de la valve pulmonaire sténosée ou imperforée.

La perfusion du poumon ne se fait que si le canal est ouvert.

Le sang désoxygéné en pouvant traverser le ventricule droit force le foramen ovale et passe de l'oreillette droite à l'oreillette gauche.

### B Traitement

- Prostine pour ouvrir ou maintenir ouvert le canal artériel.
- Dilatation pulmonaire à l'aide d'un ballonnet par voie de cathétérisme.
- Remplacement du canal artériel par une anastomose.

## 4 LA TÉTRALOGIE DE FALLOT

### A Définition

La tétralogie de Fallot est une cardiopathie congénitale cyanogène. Elle peut être diagnostiquée en anténatal ou en période postnatale. Elle associe une communication intraventriculaire, une sténose pulmonaire, une dextroposition avec dilatation de l'aorte et hypertrophie ventriculaire droite.

### B Signes

Le malaise de la tétralogie de Fallot est une urgence.

Il a pour principales circonstances déclenchantes : la fièvre ; la douleur, la déshydratation.

#### ▶ 1re phase « tonique »

- Agitation
- Pleurs
- Accentuation de la cyanose
- Tachycardie

#### ▶ 2e phase « hypotonique »

- Teint gris et pâleur
- Polypnée
- Tachycardie supérieure à 140/min
- Disparition du souffle à l'auscultation cardiaque

fiche 19

- Baisse de la vigilance
- Geignement

### C Traitement du malaise de la tétralogie de Fallot

- Calmer l'enfant et éviter les pleurs
- Mettre l'enfant en position de « squatting » (position fœtale, jambes repliées sur l'abdomen)
- Diazépam en intrarectal
- Propranolol IVL
- Prise en charge chirurgicale

# Développement de l'enfant prématuré

fiche 20

## 1 GÉNÉRALITÉS

Selon l'OMS, on considère comme prématuré un bébé né vivant avant 37 semaines d'aménorrhée (SA).

Au sein des naissances prématurées, on distingue :

– la prématurité extrême (moins de 28 SA),

– la grande prématurité (entre 27+6 et 32 SA),

– la prématurité moyenne, voire tardive (entre 31+6 et 37 SA).

On estime à 15 millions le nombre de bébés nés prématurés chaque année dans le monde.

En France, entre 50 000 et 60 000 enfants naissent prématurément chaque année.

Parmi eux, 85 % sont des prématurés moyens (32-37 SA), 10 % sont des grands prématurés (28-32 SA) et 5 % sont des très grands prématurés, nés à moins de 28 SA.

Ce chiffre est en hausse en France depuis quelques années, cela s'explique par les progrès médicaux qui permettent de pallier les immaturités de ces enfants.

## 2 PRINCIPALES CAUSES DE LA PRÉMATURITÉ

- Causes spontanées avec rupture prématurée des membranes (origine infectieuse parfois).
- Prématurité induite ou provoquée par l'équipe médicale, pour des raisons de sauvetage de la mère et/ou de l'enfant.
- L'hypertension maternelle sévère (pré-éclampsie).
- Les infections.
- Les anomalies de l'utérus et du placenta.
- Le diabète maternel.
- Les grossesses multiples.
- Les conditions socio-économiques défavorables, l'âge maternel avancé, le stress, la consommation de tabac sont aussi impliqués.

fiche 20

## 3 L'ORGANISATION DU SYSTÈME DE SOINS

En France, depuis le plan périnatalité de 2008, l'organisation des maternités s'effectue comme suit :

### A Maternité de niveau 1

- Dispose d'une unité obstétrique.
- Prend en charge les grossesses physiologiques.
- Présence d'un pédiatre permettant l'examen du nouveau-né.

### B Maternité de niveau 2A et 2B

- Dispose d'une unité obstétrique et d'une unité de néonatologie.
- Prend en charge des grossesses à risque modéré.
- Prend en charge des nouveau-nés nécessitant une surveillance particulière mais pas de soins en réanimation.
- Pour le niveau 2B, des lits de soins intensifs permettent une surveillance plus rapprochée et la prise en charge de pathologies plus lourdes.

### C Maternité de niveau 3

- Dispose d'une unité obstétrique, d'une unité de néonatologie et d'une unité de réanimation néonatale.
- Prend en charge des grossesses à hauts risques et des nouveau-nés avec des détresses graves.
- Présence d'une réanimation adulte pour certaines d'entre elles (pas dans les établissements exclusivement pédiatriques).

L'organisation des soins permet aujourd'hui l'orientation des femmes vers la maternité la mieux adaptée à leur grossesse.
Elle permet surtout la prise en charge du nouveau-né avec des soins spécifiques dès la naissance et d'éviter les transferts, source d'augmentation de la mortalité/morbidité néonatale, ainsi que la séparation précoce mère-enfant.

# Les principales complications de la prématurité

fiche 21

## 1 LES IMMATURITÉS DU NOUVEAU-NÉ PRÉMATURÉ

La naissance prématurée d'un enfant interrompt son développement *in utero*. Ces organes sont tous présents mais immatures.

Cette immaturité concerne principalement :

– le cerveau,

– les poumons,

– le tube digestif,

– le canal artériel.

En France, le système de soins et les unités de néonatologie sont organisés pour prendre en soin ces enfants et pallier leurs immaturités.

## 2 IMMATURITÉ DU SYSTÈME NERVEUX CENTRAL

Bien que les structures cérébrales soient en place, le cerveau des grands prématurés est immature. Des étapes essentielles à son développement se produisent en effet entre la 24e et la 32e semaine de gestation. La naissance prématurée vient donc interrompre le processus normal de maturation et le développement cérébral optimal.

Une surveillance régulière par électroencéphalogramme et par imagerie est nécessaire au cours des premières semaines pour dépister d'éventuelles anomalies, en particulier, en cas de grande prématurité.

## 3 IMMATURITÉ PULMONAIRE

• Des poumons matures produisent une substance qui tapisse la surface des alvéoles pulmonaires et permet leur bon fonctionnement : le **surfactant**.

Chez les prématurés, les poumons ne produisent pas encore cette substance, ce qui entraîne des difficultés respiratoires. La possibilité de synthétiser le surfactant apparaît après la 32e semaine.

Il faut donc administrer aux enfants prématurés un surfactant exogène, à l'aide d'une sonde d'intubation. Une assistance respiratoire sous forme de ventilation mécanique nasale (VNI) ou d'une sonde d'intubation est également utilisée pour remédier à cette immaturité.

• Malheureusement, chez certains enfants, la ventilation mécanique associée à l'immaturité pulmonaire se complique d'une inflammation et d'une hyperréactivité bronchique qui entraînent une pathologie pulmonaire : la dysplasie broncho-pulmonaire. Cette complication constitue l'une des principales causes de morbidité chez les enfants prématurés.

- Les prématurés nés à moins de 34 à 36 semaines de grossesse font par ailleurs fréquemment des pauses respiratoires (apnées) dues à l'immaturité de la commande neuro-respiratoire. Ces pauses peuvent entraîner une diminution de la quantité d'oxygène dans le sang nécessitant la mise en place d'une assistance respiratoire. Un traitement par un dérivé de caféine destiné à stimuler les centres neuro-respiratoires est systématiquement délivré aux grands prématurés.



## 4 IMMATURITÉ CARDIORESPIRATOIRE

Des ralentissements de la fréquence cardiaque sont fréquents chez le prématuré, en raison de l'immaturité du système de contrôle du rythme cardiaque qui le rend très sensible à toutes variations (manque d'oxygène, pause respiratoire, reflux gastrique...). En outre, il existe chez le fœtus un canal qui laisse communiquer l'aorte et l'artère pulmonaire pendant la vie fœtale. Ce canal s'obstrue spontanément et définitivement à la naissance. Mais chez le prématuré, il tarde à se fermer et peut entraîner un reflux de sang vers le poumon. Dans ces cas, un traitement médicamenteux est nécessaire pour le fermer.

## 5 IMMATURITÉ DIGESTIVE

- Le prématuré n'a pas encore le réflexe de succion et ses mécanismes de déglutition et de respiration ne sont pas coordonnés. Dès lors, avant un âge gestationnel de 34 semaines, l'alimentation des enfants se fait par voie entérale, à l'aide d'une sonde introduite dans le tube digestif via la bouche. Le choix du lait dépend de l'âge gestationnel. Le lait maternel est recommandé, qu'il provienne de la mère ou de lactarium (banque de lait de femme). Il peut être enrichi. Il existe également du lait spécifique pour prématurés.

- L'immaturité digestive peut se compliquer d'une entérocolite ulcéro-nécrosante. Elle correspond à une destruction du tube digestif.

## 6 AUTRES IMMATURITÉS

- En raison d'une immaturité hépatique, les prématurés ont le plus souvent un ictère (jaunisse) qui débute vers le 2 ou 3e jour de vie et dure quelques jours. Il résulte de la dégradation naturelle des globules rouges. L'ictère est traité par photothérapie.

- Les reins sont également immatures, ce qui nécessite de contrôler régulièrement le volume et le contenu des urines, pour adapter les besoins du nouveau-né en nutriments ou encore en érythropoïétine produite par les reins.

- Il existe enfin une immaturité du système immunitaire qui peut entraîner des infections graves.

# Développement affectif et relationnel de l'enfant de moins de 1 an

fiche 22

**Cette première année correspond au stade oral décrit par Freud, les lèvres, zone érogène, sont sources de plaisir lorsqu'il tète. C'est à partir de cette satisfaction alimentaire que se développe selon lui l'attachement à la mère. L'enfant porte tous les objets à sa bouche, non seulement pour se nourrir mais aussi pour toute information au sens large.**
**La zone bucco-labiale, les organes de phonation et tous les organes sensoriels (vision et toucher) sont investis. L'enfant fait entrer en lui tous les éléments de son environnement extérieur : il mange certes mais aussi il dévore des yeux, il boit des paroles.**

## 1 LA CRÉATION DES PREMIERS LIENS IN UTERO

Dès la vie intra-utérine, l'enfant développe des compétences sensorielles. Au cours de la grossesse, le toucher, le goût, l'odorat, l'audition, la vision se perfectionnent progressivement. Ces sens vont permettre les premières rencontres avec la mère, avec les proches, avec l'environnement familier. Par exemple à sa naissance, l'enfant sera tout de suite en capacité de reconnaître la voix de ses parents.

## 2 S'ATTACHER POUR MIEUX SE SÉPARER

Bowbly dit du nourrisson qu'il naît avec un besoin de contact et qu'il dispose d'un répertoire de comportements innés qui lui permettent d'établir et de maintenir le lien avec les proches en particulier la mère (réflexes archaïques, poursuite oculaire, grasping, moro, fouissement, réflexe de succion et cris) et d'opérer le rapprochement physique avec sa mère. Ce sont des comportements de signalisation et d'appel qui montrent son besoin d'attachement.

Selon Bowbly, il s'agit là d'un *« système primaire, spécifique, présent dès la naissance, avec des caractéristiques propres à l'espèce humaine. »*

Les 3 principaux systèmes d'attachement selon Bowlby

**L'attachement sécure**
L'enfant a confiance, il sait que son parent sera disponible et va lui répondre quand il se sentira en danger. Les enfants sécures recherchent le réconfort de leur figure d'attachement au moment de la séparation, protestent voire manifestent de la détresse, mais se calment facilement dès son retour. Avant un an, l'enfant sécure est celui qui demande beaucoup de proximité physique. Il sera ensuite le plus autonome car il aura acquis une sécurité interne. Ce style d'attachement favorise le développement d'un sentiment de sécurité dans les relations sociales.

**L'attachement insécure évitant**
L'enfant n'a aucune confiance dans les réponses de son parent, il s'attend à être repoussé lorsqu'il recherche de la réassurance. Au moment de la séparation, l'enfant insécure évitant ne se tourne

fiche 22

pas vers sa figure d'attachement et tente de masquer sa détresse émotionnelle. Au retour de la figure d'attachement, il est indifférent ou évite le contact en restant concentré sur ses jouets. Ce comportement résulte souvent d'une figure d'attachement détachée ou peu disponible pour répondre aux besoins de l'enfant dans ces premiers mois de vie. Il n'a pu développer une base de sécurité affective.

**L'attachement insécure ambivalent**
L'enfant insécure ambivalent proteste au moment de la séparation et ne peut être rassuré, ce qui rend difficile la possibilité d'explorer son environnement, il s'interdit de jouer. Il n'est pas davantage apaisé au retour de son parent et peut être ambivalent, dans une recherche de contact et de résistance. Ce sont des enfants qui, dans leurs relations précoces, ont eu une figure d'attachement ambivalente avec des réactions perçues comme imprévisibles et incohérentes : elle a pu se montrer aussi ignorante que réceptive aux besoins de son enfant.

- À 1 mois, pour Spitz, le nouveau-né est dans une **relation symbiotique** avec sa mère (ou sa figure d'attachement) : ils ne font qu'un. Le nouveau-né ne perçoit pas de différence entre lui et sa mère.
- Son sourire est un « **sourire social non spécifique** ». Lorsqu'il pleure, sa mère répond à ce signal. C'est le fait que sa mère décode le signal qui fait que l'enfant donne du sens à ces cris. La voix de la mère calme les pleurs de l'enfant car cela indique qu'elle va bientôt répondre à ce signal.
- C'est parce que l'adulte va répondre à tous ses signaux que l'enfant va apprendre à lui faire confiance. Dans les premiers mois de vie, si les réponses de l'entourage sont adéquates au besoin d'attachement du nouveau-né, celui-ci développera une base de **sécurité affective** permettant de s'ouvrir aux autres et d'avoir une image positive de lui-même.
- Dès 6 semaines, le premier sourire intentionnel apparaît, l'enfant reconnaît les visages humains et ses sourires prennent valeur de **communication**. Entre 3 et 6 mois, ce sourire devient sélectif, discriminateur. L'enfant se construit des images intérieures des personnes familières qu'il peut opposer aux visages inconnus, ces derniers deviendront même pour lui source d'angoisse. Cette peur de l'étranger décrite par Spitz aux environs du 8e mois est contestée par Bowlby. Selon lui, cette angoisse correspond à la prise de conscience de l'enfant de sa séparation avec sa mère et de la potentialité de son absence.

## 3 LA SÉPARATION INDIVIDUATION

- Le développement des capacités motrices de l'enfant va lui permettre de se séparer progressivement de sa figure d'attachement. Collé à sa mère, l'enfant commence par s'étirer pour regarder plus loin. Vers 6/7 mois, arrive le **stade du miroir** : porté dans les bras face à un miroir, l'enfant se regarde et voit alors un autre que lui. C'est à cet âge qu'il devient progressivement conscient que les personnes et les objets sont distincts de lui, que son corps est un ensemble unifié et délimité. C'est à cette période qu'émerge le sentiment de jalousie qui révèle la dissociation de l'enfant avec l'autre.
- Vers 8/9 mois, il devient capable de s'éloigner seul de sa mère et de s'en rapprocher. C'est à cette période que l'**objet transitionnel** (doudou choisi par

l'enfant) prend tout son sens, il permet à l'enfant de lutter contre l'angoisse liée à l'absence de sa mère.

**L'objet transitionnel**

Donald Winnicott a introduit cette notion d'objet transitionnel et des phénomènes transitionnels au début des années 1950. Il précise que leur existence dépend de chaque enfant. Pratique courante en Occident, même si tous les enfants n'y ont pas recours, ce phénomène est plus rare encore, voire inexistant, dans les sociétés extra-occidentales.

- Vers 10/11 mois, l'enfant acquiert la **permanence de l'objet**. Il suit des yeux l'objet qu'il a fait tomber et le réclame. Il aime le jeu du « caché coucou » : se cacher le visage et revenir très vite. L'enfant comprend que ce n'est pas parce qu'il ne voit plus un objet que ce dernier a disparu. Il en est de même pour sa mère. La séparation devient plus facile si l'attachement est sécure.
- À la fin de la première année, **l'enfant coordonne ses actions et sait employer des moyens connus dans des situations nouvelles**. Par exemple : assis au sol, l'enfant cherche à atteindre un objet hors de portée. Dans ses tentatives pour atteindre le jouet, il tire au hasard le tapis sur lequel le jouet est posé. Quand il se rend compte que ce geste a rapproché le jouet de lui, il tire à nouveau le tapis, intentionnellement cette fois : il s'en sert d'instrument pour parvenir à ses fins.

fiche 23

# Développement affectif et relationnel de l'enfant de 1 à 2 ans

## 1 UN ÊTRE AUTONOME EN DEVENIR

- Cette deuxième année de vie est marquée par **l'acquisition de la marche qui va permettre à l'enfant de s'éloigner physiquement de la mère**. Tout d'abord, il va explorer son environnement dans une proximité rassurante de la personne de confiance.

- En effet, cette autonomie motrice est **contrastée par son besoin de rapprochement** : entre 15 et 20 mois, il monopolise l'attention de sa mère, il veut partager toutes ses découvertes avec elle, il la suit partout. Entre 18 et 24 mois, l'ambivalence entre le désir de s'unir à l'objet d'amour et la peur d'être réincorporé provoque une grande instabilité de l'humeur chez l'enfant. C'est ainsi que l'enfant peut venir chercher du réconfort dans les bras de l'adulte et le mordre aussitôt.

- Si son environnement lui a permis d'être suffisamment sécure, l'enfant va développer sa **confiance** en lui. Il tolère de mieux en mieux les séparations et s'éloigne de plus en plus de sa mère. Il continue à explorer, tente de nouvelles expériences et prend des risques lorsqu'un adulte de confiance, comme un parent, un grand-parent ou une professionnelle, l'accompagne et le rassure.

- Vers 18 mois, bien qu'il se méfie des adultes qu'il ne connaît pas, il peut accepter de jouer avec un inconnu si une personne de confiance est présente. Il est sans cesse tiraillé entre son besoin d'autonomie et sa dépendance à certaines choses. Il a besoin de repères dans le temps et dans l'espace. Progressivement, il se sociabilise, il a des gestes de tendresses (bisous, câlins...) envers les personnes qui lui sont chères ainsi qu'envers les animaux de compagnie.

- Dans cette deuxième année, l'enfant devient une personne à part entière et commence à prendre conscience de son schéma corporel. Devant un miroir ou sur une photo, il se reconnaît, fait de mimiques et commence à s'admirer, cela lui procure de la joie. L'enfant peut nommer et désigner les différentes parties de son corps.

- Entre 1 et 2 ans, l'enfant est en quête de nouvelles expériences, l'acquisition de la marche a modifié sa perception de l'environnement. Il a aussi découvert des moyens nouveaux par tâtonnement comme tirer un tabouret pour saisir un objet trop haut placé. Tout ce qui l'entoure attise son imagination : fenêtres et tables de cuisson deviennent pour lui de véritables lieux d'exploration... Il n'a pas conscience du danger, ce qui le rend vulnérable aux accidents domestiques.

- En perpétuelle tentative d'imitation, il commence à reproduire dans le jeu des situations vécues, c'est le début du jeu symbolique. Il aime aussi regarder les images d'un livre et est en mesure d'en reconnaître quelques-unes en les pointant si on le lui demande.



## 2 LE DÉVELOPPEMENT DES ÉMOTIONS

- Entre 12 et 24 mois, l'enfant développe une grande gamme d'émotions parce qu'il est en train de construire sa personnalité. Mais l'émotion n'est pas uniquement psychologique, c'est une réaction physiologique d'adaptation de notre organisme. Les travaux d'Isabelle Filliozat montrent que les circuits émotionnels sont en construction et que certaines zones de son cortex vont être davantage stimulées pendant des périodes de la croissance.

- Entre 18 mois et 2 ans, ce sont les zones de colère qui sont davantage activées. Quand un enfant vit une émotion, contrairement à l'adulte, il n'est pas en mesure de prendre du recul sur celle-ci, ni de se comprendre pourquoi elle envahit tout son corps. On comprend ainsi pourquoi l'enfant peut avoir des sautes d'humeur et adopte certains comportements agressifs comme mordre et frapper.

- L'adulte aura un rôle important à jouer dans le **développement de l'intelligence émotionnelle de l'enfant**. Écouter, accueillir et valider les émotions de l'enfant l'aidera à se construire en tant que personne et à exister en tant qu'individu.

**Isabelle Fillioza**

Psychothérapeute, auteure de *J'ai tout essayé* et d'*Au cœur des émotions de l'enfant* :
*« Le sentiment d'identité se fonde sur la conscience de soi et de ses émotions. Si l'enfant n'a pas le droit d'exprimer ce qu'il ressent, si personne ne l'écoute dans ses larmes, dans ses rages, dans ses terreurs, ni ne valide ses sentiments, ni ne confirme que son ressenti est juste, alors il peut aller jusqu'à effacer la conscience de ce qu'il éprouve vraiment. Soit il ne ressent plus rien à l'intérieur de lui, soit il installe en lui une émotion "autorisée" à la place de sa vérité émotionnelle ».*

- Durant cette deuxième année, l'enfant va aussi développer l'**empathie** ; il se préoccupe de plus en plus des autres ; il est aussi en capacité d'exprimer sa peur et est capable de se calmer lorsqu'on le réconforte.

## 3 LES PRÉMICES DU STADE ANAL

- Le stade anal débute selon Freud vers 14 mois. Il correspondrait à une période d'**investissement de la sphère sphinctérienne**. Le plaisir se déplace de la zone buccale (stade oral) à la zone anale.

- À cette période, l'enfant commence à maîtriser ces sphincters, ce qui lui offre l'expérience d'un certain pouvoir. Expulser ou retenir, sans que les parents ne puissent agir : il est tiraillé entre le plaisir d'expulsion du boudin fécal et celui, musculaire, de sa rétention. Cette fois-ci, c'est lui qui contrôle et décide. Il est partagé entre le plaisir de donner et de garder, d'accepter et de refuser. Choisir entre le cadeau fait aux parents et le défi qui leur est lancé par le refus d'expulser construit le psychisme au travers du conflit.

fiche 23

- D'autant plus qu'à cette période, l'enfant entre dans la communication verbale. Cette capacité à s'opposer, en utilisant **le non**, vers le 15e mois, va l'aider à se différencier, à s'individualiser. L'enfant revendique son autonomie, il défie les personnes de son entourage (parents, éducatrice, etc.), par exemple en sautant sur son lit même s'il sait que cela n'est pas permis.

- Bien que le stade anal se poursuive jusqu'à la fin de la troisième année, entre 22 et 24 mois, la crise diminue. Le langage progresse, le jeu symbolique l'aide à mettre en scène ses fantasmes, l'enfant trouve la juste distance avec sa mère. Il commence à intégrer les règles de son environnement et à tolérer la frustration.

# Développement affectif et relationnel de l'enfant de 2 à 3 ans

fiche 24

## 1 LE COURANT PIAGÉTIEN

- La fin de la seconde année marque la sortie du stade sensori-moteur (de la naissance à 2 ans) qui concerne les déplacements du corps et des objets dans l'espace.

- L'enfant va alors entrer dans le **stade préopératoire** (de 2 à 7 ans) qui désigne une phase durant laquelle l'enfant ne maîtrise pas encore certaines opérations logiques, telle que la conservation (capacité de comprendre que deux quantités égales restent égales malgré leur transformation apparente si rien n'est enlevé ou ajouté) ou la réversibilité (capacité qu'a l'enfant de concevoir toute action comme ayant son inverse). Pour autant, au début du stade préopératoire, l'enfant saisit de façon générale les relations fonctionnelles élémentaires qui existent entre les objets et les événements. Par exemple, un enfant de trois ans sait qu'en tirant sur un cordon, le rideau s'ouvre, et qu'en appuyant sur un interrupteur, la lumière s'allume.

- À cette période, les relations de l'enfant avec le monde sont dominées par l'« **égocentrisme** », ce qui n'a rien de péjoratif pour Piaget. Il désigne ainsi le fait que le jeune enfant envisage le monde selon sa propre perspective et n'est pas en capacité de prendre en compte le point de vue d'autrui.

- Avec la **maîtrise du langage**, l'enfant acquiert la **pensée symbolique**. Entre 2 et 3 ans, les débuts de la communication verbale vont permettre à l'enfant les premiers raisonnements symboliques : c'est-à-dire pouvoir se représenter un objet ou une action sans que celui-ci soit présent, grâce au langage. Le jeu symbolique (« faire semblant », jeu imaginaire) s'enrichit et devient de plus en plus élaboré. L'enfant commence à s'exprimer par le dessin et l'image mentale.

## 2 LA PHASE D'OPPOSITION

- L'enfant entre deux et trois ans acquiert de l'autonomie. Il entre dans une **période d'opposition** (« non ») et d'affirmation de soi notamment grâce à l'élaboration du langage.

- À cette période, il éprouve des **sentiments très intenses, souvent incompréhensibles pour l'adulte, car très ambivalents** (l'enfant peut profondément aimer et détester un même objet simultanément). Les débuts de l'acquisition du langage vont lui permettre de communiquer ses désirs et besoins, mais l'enfant exprime encore principalement ce qu'il ressent par le biais du corps. De fait, il aime s'amuser près d'autres enfants, mais il n'est pas capable de jouer avec eux sans

24 fiche

se disputer ; il peut frapper ou mordre d'autres enfants, ou leur tirer les cheveux lorsqu'il est contrarié, car il a encore de la difficulté à exprimer des émotions complexes comme la frustration, la culpabilité ou la honte. Mais vers 2,5-3 ans, il arrive à se montrer plus empathique, il tente de comprendre ce que les autres enfants ressentent et d'y réagir. Il sera capable de consoler un ami qui pleure en lui tapotant le dos, par exemple.

- Cette troisième année marque aussi la **fin du stade anal**. L'enfant maîtrise ses sphincters et la rétention des matières fécales devient un sacré enjeu. L'enfant sait que l'adulte attend quelque chose de lui. De plus à cette période, l'enfant s'affirme devant ses parents comme une personne distincte et il est en mesure de s'opposer clairement lorsqu'un changement de routine trop important le dérange. L'acquisition de la propreté peut vite devenir un conflit relationnel.

## 3 L'AUTONOMIE PSYCHIQUE

- L'enfant de deux ans n'a **conscience que du temps immédiat**, les longues durées ne lui disent rien et il se montre timide en présence d'étrangers et dans des endroits inconnus. Quand la mère part après avoir amené son enfant à la crèche et que ce dernier pleure, c'est que pour lui toute séparation avec sa mère est une séparation définitive. Si on lui dit « tu verras ta maman ce soir », cette affirmation ne le rassure guère, car ce soir est pour lui une échéance indéfinie.

- Il veut être autonome et prend de plus en plus d'initiatives, mais comme il craint les nouvelles expériences, **l'accompagnement d'un adulte est toujours nécessaire** d'autant qu'il recherche l'approbation des autres et leurs encouragements. Ainsi, il devient plus sûr de lui et a envie d'essayer de nouvelles choses.

## 4 LES COMPÉTENCES ÉMOTIONNELLES

- Une meilleure compréhension verbale et une production de mots croissante vont l'aider à décrire son état affectif. En effet, en communiquant avec les autres, l'enfant peut évaluer plus en profondeur ses propres sentiments, les événements qui provoquent des émotions, et si l'adulte l'aide à en être plus conscient il développe sa compétence émotionnelle. À cet âge, **l'enfant commence à déterminer ses propres émotions et celles des autres** ainsi que les circonstances qui ont entraîné leur expression. Cette compréhension des émotions, à son tour, permet à l'enfant de contrôler et de modifier son émotion afin de faire face à des situations nouvelles.

- L'accès à la fonction symbolique va aussi faciliter la régulation des émotions. À cet âge, l'enfant peut déterminer ses propres émotions et celles des autres ainsi que les circonstances qui ont entraîné leur expression. Cette compréhension des émotions permet à l'enfant de contrôler et de modifier ses émotions pour faire face à des situations difficiles. Entre 2 et 4 ans, le **jeu symbolique** permet au tout-petit de résoudre des conflits internes, de se libérer des contraintes du quotidien. La psychologue Anne-Sophie Casal dit qu'*« il a un rôle d'exutoire de tension. L'enfant reproduit des scènes de son quotidien, de son point de vue, dans un cadre sécurisant. Très souvent, il rejoue l'autorité en grondant sa poupée ou son doudou. C'est une manière pour lui d'assimiler les rôles sociaux et de se soumettre aux règles et aux* *codes.* » En faisant semblant d'être l'autre, l'enfant peut exprimer des choses et prendre du recul par rapport à ce qu'il vit. Enfin, l'imitation joue un rôle majeur dans la socialisation ; jouer d'autres rôles permet de prendre conscience de l'existence de l'autre et de jouer à plusieurs.

- À la fin de sa troisième année, l'enfant se sent de plus en plus à l'aise en présence d'inconnus et comprend ce que veut dire « avant » et « après » bien qu'il ne sache pas ce que signifie « hier » ou « demain ». L'acquisition de ces nouvelles compétences l'aide à mieux vivre les séparations. L'enfant quitte le stade oral pour entrer dans le **stade phallique** lors duquel survient chez le garçon, comme chez la fille mais d'une toute autre manière, le **complexe d'Œdipe**. C'est en effet de 3 à 5 ans environ que le **désir libidinal** portant sur le parent de sexe opposé apparaît, et que le parent de même sexe est perçu comme un rival.

fiche 25

# La période de latence 7-10 ans

## 1 LE DÉCLIN DU COMPLEXE D'ŒDIPE

- La période de latence se situe de la fin de l'Œdipe jusqu'à la puberté (environ de 6 à 12 ans). Comprise entre la petite enfance et l'adolescence, c'est une période de **ralentissement psycho-affectif**. Freud a longtemps voulu faire correspondre cette phase à des phénomènes physiologiques, mais, si l'entrée dans la puberté est une manifestation autant physiologique que pulsionnelle, la résolution du complexe d'Œdipe est un processus d'ordre purement psychanalytique. Durant cette période de vie, l'enfant ne rencontre pas de nouvelles problématiques. Les manifestations sexuelles sont mises en veilleuse.

- L'enfant **organise sa personnalité** :

– les pulsions phalliques vont être domestiquées ;

– on observe un changement de nature affective : le temps n'est plus à la revendication. Les contacts deviennent tendres, respectueux, dévoués.

- D'un point de vue structural, le moi s'autonomise, tandis que se constitue le surmoi à la suite d'une intériorisation inconsciente des exigences et des interdits parentaux. L'enfant fait l'**apprentissage des conduites sociales**. Le moi lutte contre les pulsions et utilise les contre-investissements pour s'adapter au monde réel. Cette période de refoulement intense se caractérise par l'apparition de nouveaux mécanismes de défense, telle que les formations réactionnelles et par une inhibition très importante des processus fantasmatiques.

**Le surmoi**

Terme introduit par **Freud** en 1923 dans son essai intitulé *Le Moi et le Ça*. Il y expose ce qui arrive après le déroulement du drame mythique, de manière à rendre compte de la dissolution de l'œdipe : une fois accompli le meurtre de celui qui barre l'accès à la jouissance, les fils adoptent, entre eux, la loi du père qu'ils ont tué. Le surmoi est ainsi l'héritier du complexe d'Œdipe. Il est l'instance qui génère le refoulement des pulsions jugées inacceptables. Il guide l'enfant devenu indépendant, et par la suite l'adulte, dans ses choix.

- **L'action du surmoi va transformer les désirs pulsionnels de l'enfant de façon parfois contraire** (d'exhibitionniste, il devient par exemple pudique). C'est ce qui entraîne une levée massive de mécanismes de défense pour se protéger de leur retour. Aussi, il n'est pas rare de constater que le fonctionnement psychique de l'enfant de cet âge s'obsessionnalise : il se montre précautionneux, met en place de nombreux rituels, devient collectionneur, etc.

- L'enfant est désormais soumis à la loi symbolique de **l'interdit de l'inceste**. Il a pris la mesure de son impuissance sur le plan physique : il est trop petit pour lutter, dans le combat œdipien. C'est le début d'une protection imaginaire : s'il est obligé de renoncer, c'est qu'il est trop petit. La promesse œdipienne devient un véritable organisateur du psychisme : l'objet phallique (la mère) revient au père, auquel l'enfant va s'identifier pour le récupérer plus tard, quand il aura un corps d'adulte. Il diffère ainsi les véritables enjeux de la castration et met toute son énergie, à grandir, pour réaliser ses vœux œdipiens quand il sera grand.

- Ainsi, pendant la latence, l'enfant va mettre en œuvre un véritable déploiement de **l'imaginaire**, à la fois par le biais de la fantasmatisation et par l'importance de l'image de soi et du narcissisme, qui prennent une place essentielle.

**Sublimations**

Ce sont des transformations des pulsions sexuelles vers des activités ou des buts non sexuels, et qui visent des objets valorisés socialement comme la peinture, la religion, etc. La sublimation **dévie les pulsions sexuelles sans qu'il y ait refoulement**. Cela est néanmoins assimilé à un mécanisme de défense névrotique.

- D'un point de vue affectif, les relations s'allègent, l'opposition s'estompe. D'autres adultes prennent le relais des parents. Toute l'énergie pulsionnelle de l'œdipe est ici transformée pour permettre les acquisitions, qu'elles soient scolaires ou symboliques... Par exemple, c'est parce que l'enfant a passé le cap de l'œdipe et assimilé la loi sociale que la lecture en tant que code lui est accessible. Il investit le groupe, et la collectivité. Ainsi que tout ce qui est de l'ordre des valeurs. Il est désormais **perméable à toutes les valeurs sociales**.
- Plus apparente que réelle, la période de latence est une période trompeuse. Les tendances œdipiennes sont tyrannisées par le surmoi. Pour trouver son équilibre, l'enfant navigue entre jeux sexuels entre enfants, discrétion des manifestations amoureuses ou sexuelles vis-à-vis des adultes et des activités masturbatoires inapparentes pour l'entourage mais associées à des sentiments de culpabilité. C'est une période de masturbation, de cauchemars... Dans la vie quotidienne, l'enfant subit de brusques oppositions.
- C'est par déclin de l'œdipe que l'enfant se rend compte de ce que signifie la mort.

## 2 LE HOLDING DE LA PÉRIODE DE LATENCE

- Entre 7 et 10 ans, l'enfant est désormais apte à établir des relations amicales. Ses amis seront le support de nouvelles identifications.
- Comme toute organisation narcissique, celle qui s'établit à la période de latence est fragile et le rôle de **l'environnement dans cette organisation est très important**. L'aspect apparemment raisonnable de l'enfant à la période de latence **ne doit pas faire surestimer ses capacités d'autonomie**. Il reste très dépendant, pour son équilibre psychologique, de **l'affection, de l'intérêt et de la présence d'adultes** engagés avec lui. L'environnement des enfants de cet âge est très particulier : il y a un holding de la période de latence, exercé par les parents et leurs substituts, et des espaces qui lui correspondent : le jardin, l'école, la cour de récréation, où la présence des adultes en arrière-plan est indispensable.

Le holding

On peut traduire le terme « holding » par maintien ou portage mais on préfère conserver le terme anglais.
Le holding est un concept psychanalytique introduit par Donald Winnicott, psychanalyste anglais proche de Melanie Klein.
Le holding désigne l'**ensemble des soins donnés à l'enfant par la mère et sa capacité à contenir ses angoisses à la fois sur le plan physique** (le fait de porter dans les bras, de bercer etc.) **et psychique** (la capacité de la mère à penser les émotions de son enfant).



- Le groupe des enfants du même âge commence aussi à jouer un rôle très important. Bien que l'enfant ait constitué un appareil psychique très évolué, il ne faut pas pour autant sous-estimer l'importance de leur environnement affectif et social.

- Si l'essentiel est déjà en eux, il peut se développer et se remanier considérablement dans un sens positif comme négatif ; au début de la période de latence, l'enfant est encore très vulnérable au traumatisme.

- Winnicott précise : *« J'apporte ici ma contribution au thème admis selon lequel la période de latence est celle où le moi prend pour ainsi dire possession de son domaine [...]. En un sens, l'enfant est seul, bien qu'il ait besoin de se trouver avec d'autres enfants au même stade d'évolution. Les relations entre enfants bien portants en cours de latence peuvent être intimes pendant de longues périodes sans se sexualiser de façon manifeste, le symbolisme sexuel est maintenu, les éléments sexuels manifestés chez les enfants carencés troublent le jeu et la relation au moi [...]. La santé mentale est essentielle en période de latence et l'enfant qui au cours de cette phase ne peut conserver cette santé est cliniquement très malade. »* Il souligne la dimension pulsionnelle du fonctionnement de ces enfants et, en lien avec leur aptitude au refoulement, celle-ci étant défaite par la « carence » des parents.

# Les pathologies respiratoires



## 1 DÉFINITION

L'hypoxie est la première cause de l'arrêt cardio-respiratoire chez l'enfant. L'enfant a des spécificités anatomiques et physiologiques différentes de l'adulte, il faut savoir reconnaître rapidement les signes de décompensation respiratoire afin de prévenir l'arrêt cardio-respiratoire. Les points essentiels à évaluer sont :

– la liberté des voies aériennes,
– la fréquence respiratoire dont les normes varient selon l'âge,
– le travail respiratoire (évaluation des signes de lutte),
– le volume pulmonaire,
– l'oxygénation.

La fréquence respiratoire selon l'âge

| | | 0-1 mois | 1 mois-2 ans | 2-4 ans | 4-10 ans | > 10 ans |
|---|---|---|---|---|---|---|
| FR/min | Normale | 40 | 30 | 20 | 18 | 15 |
| | Prévenir | < 20 ou > 60 | | < 15 ou > 40 | < 15 ou > 30 | < 10 ou > 30 |

La détresse respiratoire peut être accompagnée d'une modification du rythme respiratoire : **polypnée** ou **bradypnée** (toujours rechercher les signes de gravité). La cause de la dyspnée peut être respiratoire, infectieuse, cardiaque, métabolique ou mécanique. La dyspnée s'apprécie sur les différents temps respiratoires, c'est une aide à l'élaboration du diagnostic.

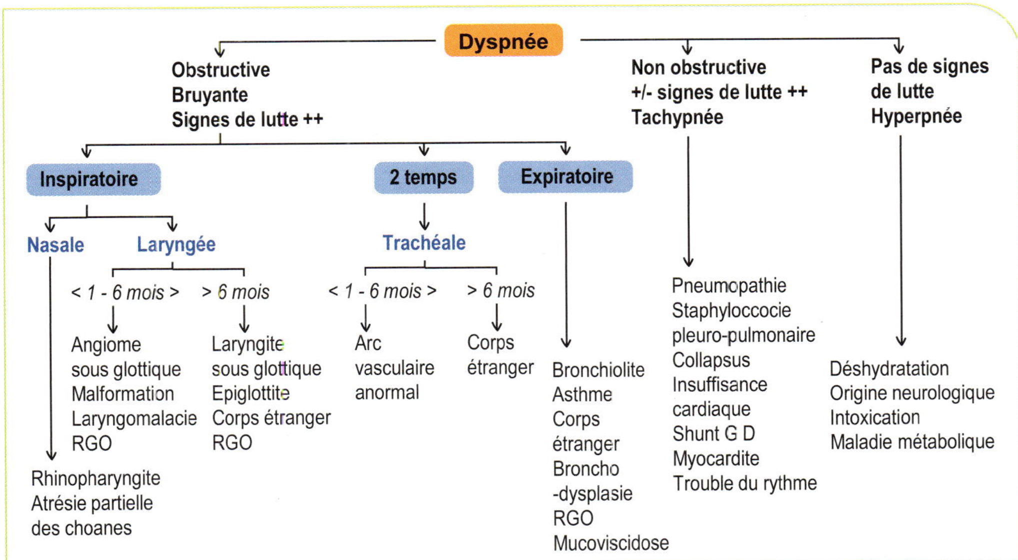

26 fiche

## 2 BRONCHIOLITE

### ▶ Définition

Infection virale respiratoire épidémique saisonnière (contexte hivernal) débutant par une rhino-pharyngite aiguë, puis atteignant les voies respiratoires inférieures. Le virus respiratoire syncytial est l'agent étiologique dans 70 % des cas.

### ▶ Signes

- **Forme bien tolérée**

– FR < 60/min
– $SpO_2$ > 95 %
– Respiration ample
– Bonne réactivité
– Alimentation non perturbée

- **Signes de gravité**

– Détresse respiratoire (polypnée, bradypnée, signes de lutte, apnées, cyanose, désaturation, acidose respiratoire)
– Encombrement des voies respiratoires
– Tachycardie et/ou diminution de la perfusion périphérique/centrale
– Teint grisâtre
– Diminution du tonus
– Difficulté à s'alimenter
– Vomissements ou diarrhées
– Hyperthermie
– Altération de la conscience ou au contraire agitation
– Collapsus

Remarque

Attention lorsqu'il y a une aggravation des signes de lutte ou au contraire leur diminution avec survenue d'une bradypnée.

### ▶ Éléments aggravants

– Nourrisson < 6 semaines
– Ancien prématuré < 34 SA et < 3 mois d'âge corrigé
– Bronchodysplasie
– Cardiopathie congénitale/HTAP
– Immunodéprimé

### ▶ Traitement

- Si forme bien tolérée, traitement à domicile.
- Éducation des parents : désencombrer le nez du nourrisson avec du sérum physiologique particulièrement avant les repas et les périodes de sommeil.
- Informer les parents sur les signes d'aggravation pouvant induire une hospitalisation.

Remarque

Le VRS est un virus très contagieux en pédiatrie, responsable de nombreuses bronchiolites : mode de transmission par gouttelettes/contact – résiste 30 minutes sur la peau et 6-7 heures sur le linge et les objets.

26 fiche

## 3 LARYNGITE

### ▶ Définition

Inflammation aiguë de la sous-glotte par infection virale. Dyspnée inspiratoire d'apparition brutale. Survenue nocturne.

### ▶ Signes

- Dyspnée laryngée avec stridor inspiratoire. Le stridor peut n'être présent qu'aux pleurs en cas de laryngite légère ou présent au repos en cas de laryngite modérée.
- Tachypnée
- Voix étreinte ou rauque
- Toux rauque / aboyante

• **Signes de gravité**

- Somnolence
- Stridor au repos
- Tachypnée
- Tirage sus-sternal et sus claviculaire, impression d'asphyxie
- Fièvre
- Cyanose péribuccale + extrémités

### ▶ Traitement

- Sans signe de gravité : corticoïdes *per os*
- Laryngite modérée : corticoïdes *per os*, +/- aérosol adrénaline
- Laryngite sévère : $O_2$, aérosol d'adrénaline, corticoïde *per os*,
- Si voie PO non tolérée : corticoïdes IV

## 4 L'ASTHME

### ▶ Définition

L'asthme est une maladie inflammatoire chronique des voies aériennes avec une obstruction bronchique réversible et une hypersécrétion du mucus entraînant une dyspnée aiguë.

Facteur déclenchant de la crise : aliment, médicament, moisissures.

### ▶ Éléments aggravants

- < 4 ans ou adolescent
- Asthme ancien, instable, déjà 1 séjour en réanimation, hospitalisation récente.
- Infection respiratoire.

– Obésité.
– Syndrome d'allergies multiples.

### Signes

Les signes sont d'apparition brutale ou peuvent être précédés d'un prodrome d'infection respiratoire virale. La respiration est sifflante.

26 fiche

**Signes de gravité**

– Crise d'asthme inhabituelle et évolution rapide et progressive
– Incapacité à parler, orthopnée, dyspnée au repos
– Tachypnée, voire épuisement respiratoire
– Agitation, troubles de la conscience
– Sueurs, cyanose
– Hypercapnie
– Hypotension
– $SpO_2$ en VS < 90 %

### Traitement de l'asthme

– Traitement de l'environnement (allergènes, polluant domestique, facteurs psychologiques)
– Traitement de fond (bronchodilatateurs et anti inflammatoires)
– Apprendre à reconnaître une crise et connaître son traitement
– Projet d'accueil individualisé (PAI), en crèche, en classe
– Cure climatique pendant les vacances
– L'immunothérapie spécifique

**Les allergènes**

- Acariens :
  - Aérer régulièrement.
  - Utiliser des stores ou rideaux fins.
  - Laver régulièrement la literie à haute température.
  - Rajouter une housse anti-acariens.
  - Pas de moquette.
  - Désencombrer l'espace, limiter les nids à poussière.
- Animaux : éviction.
- Humidité : traiter les moisissures.
- Pollens : ne pas courir si pic de pollution et de pollens.

**Les polluants**

- Pas de tabac dans l'environnement de l'enfant.
- Éviter les travaux en présence de l'enfant asthmatique.
- Pas d'exposition aux fumées (tabac, cheminée, barbecue, encens).

**Attention à l'utilisation des aérosols.**

### ▶ Traitement de la crise

- Position demi-assise
- Ne pas allonger l'enfant (risque d'arrêt cardio-respiratoire)
- Oxygénothérapie si besoin pour $SpO_2 > 94$ %
- Monitoring
- Pose de VVP si nécessaire.
- Réévaluation de l'état clinique après chaque intervention thérapeutique et réévaluation fondamentale à 60 min.

Arbre décisionnel

| Traitement de la crise modérée | |
|---|---|
| 1) β2 inhalés<br>- Salbutamol en bouffées<br>- Salbutamol en nébulisation<br>Ou Terbutaline en nébulisation | 1) Anticholinergique (bromure d'Ipratropium) en nébulisation<br>Administrer de façon concomitante avec les β2 un traitement sur deux |
| 2) Corticothérapie systémique : effet perceptible 6/12h, à administrer rapidement<br>- Betamethasone PO ou prednisolone PO | |

| Traitement de la crise sévère |
|---|
| 1) β2 inhalés **en continue** et Anticholinergique en nébulisation de façon concomitante avec les β2 un traitement sur deux : Salbutamol + (bromure d'Ipratropium).<br>2) Corticothérapie : Méthylprednisolone IV<br>3) Sulfate de magnésium IV. Attention hypotension, prévenir avec un remplissage au sérum physiologique 20ml/kg/20min.<br>4) β2 IV (Salbutamol) |

| Gravité extrême ou réponse insuffisante aux traitements |
|---|
| ⇒ Ventilation non invasive (de plus en plus utilisée par certaines équipes de réanimation pour la prise en charge des asthmes aigus très sévères. Elle pourrait être envisagée chez certains patients pour prévenir une intubation).<br>⇒ Intubation en séquence rapide et ventilation (indications : Arrêt cardio-respiratoire, hypoxémie majeure, dégradation rapide de la conscience, insuffisance respiratoire décompensée, aggravation sous traitement bien conduit).<br>⇒ Traitement de dernier recours :<br>- Compression thoracique pendant l'expiration en ventilation au BAVU.<br>- Instillation intra trachéale d'adrénaline 10 mcg/kg ou salbutamol 5mg<br>- Utilisation transitoire d'une PEP élevée.<br>- Assistance respiratoire extracorporelle. |

### ▶ Systèmes d'inhalation

- Aérosols doseurs, chambre d'inhalation
- Inhalateurs de poudre sèche
- Nébulisations / Aérosols - en cas de crise d'asthme se fait sous O2 6 à 8l/min.

Pour les plus petits, il existe des chambres d'inhalation avec module ludique afin d'apprendre à bien inspirer et expirer dans la chambre.

Attention

Toujours utiliser une chambre d'inhalation ! Sans chambre d'inhalation déposition importante dans le pharynx, faible déposition au niveau des poumons.

- **Mise en place :**
- Secouer l'aérosol doseur (1 % de produit actif et 99 % de gaz, si non secoué, l'enfant ne recevra que du gaz)
- Le positionner dans la chambre d'inhalation
- Déclencher l'aérosol doseur
- Faire respirer doucement l'enfant (10 cycles respiratoires)

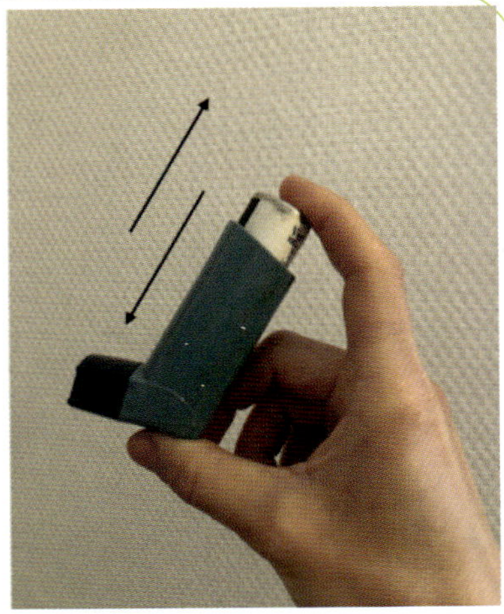

*Secouer l'aérosol doseur*

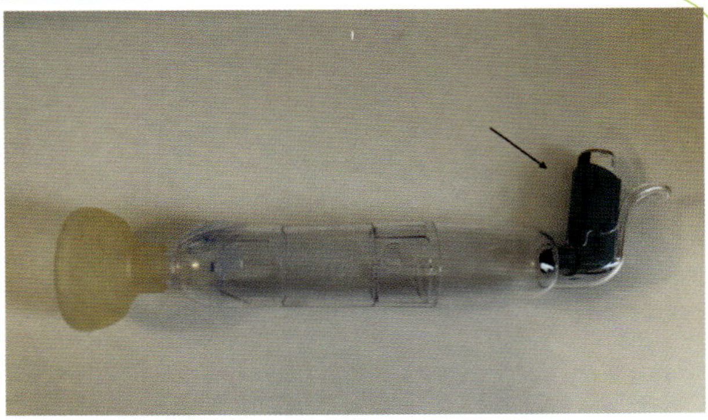

*Le positionner dans la chambre d'inhalation*

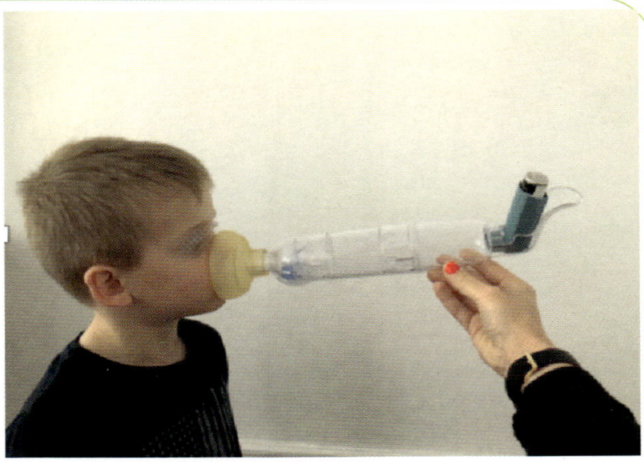

*10 cycles respiratoires*

### Éducation thérapeutique

- Éviter les crises sévères
- Avoir une vie « normale » (sorties scolaires, colonies, activités physiques...)
- Améliorer la qualité de vie : absentéisme scolaire et professionnel
- Acquérir plus d'autonomie
- Rencontrer d'autres enfants atteints de la même pathologie
- Sortir de l'isolement

- **Identifier les facteurs responsables du mauvais contrôle de l'asthme :**

- Mauvaise observance
- Mauvaise technique de prise avec systèmes d'inhalation
- Facteurs favorisants / aggravants (environnement, tabac...)
- Traitements insuffisants ou inadaptés à l'âge

# Les pathologies neurologiques

## 1 CRISE CONVULSIVE

### ▶ Définition

Décharge électrique paroxystique du cortex cérébral. Les causes peuvent être multiples. Bien que fréquentes, les crises convulsives fébriles simples sont un diagnostic d'élimination.

### ▶ Signes

- Contractures musculaires toniques et/ou cloniques généralisées ou d'une portion isolée du corps.
- Les convulsions peuvent se présenter de façon plus subtile par des anomalies pupillaires, mâchonnements, clignement des yeux, perte de tonus, etc.
- Perte de connaissance
- Perte d'urines
- Morsures de langue
- Tachycardie, hypertension
- Respiration bruyante et saccadée
- Fièvre

**• Signes de gravité**

- Durée et fréquence des crises
- Durée de la phase post-critique
- État de mal convulsif si crise tonico-clonique prolongée et/ou répétée pendant plus de 5 min
- Cyanose, apnées

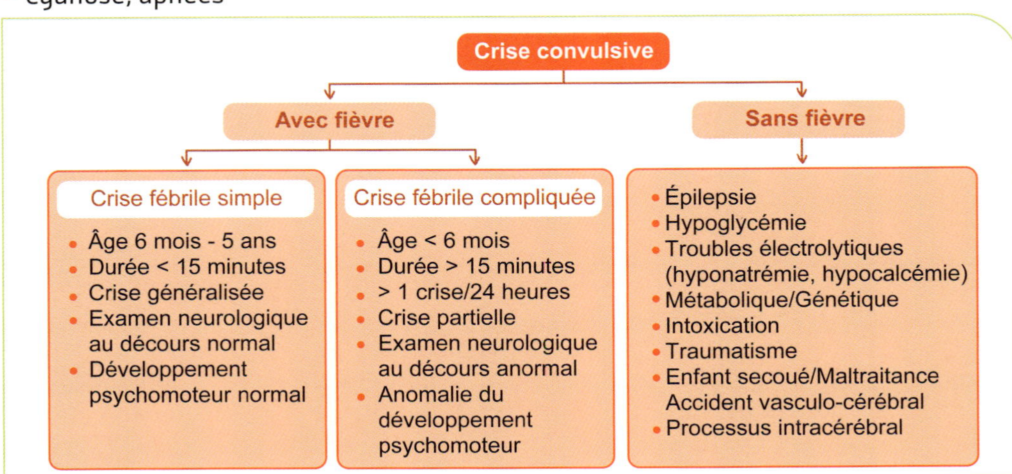

### Prise en charge

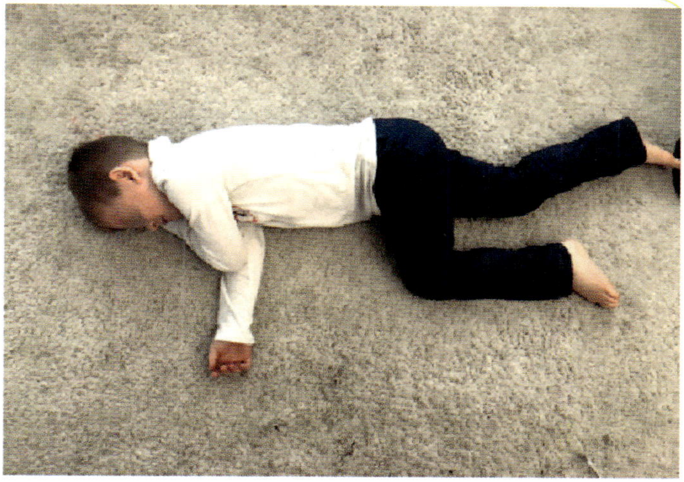

*Position latérale de sécurité*

- Mettre en position latérale de sécurité.
- Libérer les voies aériennes.
- $O_2$ au masque à haute concentration si cyanose persistante ou pour maintenir une $SpO_2 > 94$ %
- Mesure des paramètres vitaux.
- Mesure de la glycémie, de la température.
- Examen neurologique complet.
- Interrogatoire :

– Description de la crise
– Durée de la crise
– Si crises répétées, état neurologique et d'éveil entre les crises
– Signes associés : traumatisme, HTA connue, intoxication, maladie métabolique, etc.
– Symptômes infectieux concomitants : vomissements, diarrhées, symptômes respiratoires, état général pré-crise, rash cutané, etc.
– Antécédents personnels (développement psychomoteur) et familiaux.

### Traitement

- Si fièvre, administrer un antipyrétique en fonction de la dernière dose reçue.
- Si phase post-critique : examen clinique et surveillance.
- Si convulsion de plus de 5 min, administrer diazépam intra-rectal ou midazolam intra-jugal. Si persistance de la crise encore pendant 5 min, faire une dose de benzodiazépine IV, tel que clonazépam. Si la crise ne cède pas, passer à l'algorithme du traitement de l'état de mal convulsif.

Remarque

La glycémie doit être rapidement mesurée pour tous les enfants qui convulsent ou en post critique.
En cas d'hypoglycémie : G10 % IV si < 5 kg ou G30 % IV > 5 kg ou glucagon IM.
Puis débuter une perfusion continue de polyionique G10 %
Vérifier la glycémie 15 min après l'injection.

fiche 27

## 2 L'ÉTAT DE MAL CONVULSIF

### ▶ Définition

Succession de crises convulsives sans reprise de conscience entre celles-ci ou lorsqu'une activité convulsive se prolonge plus de 5 minutes.

### ▶ Signes

- Contractions musculaires toniques et/ou cloniques généralisées ou d'une partie isolée du corps.
- Les convulsions peuvent se présenter de façon plus subtile par des anomalies pupillaires, mâchonnements, clignement des yeux, perte de tonus etc.
- Perte de connaissance.
- Tachycardie, hypertension.
- Respiration bruyante et saccadée.
- Persistance de ces signes sans reprise de conscience post-critique > 5 min.

### ▶ Prise en charge

- Mettre en position latérale de sécurité.
- Libérer les voies aériennes.
- $O_2$ au masque à haute concentration si cyanose persistante ou pour maintenir une $SpO_2 > 94$ %
- Mesure des paramètres vitaux.
- Mesure de la glycémie, de la température.
- Examen neurologique complet.
- Pose de voie veineuse périphérique.

Remarque

Les patients atteints d'épilepsie complexe ont souvent un plan de traitement en cas de crise, élaboré par leur médecin. En faire la demande aux parents.
Toujours éliminer la présence d'hypoglycémie, sinon la corriger par traitement IV.

### ▶ Traitement

- **Traitement de première ligne**

– Benzodiazépine (contre-indication : syndrome de Lennox-Gastaut)
– Si pas de voie IV : Diazepam Intra rectal ou midazolam intra jugal.

– Si voie IV : Clonazepam IVL
– Si échec après 5 minutes : répéter une deuxième dose de benzodiazépine (favoriser la voie IV).

- **Traitement de deuxième ligne**

– Phénytoine IVL sur 20 min (diluer avec du sérum physiologique et perfuser seul, risque de précipitation).
– Après 30 minutes : Phénobarbital IVL / 20 min (contre-indication : syndrome de Dravet).

- **Traitement de troisième ligne**

– Nécessite le plus souvent intubation et ventilation mécanique. Le patient devra être mis sous EEG continu en réanimation pédiatrique.
– Induction en séquence rapide avec Ketamine – célocurine ou Propofol si l'hémodynamique est bonne.
– Benzodiazépine en perfusion continue (midazolam IV).
– Barbituriques (Thiopental IV). Attention hypotension artérielle fréquente. Peut nécessiter remplissage et amines.

Remarque

La majorité des états de mal n'aura pas besoin d'être intubée, tant que la tolérance respiratoire est bonne et qu'il n'y a pas d'argument pour une agression cérébrale aiguë.
L'intubation n'est indiquée qu'en cas de détresse respiratoire soutenue et en cas d'échec des traitements de première et deuxième ligne bien conduits. L'étiologie de l'état de mal épileptique peut imposer elle-même une intubation : traumatisme crânien grave, hémorragie sous arachnoïdienne, hypertension intracrânienne sévère.
*RFE - États de mal épileptique 2018 – SRLF/SFMU/GFRUP.*

## 3 LA MÉNINGITE

### ▶ Définition

Infection des méninges d'origine virale ou bactérienne.

### ▶ Signes

– Céphalées
– Vomissements et/ou refus alimentaire
– Phono et photophobie
– Douleurs musculaires (membres inférieurs)
– Fièvre élevée et d'apparition brutale
– Raideur de la nuque
– Signe de Kernig (membre inférieur en flexion au niveau du genou et de la hanche, douleur ou résistance lors de l'extension du membre inférieur au niveau du genou)
– Signe de Brudzinski (flexion réflexe des cuisses lors du fléchissement de la nuque).
– Troubles du comportement
– Hyperesthésie cutanée

- **Chez le nourrisson** < 18 mois :
  - Hypotonie globale
  - Fontanelle tendue (assis, sans pleurs)
- **Signes de gravité**
  - Troubles de la conscience
  - Signes neurologiques de focalisation
  - Convulsions
  - Purpura
  - Troubles hémodynamiques

## Prise en charge

- Port d'un masque par le personnel et l'entourage proche
- Monitoring
- Mesure de la glycémie et de la température
- Interrogatoire :
  - Début et importance des signes
  - Notion de contage
  - État des vaccinations
- Pose de voie veineuse périphérique
- Mis sous $O_2$ si nécessaire
- Ponction lombaire (PL) si pas de contre-indications (penser à la prévention de la douleur EMLA® + MEOPA®)
- Faire un bilan inflammatoire (dont PCT)
- Hémocultures
- Biopsie cutanée si purpura (PCR méningocoque quand antibiotiques faits avant la PL ou examen direct LCR -).
- Scanner avant PL si (dans ce cas, l'antibiothérapie ne doit pas être retardée) :
  - Signes de localisation neurologique
  - Crises convulsives en cours ou récentes
  - Focalisées ou généralisées chez l'enfant de plus de 5 ans
  - Crises hémi-corporelles avant 5 ans
  - Score de Glasgow < 11
- ATB avant PL si :
  - Impossibilité d'une prise en charge hospitalière dans les 90 minutes
  - Purpura avec un élément nécrotique et/ou purpura extensif
  - Contre-indications à la PL (trouble de l'hémostase, anti coagulation à dose efficace, instabilité hémodynamique, signes cliniques d'engagement).

- Prise en charge dans un centre hospitalier bénéficiant d'un service de réanimation pédiatrique.

### ▶ Traitement

- Si troubles hémodynamiques : remplissage vasculaire de sérum physiologique 20 ml/kg/20 min à renouveler si besoin.
- Antibiothérapie urgente :

– ceftriaxone ou cefotaxime (selon la bactérie)

– amoxicilline si suspicion de Listeria

– associée à gentamicine si moins de 3 mois (E. Coli)

- Traitement antipyrétique et antalgique (paracétamol)
- Prise en charge des convulsions selon les traitements usuels.
- L'état neurologique peut nécessiter une intubation si le patient ne protège plus ses voies aériennes.
- Vancomycine à considérer si suspicion de pneumocoque résistant (rare en France).

Remarque

Prendre connaissance du carnet vaccinal de l'enfant, cependant il existe de rares cas de méningites à pneumocoque malgré la vaccination.

**Les vaccins ont permis une diminution significative des méningites bactériennes.**

- ▸▸Pas de prophylaxie si méningite à pneumocoque (mais envisager une vaccination - Prévenar)
- ▸▸Méningite à Haemophilus : Entourage familial (enfants de moins de 3 ans) et crèche : Rifampicine.
- ▸▸Méningite INFLUENZAE TYPE B : Prophylaxie des sujets contacts et vaccination
- ▸▸Méningite à méningocoque :

– déclaration obligatoire à la DDASS

– prophylaxie des sujets contacts selon les recommandations de la DGS.

– ne pas traiter les « contacts des contacts »

– **rifampicine 20 mg/kg/j** en 2 prises pendant 48 heures (réduit le portage de 75 à 98 %, 1 semaine après le traitement)

– vaccination si méningocoque C (A exceptionnel) - délai max de 10 jours après l'hospitalisation du patient.

fiche 27

# Les pathologies infectieuses

fiche 28

## 1 LA FIÈVRE

### Définition

La fièvre est définie par une élévation de la température centrale > 38 °C. En l'absence d'activité physique intense, chez un enfant normalement couvert, dans une température ambiante tempérée ; ce n'est qu'à partir de 38,5 °C qu'il est éventuellement utile d'établir un traitement.

La prise de température se fait en axillaire, tympanique et en dernier recours en rectale.

Prise de température axillaire

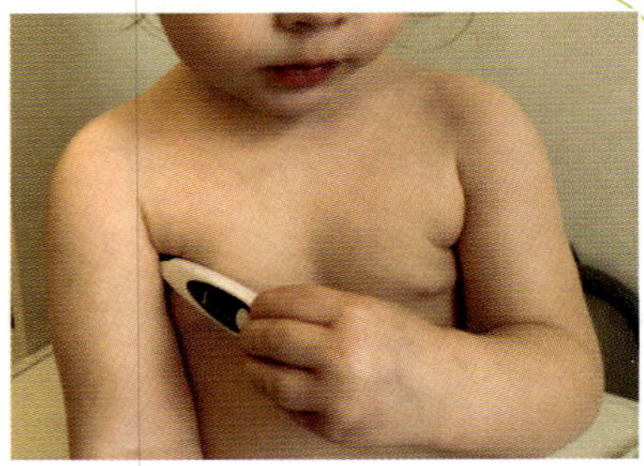

### Signes de gravité

- Enfant < 3 mois (< 1 mois infection bactérienne hautement probable)
- Antécédents :

– cardiopathies,
– traitement immunosuppresseur, trouble des défenses immunitaires,
– drépanocytose,
– insuffisance surrénalienne.

- Fièvre associée à :

– instabilité hémodynamique,
– anomalies de la coloration (pâleur/cyanose),
– purpura,
– troubles du tonus et/ou de la vigilance,
– anomalies du cri ou de la réactivité,
– agitation excessive/irritabilité,
– signes d'insuffisance respiratoire et/ou circulatoire compensée ou décompensée,
– troubles de l'alimentation.

### Prise en charge

- Interrogatoire :

– Date d'apparition de la fièvre
– Prise d'antipyrétique
– Signes associés (troubles du comportement, vomissements, diarrhées, céphalées...)
– Antécédents de l'enfant (convulsions fébriles, pathologies chroniques)

- Déshabiller l'enfant.
- Mesurer la température.
- Mesurer les paramètres vitaux.
- Vérifier l'état lors d'un examen clinique complet (à la recherche de taches purpuriques ou de pétéchies ne blanchissant pas à la vitropression).
- Vérifier la tension fontanelle chez le nourrisson, ou les signes d'irritation méningée chez l'enfant.
- Faire un ECBU si indiqué cliniquement.
- Rassurer l'enfant et ses parents.
- En présence de signes de gravité
  - Poser une voie veineuse périphérique.
  - Administrer un antipyrétique (en tenant compte des antipyrétiques donnés précédemment : heure ? dose ? délais ?).
  - Envisager un remplissage de sérum physiologique 20 ml/kg/20 minutes.
  - En cas d'infection sévère, débuter l'antibiothérapie.

### ▶ Traitement

- **Antipyrétique**
  - Traitement de première intention : paracétamol PO 60 mg/kg/j en 4 prises soit 15 mg/kg toutes les 6 heures (contre-indication : insuffisance hépatocellulaire).
  - AINS (ibuprofène, kétoprofène et dérivés arylcarboxyliques). Contre-indications : en cas de varicelle, insuffisance rénale ou hépatique. À éviter lors d'hypovolémie (notamment en cas de diarrhées et de vomissements) et d'infection à streptocoque.
  - Exceptionnellement acide acétylsalicylique (risque de syndrome de Reye).
- **Antibiotiques** (en cas de suspicion de purpura) :
  - Céfotaxime IV (si pas de voie IV accessible une dose de ceftriaxone en IM peut être administrée).
  - Autres antibiotiques en fonction du contexte clinique particulier.

## 2 CHOC SEPTIQUE/ PURPURA FULMINANS

### ▶ Définition

Le choc septique associe une étiologie infectieuse et un état de choc. Il s'agit d'un état grave qui doit être rapidement décelé pour prévenir une mortalité, morbidité.

Le purpura fulminans est une forme extrêmement grave d'infection invasive.

### ▶ Signes

Sepsis marqué par :

- une fièvre souvent > 39 °C ;
- une altération de l'état général : pâleur, teint gris, conscience altérée, irritabilité, abattement, léthargie ;

28 fiche

- céphalées, vomissements ;
- purpura : élément nécrotique ou ecchymotique de diamètre $\geq$ 3 mm. Les taches purpuriques ne s'effacent pas à la vitropression et s'étendent rapidement en taille et en nombre ;
- état de choc : tachycardie, polypnée allongement (> 3 s) du TRC, extrémités froides ou cyanosées, hypotension artérielle ;
- chez l'enfant, l'hypotension artérielle est un signe tardif de choc, il ne faut pas attendre son apparition pour reconnaître la gravité de la situation. Au contraire, la tachycardie est un signe précoce et évocateur du choc.

### ▶ Prise en charge

- Port de masque et de gants
- Déshabiller entièrement l'enfant à la recherche de taches purpuriques
- Entourer les lésions au stylo afin d'évaluer le caractère extensif
- Monitoring (Fréquence cardiaque, respiratoire, pression artérielle, $SpO_2$, glycémie, lactates, température)
- Oxygénothérapie
- Pose de 2 voies veineuses périphériques, en cas d'échec poser une intra-osseuse.

### ▶ Traitement

- Antibiothérapie débutée dès que possible, même en l'absence de prélèvements : céfotaxime ou ceftriaxone.
- Remplissage : 20 ml/kg/20 minutes de sérum physiologique.
- Après le deuxième remplissage, débuter la noradrénaline, +/– dobutamine (selon les critères cliniques ou échographiques).

Remarque

Déshabiller entièrement l'enfant (retirer aussi la couche) pour l'évaluer cliniquement.

# Autres pathologies pédiatriques

29 fiche

## 1 ANAPHYLAXIE

### ▶ Définition

L'anaphylaxie est une réaction allergique généralisée sévère et d'apparition rapide qui peut causer la mort. Elle survient généralement dans les minutes ou parfois les heures suivant l'exposition à un allergène. Les allergènes alimentaires sont les éléments provocateurs les plus fréquents chez les enfants.

### ▶ Signes

L'anaphylaxie peut toucher plusieurs systèmes :

- cutané : urticaire, angio-œdème, prurit, atteinte oculaire (larmoiement, œdème, rougeur) ;
- respiratoire : congestion nasale, éternuement, bronchospasme, obstruction des voies aériennes supérieures secondaires à l'œdème (stridor, voix étouffée, augmentation du travail respiratoire, dysphagie) ;
- cardiovasculaire : état de choc (tachycardie, hypotension artérielle, pouls filant), collapsus possible ;
- digestif : vomissements, diarrhées, douleurs abdominales ;
- neurologique : étourdissements, altération de l'état de conscience.

- **Signes de gravité**

- Airways : œdème, stridor, voix enrouée
- Breathing : Tachypnée, sibilance, fatigue, cyanose, $SpO_2 < 92\ \%$, confusion
- Circulation : pâleur, extrémités vasodilatées, TA basse, faiblesse, coma

### ▶ Prise en charge

- Cesser immédiatement l'exposition à l'allergène si celui-ci est encore présent. Intérêt de l'administration précoce d'Adrénaline IM.
- Monitoring (FC, PNI, $SpO_2$, FR)
- Administration $O_2$ si besoin
- Pour les cas sévères, pose d'une voie veineuse périphérique. Ne pas retarder le traitement d'adrénaline intramusculaire.
- Toute réaction anaphylactique, même si résolution rapide des symptômes après l'injection d'adrénaline IM (par les témoins ou service d'urgence), doit être surveillée en milieu hospitalier en raison des risques de réaction biphasique. Sauf les cas très sévères et réfractaires aux traitements, cette surveillance peut s'effectuer dans un service d'urgence.
- Dosage de la tryptase : 1$^{er}$ dosage entre 30 minutes et 2 heures après les premiers symptômes (1 tube sec et un tube EDTA).

29 fiche

### ▶ Traitement

- Peu importent les manifestations de l'anaphylaxie. L'adrénaline est le traitement de première ligne. Elle doit être administrée rapidement. La voie intramusculaire est la voie de choix initialement.

- Le site favorisé est la face antéro-latérale de la cuisse :
  - par auto-injecteur (ANAPEN®, EPIPEN®) < 25 kg : 0,15 mg et > 25 kg : 0,3 mg.
  - adrénaline IM (1 mg = 1 ml) : 10 mcg/kg/dose (dose max 500 mcg).
  - la dose IM peut être répétée toutes les 5 à 10 min au besoin.
  - la dose IV ou IO d'adrénaline doit être réservée au choc anaphylactique réfractaire aux doses IM. Elle doit être administrée avec précaution par un praticien expérimenté.

- En cas d'obstruction des voies aériennes supérieures :
  - nébulisation d'adrénaline (adrénaline sans sulfite) : 5 mg d'une solution 1 mg/ml toutes les 20 min au besoin.

- Attention : la nébulisation d'adrénaline ne remplace pas le traitement d'adrénaline IM mais peut s'ajouter à celui-ci.

- En cas de bronchospasme, après l'injection d'adrénaline IM, il est possible d'ajouter le traitement standard de l'asthme.

- Autres traitements de la réaction allergique :
  - corticostéroïde PO ou IV/IO en fonction de l'état clinique
  - antihistaminique PO.

**Remarque**

L'**adrénaline IM** est le traitement de base de l'anaphylaxie. Son administration précoce améliore le pronostic et diminue le risque de réaction biphasique.
En cas d'allergie(s) avec risque de choc anaphylactique, éduquer le patient à l'éviction de l'allergène, prescription d'un stylo auto injecteur d'adrénaline et consultation d'un allergologue à distance.

## 2 DIARRHÉE ET DÉSHYDRATATION

### ▶ Définition

Une diarrhée se définit par une augmentation du nombre de la fréquence des selles par jour (> 3/jour) et de teneur en eau (> 80 %).

### ▶ Signes

- Perte de poids de 5 à 10 %

- Déshydratation modérée :
  - urines réduites et foncées
  - yeux creux
  - muqueuse sèche
  - +/- fièvre

– +/- vomissements associés
– +/- douleur abdominale associée

### ▶ Signes de gravité

- Nourrisson < 6 mois
- Déshydratation sévère :
– soif intense
– hypotension
– troubles de la conscience
– perte de poids > 10 %
– TRC > 3 secondes
- Dénutrition associée
- Présence de sang dans les selles

### ▶ Prise en charge

- Peser l'enfant si possible (sinon chercher le dernier poids dans le carnet de santé)
- Interrogatoire :
– interroger les parents sur l'aspect des selles : afécales, présence de sang dans les selles ;
– durée et évolution des diarrhées ;
– notion de voyage récent en pays tropical ou contage (famille, milieu de garde).
- Déshabiller l'enfant, faire un examen clinique complet (état cutané, marbrures, pli cutané, temps de recoloration).
- Paramètres vitaux (FC, PNI, $SpO_2$, FR), mesure de la glycémie et de la température.
- Pose de voie veineuse périphérique si réhydratation orale impossible. La réhydratation orale peut se faire chez certains enfants à l'aide d'une sonde gastrique et l'administration régulière ou continue de soluté de réhydratation orale (SRO).
- En cas de signe de gravité, pose d'intraosseuse si échec voie veineuse périphérique.
- Évaluation de la douleur.
- Surveillance de la diurèse.

### ▶ Traitement

- Perte de poids < 5 % : soluté de réhydratation orale (dilution et conservation selon le SRO utilisé). Apports fréquents et par petites quantités (réfrigérées si possible) de 30 à 40 ml au biberon ou à la seringue.
- Perte de poids entre 5 et 10 % : réhydratation orale, par sonde gastrique ou IV.
- Perte de poids > 10 % : réhydratation IV.
- Si choc hypovolémique : remplissage avec sérum physiologique 20 ml/kg en 20 min.
- À répéter au besoin.
- Antipyrétiques si fièvre.
- Les anti-diarrhéiques ne sont pas recommandés chez l'enfant.

fiche 30

# Les maladies éruptives

Définitions

Macule : lésion cutanée, le plus souvent rouge, disparaît à la pression.
Papule : élément cutanée « bouton » plein.
Vésicule : petite phlyctène de la peau.

## 1 ROUGEOLE

### Définition

Infection virale très contagieuse due à un paramyxovirus. Recrudescence des cas de rougeole en France due à une couverture vaccinale insuffisante.

- **Contamination**

– contact direct avec les sécrétions respiratoires,
– contact indirect avec les objets souillés par les sécrétions rhino-pharyngées.

- Période d'incubation : 7-18 jours.
- Durée de la contagiosité : 5 jours avant l'éruption.

### Signes

– Fièvre éruptive
– Conjonctivite, écoulement nasal, toux
– Diarrhées, douleurs abdominales, perte d'appétit
– Signe de koplik : petites taches blanches sur la face interne des joues, sur une muqueuse rouge. Le signe de koplik disparaît et est remplacé par une éruption rougeoleuse typique de plaques rouges.
– L'éruption débute au niveau du visage derrière les oreilles, le deuxième jour elle s'étend à l'ensemble du visage, au cou et à la partie supérieure du thorax. Le 3<sup>e</sup> jour, elle envahit le tronc et les membres supérieurs, pour enfin atteindre les membres inférieurs.

### Traitement symptomatique

## 2 VARICELLE

Varicelle

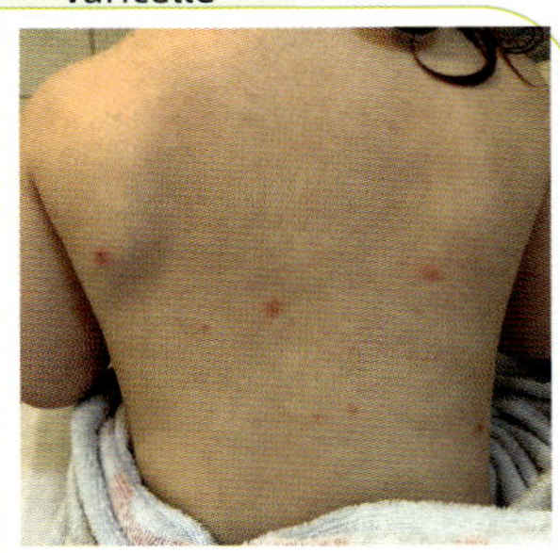

### Définition

– Virus varicelle zona
– Contagion par contact direct : par voie aérienne, par gouttelettes et transmission par les vésicules.
– Période d'incubation 14 jours en moyenne.
– Durée de la contagiosité : environ 5 jours avant l'éruption et jusqu'à assèchement des lésions.

### Signes

- Éruption vésiculeuse
- Fièvre modérée
- Prurit
- Lésions maculo-papuleuses puis vésiculeuses et croûteuses
- L'éruption débute au niveau de la tête et du tronc puis s'étend aux membres
- Lésions d'âges et d'aspects différents

### Traitement symptomatique /aciclovir si facteurs de risques

## 3 RUBÉOLE

### Définition

- Virus de la rubéole : togavirus
- Contamination par contact direct avec les particules rhino-pharyngées
- Période d'incubation de 14 à 23 jours, 16 jours environ
- Durée de la contagiosité : 7 jours avant, 14 jours après le début de l'éruption

### Signes

- Éruption maculo-papuleuse
- Adénopathies sous-occipitales et rétro-auriculaires
- Arthralgie
- Éruption du visage puis du tronc et des membres
- Macules rouges ou rosées espacées de peau saine, plus vives et plus denses sur les joues
- Éruption non prurigineuse s'effaçant en 3-4 jours

### Traitement symptomatique

## 4 ROSÉOLE

### Définition

Agent pathogène : herpès virus

### Signes

- Contamination directe par voie respiratoire
- Incubation 5 à 15 jours.
- Éruption maculo papuleuse, fièvre élevée pendant 3 à 5 jours.
- Tympans congestifs, ganglions cervicaux postérieurs parfois bombement de la fontanelle antérieure, anorexie, diarrhées, taches rosées au niveau du tronc et visage, front.

### Traitement symptomatique

fiche 30

## 5 SCARLATINE

### Définition

La scarlatine est une infection causée par une bactérie de la famille des streptocoques : le streptocoque bêta-hémolytique du groupe A.

### Signes

- Incubation 2 à 5 jours
- Fièvre élevée
- Signes de Pastia : accentuation du rash au niveau des plis (aines, coudes, aisselles, cou)
- Mal de gorge, dysphagie, adénopathies cervicales
- Douleurs abdominales
- Nausées, vomissements

### Traitement : antibiothérapie orale (pénicilline V ou amoxiciline)

## 6 SYNDROME « PIEDS-MAINS-BOUCHE »

### Définition

- Entérovirus non poliomyélitique (Coxsackie A16, entérovirus 71 etc.)
- Incubation 3 à 6 jours
- Durée de la contagiosité : faible pendant environ 10 jours

### Signes

- Fièvre modérée
- Dysphagie, anorexie
- Éruption vésiculeuse (main, pieds, bouche et fesses)

### Traitement symptomatique

## 7 CINQUIÈME MALADIE

### Définition

- Érythème infectieux. Parvovirus B19
- Incubation +/- 14 jours
- Durée de la contagiosité : 1 à 5 jours avant l'éruption

### Signes

- Parfois prurit
- Pas de fièvre
- Éruption réticulée avant-bras et cuisses, joues rouges, macules rosées au niveau du tronc.

### Traitement symptomatique

# Les prises en charges spécifiques



## 1 LA BRÛLURE

### A Définition

La brûlure est une destruction tissulaire brutale d'origine thermique, chimique ou électrique. En pédiatrie, la brûlure la plus fréquente est due à des liquides chauds.

### B Signes

▶ **Brûlure superficielle**

- Douleur
- Érythème sans phlyctène

▶ **Brûlure du second degré**

- 2$^{e}$ degré superficiel : érythème avec phlyctènes, fond rose, rouge
- 2$^{e}$ degré profond : érythème avec phlyctènes, fond brun, zone blanchâtre, douleur vive

▶ **Brûlure du troisième degré**

- La peau est cartonnée, blanche ou brunâtre.
- L'endroit de la brûlure est insensible.

▶ **Signes de gravité de brûlures au 2$^{e}$ et 3$^{e}$ degrés (ne pas comptabiliser le 1$^{er}$ degré)**

- > 10 % de la surface corporelle totale (SCT)
- ≥ 5 % SCT chez le nourrisson de < 1 an

Ou :

- Age < 3 ans
- Localisation : visage, organes génitaux externes, plante des pieds, paume des mains
- Toute brûlure profonde
- Brûlure électrique ou chimique, liée à une explosion ou à un incendie
- Brûlure circonférentielle
- Suspicion de maltraitance

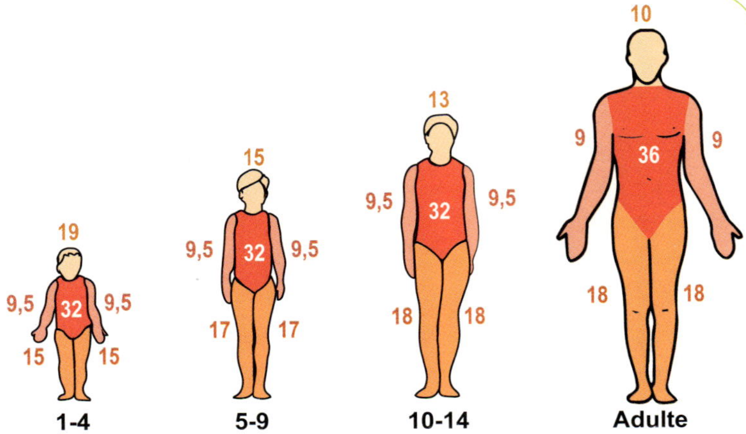


On peut aussi calculer la surface brûlée en utilisant la surface de la paume de la main du patient qui représente 1 % de la surface corporelle.

## C Prise en charge

- Refroidir la brûlure par ruissellement d'eau tempérée (environ 15 °C) pendant > 5 minutes (jusqu'à diminution de la douleur).
- Retirer les vêtements mouillés s'ils n'adhèrent pas à la peau.
- Pansement stérile de la brûlure.
- Si brûlure grave, prise en charge par les sapeurs-pompiers et/ou le SMUR.
- Prévenir le refroidissement – couverture de survie.
- Évaluation de la douleur.

## D Traitement

- Analgésie selon l'évaluation de la douleur : Paracétamol, Morphine, Protoxyde d'azote
- Remplissage pour tout enfant brûlé > 10 % de SCT

**Remarque**

- Si brûlure simple : prise en charge dans un service d'urgence afin de permettre une évaluation adéquate par un médecin.
- Si brûlure grave : orienter l'enfant vers une réanimation spécialisée pour les grands brûlés.

## 2 L'INHALATION D'UN CORPS ÉTRANGER

### A Définition

Un syndrome de pénétration bronchique peut survenir lors de l'inhalation d'un corps étranger. Celui-ci peut se loger au niveau de la glotte, de l'espace sous-glottique, de la trachée ou d'une bronche provoquant une toux violente avec asphyxie. L'enfant doit être pris en charge dans un hôpital avec spécialité ORL (pédiatrique si possible).

31 fiche

### B Signes d'obstruction partielle

- Agitation
- Toux
- Respiration sifflante
- L'enfant porte les mains à sa gorge
- Incapacité partielle à s'exprimer

▶ **Conduite à tenir en cas d'obstruction partielle :**

- Position demi-assise.
- Mettre l'enfant en confiance, ne pas le faire pleurer, favoriser au maximum la présence des parents.
- $O_2$ si nécessaire pour maintenir une $SpO_2$ > 94 %
- Transfert en ORL

### C Signes d'obstruction totale

- Toux non efficace ou pas de toux
- Respiration impossible
- Incapacité totale à parler
- Cyanose
- Trouble de la conscience

▶ **Conduite à tenir en cas d'obstruction totale :**

- **Méthode de Mofenson – Adaptée aux enfants < 1 an.**

– regarder dans la bouche si corps étranger visible
– si oui : désobstruer manuellement à l'aide d'un doigt crocheté.
– retourner l'enfant et le caler à califourchon sur l'avant-bras en prenant appui sur le genou, tête penchée vers le bas, maintenir la bouche de l'enfant ouverte avec deux doigts entre les commissures des lèvres.
– avec la paume de la main, pratiquer 5 tapes fermes entre les omoplates.
– si le corps étranger n'est pas expulsé, retourner l'enfant face à soi (toujours tête vers le bas) et faire 5 compressions thoraciques (avec deux doigts 1 cm sous la ligne mamelonnaire).
– répéter l'opération, alterner 5 tapes dans le dos / 5 compressions thoraciques jusqu'à l'expulsion du corps étranger ou jusqu'à ce que l'enfant tombe inconscient.

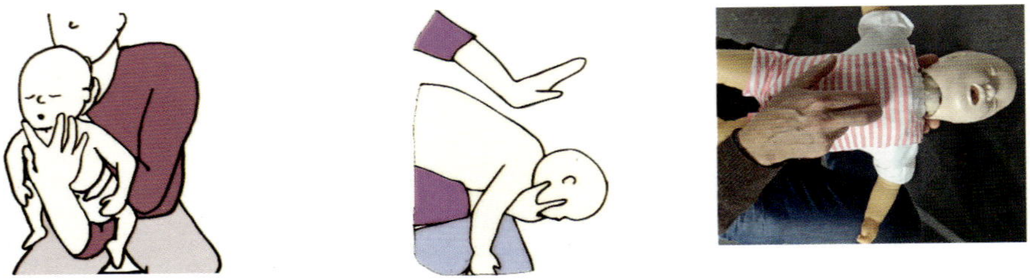

- **Méthode d'Heimlich – Adaptée aux enfants > 1 an.**

– regarder dans la bouche si corps étranger visible

– si oui : désobstruer manuellement à l'aide d'un doigt crocheté.

– se positionner sur le côté de l'enfant, le pencher légèrement vers l'avant en le soutenant d'une main.

– à l'aide de la paume de la main, donner 5 tapes fermes entre les omoplates.

– si le corps étranger n'est pas expulsé, se placer derrière l'enfant, enrouler les bras autour de lui.

– fermer le poing d'une main et la placer deux doigts au-dessus du nombril, au niveau du diaphragme. Placer l'autre main par-dessus le point pour servir de levier.

– comprimer 5 fois fermement vers le haut, la paroi abdominale (tirer en exerçant une pression vers l'arrière et vers le haut).

– répéter l'opération (alterner 5 tapes dans le dos / 5 heimlich) jusqu'à l'expulsion du corps étranger ou jusqu'à ce que l'enfant tombe inconscient.

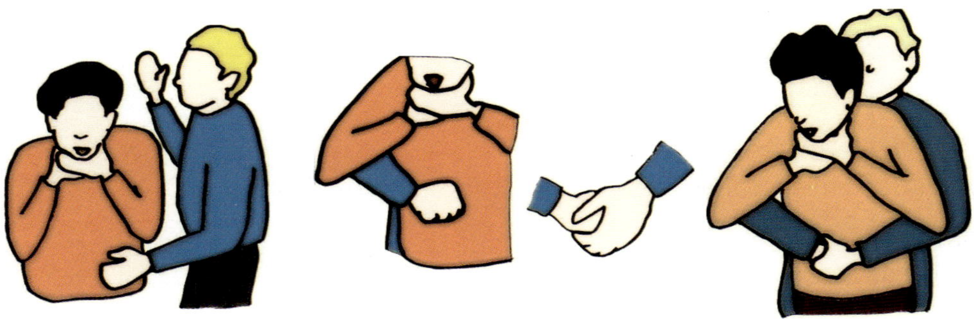

▶ **En cas d'inconscience :**

- Ouvrir les voies aériennes.
- Pratiquer 5 insufflations puis débuter la réanimation cardio-pulmonaire.
- Possibilité de repousser le corps étranger dans la bronche souche droite lors de l'intubation (à enlever dans un deuxième temps par endoscopie).
- Si échec, cricothyroïdotomie de fortune.

## 3 LE POLYTRAUMATISÉ

### A Définition

Les traumatismes sont la 1re cause de décès des enfants de plus de 1 an en France. Plus de 80 % des enfants polytraumatisés ont un traumatisme crânien associé.

Les chutes et les accidents de la voie publique sont la cause de traumatismes les plus fréquents chez les enfants. Le traumatisme pénétrant est rare en pédiatrie. La cinétique de l'accident permet d'anticiper la gravité et le type de lésions.

### B Signes

▶ **Signes respiratoires**

- Signes de lutte
- Cyanose
- Auscultation asymétrique
- Polypnée/bradypnée ou apnée
- Emphysème sous-cutané
- Désaturation

▶ **Signes circulatoires**

- Tachycardie
- Hypotension (peut être tardive, associée à un mauvais pronostic)
- Temps de recoloration cutanée > 3 secondes
- Extrémités froides, marbrures
- Altération de l'état de conscience
- Hémorragie massive extériorisée
- Abdomen douloureux

▶ **Signes neurologiques**

- Signes d'hypertension intracrânienne (asymétrie pupillaire, triade de cushing – bradycardie, HTA, irrégularité du rythme respiratoire).
- Céphalées, vomissements persistants.
- Convulsions.
- Altération de l'état de conscience :

– AVPU

A = Alerte

V = Réponse à la voix (Voice)

P = Réponse à la douleur (Pain)

U = Aucune réponse (Unresponsive)

– **Échelle de Glasgow chez l'enfant de 0 à 2 ans** (chez l'enfant de plus de 5 ans, l'évaluation du score de Glasgow est identique à celle de l'adulte).

| | Réaction | Score |
|---|---|---|
| **Ouverture des yeux** | Spontanément | 4 |
| | Lorsqu'il pleure | 3 |
| | Aux stimuli douloureux | 2 |
| | Aucune réponse | 1 |
| **Réponse verbale** | Agit normalement | 5 |
| | Pleure | 4 |
| | Hurlements inopinés | 3 |
| | Gémissements (grunting) | 2 |
| | Aucune réponse | 1 |
| **Réponse motrice** | Mouvements spontanés intentionnels | 6 |
| | Se retire au toucher | 5 |
| | Se retire à la douleur | 4 |
| | Flexion anormale (décortication) | 3 |
| | Extension anormale (décérébration) | 2 |
| | Aucune réponse | 1 |
| **TOTAL** | | 3-15 |

## C Prise en charge

- Contrôle des hémorragies (l'hémorragie est la première cause de choc chez le polytraumatisé). Hémorragies extériorisées – pose de garrots, pansements hémostatiques, pansements compressifs.
- Reconnaître et traiter les détresses vitales.
- Prévenir la triade létale (acidose, coagulopathie, hypothermie)
- Prévenir les ACSOS (Agressions cérébrales secondaires d'origine systémique : hypotension, hypoxie, hypo ou hypercapnie, anémie) et traiter l'hypertension intracrânienne.
- Mesure des paramètres vitaux.
- Immobilisation de la colonne vertébrale (pose de collier cervical, précaution de relevage).
- Effectuer un examen clinique complet à la recherche de lésions associées.
- $O_2$ si nécessaire.
- Pose de 2 voies d'abord périphériques.
- Prise en charge de la douleur.
- Prise en charge volémique si nécessaire (puis considérer inotrope).

- Considérer l'intubation orotrachéale si détresse respiratoire sévère malgré la prise en charge initiale, Glagow < 8.
- Antibiothérapie si fracture ouverte.

## 4 LA MORT INATTENDUE DU NOURRISSON (MIN)

31 fiche

### A Définition

La MIN est le décès d'un enfant de moins de 2 ans, sans antécédents majeurs, survenant pendant son sommeil et qui reste inexpliqué malgré les investigations post-mortem. Ainsi, ce n'est qu'après exploration approfondie, comprenant une autopsie, qu'une « mort inattendue » peut être déclarée « mort subite du nourrisson ». En 2007, la Haute Autorité de Santé a publié les recommandations professionnelles pour la prise en charge des MIN.

### B Facteurs de risque

Il s'agit d'un accident multifactoriel :

- maturation (vulnérabilité),
- cause de la mort (mécanisme physiopathologique),
- facteurs de risque (environnement, couchage).

#### Facteurs individuels

- Âge entre 1 et 4 mois
- Plus fréquent chez les garçons
- Antécédents : prématurité, retard de croissance *in utero*, reflux gastro-œsophagien...

#### Facteurs familiaux

- Conditions socio-économiques défavorables.
- Antécédents de MIN dans la fratrie (dans le cas de la mort inattendue d'un jumeau, il est conseillé d'hospitaliser le bébé survivant, afin de le surveiller et de faire pratiquer d'éventuels examens).

#### Facteurs environnementaux

- Pic hivernal.
- Tabagisme fœto-maternel et/ou passif.
- Environnement hyperthermique.
- Position ventrale pendant le sommeil (enfouissement + hyperthermie + confinement = hypoxie-hypercapnie).
- Position latérale (instable, risque de bascule sur le ventre).
- Co-sleeping (partage de la chambre mais pas du lit !).
- Matelas mou et/ou de dimensions non adaptées au lit, couverture, oreiller, peluches, tour de lit.

## C Prévention

- Pour les parents et l'entourage, le décès d'un enfant est un traumatisme psychoaffectif majeur (brutal, violent, perte de repères, culpabilité indicible, l'identité de parents disparaît à long terme, vulnérabilité). Depuis le début des campagnes de prévention de couchage (1994) en France, il y a eu une diminution de 75 % du nombre de MIN/an. **La prévention est donc essentielle**.
- Le nourrisson doit être couché :
  - sur le dos,
  - sur un matelas ferme, adapté aux dimensions du lit,
  - sans oreiller, ni couette, ni cale bébé,
  - sans peluche, sans tour de lit,
  - dans une pièce entre 18° et 20 °C, aérée régulièrement, sans tabagisme passif,
  - dans son propre lit.
- Éduquer les parents aux conseils de couchage. Adapter la tenue du nourrisson à la température de la pièce, par exemple pour une pièce à 19 °C : un body, un pyjama et une gigoteuse composent la tenue idéale.
- Attention à la liberté des voies aériennes du nourrisson installé dans l'écharpe de portage, le visage doit être bien dégagé et visible.

**Remarque**

En France, certains hôpitaux sont désignés par la Haute Autorité de santé comme centres de référence de la mort inattendue du nourrisson. Ces centres ont pour missions la prise en charge médicale de l'enfant décédé, la prise en charge psychologique de la famille ainsi que l'élaboration et l'analyse de statistiques émanant des investigations post-mortem et de l'autopsie des nourrissons.
En 2015, l'Observatoire de la Mort Inattendue du Nourrisson (OMIN) a été créé au CHU de Nantes afin de centraliser les informations des centres de référence et faire progresser la recherche sur les facteurs de risque.

## D Soutien psychologique

Suivi des parents, de la fratrie, de l'entourage, des personnes en charge de l'enfant.

- Interlocuteur référent (association de parents endeuillés etc.).
- Soutien au long cours.
- Évoquer le suivi possible (grossesse ultérieure).
- Proposer des formations aux professionnels.

# Transformations physiques et émotionnelles à l'adolescence

fiche 32

L'OMS considère que *« l'adolescence est la période de croissance et de développement humain qui se situe entre l'enfance et l'âge adulte, entre les âges de 10 et 19 ans »*.
C'est une période de maturation psycho sociophysiologique avant le passage à l'adulte. Elle est structurante et nécessaire.

## 1 DÉVELOPPEMENT PUBERTAIRE (PHYSIQUE)

- Il dure environ 4 ans et se caractérise par :
  - une accélération de la vitesse de croissance,
  - l'apparition des caractères sexuels secondaires (les différents stades d'apparition sont précisés dans la classification de Tanner).

- Le développement pubertaire est contrôlé par des facteurs endocriniens mais aussi par le contexte de vie (époque, régime alimentaire, pays) et des facteurs héréditaires. En Occident, on observe un abaissement de l'âge de la puberté, une accélération de la croissance et une élévation de la taille.

### A Accélération de la croissance

#### ▶ Chez la fille

Cette accélération se produit en même temps que l'apparition des premiers signes pubertaires.

La croissance moyenne passe de 5 centimètres/an environ à 8 centimètres/an (6 à 11 cm) vers l'âge de 12 ans, soit une croissance de 23 à 25 cm pour parvenir à une taille finale vers 16 ans.

#### ▶ Chez le garçon

Cette accélération se produit 1 an après l'apparition des premiers signes pubertaires.

La croissance moyenne passe de 5 cm/an environ à 10 cm/an (7 à 12 cm) vers l'âge de 14 ans, soit une croissance de 25 à 28 cm pour parvenir à une taille finale vers 18 ans.

### B Développement des caractères sexuels

#### ▶ Chez la fille

Le développement des seins apparaît en moyenne à 10,5/11 ans (8 à 13 ans).

La pilosité pubienne suit quelques mois après, la vulve se modifie.

Les règles apparaissent autour de 13 ans (10 à 15 ans), soit 2 à 2,5 ans après l'apparition des premiers signes. L'ovulation se met en place 18 à 24 mois après l'apparition des premières règles.



#### ▶ Chez le garçon

Les testicules augmentent de volume autour de 11 ans (9,5 à 14 ans). Ce volume se mesure avec un orchidomètre de Prader.

La pilosité pubienne apparaît 6 mois après le début du développement testiculaire.

La verge augmente de taille environ 2,5 ans plus tard, soit vers 13 ans en moyenne.

La pilosité faciale et la pilosité corporelle ainsi que la modification de la voix sont plus tardives.

On peut observer chez 30 à 65 % des garçons une gynécomastie (développement excessif des glandes mammaires chez l'homme) bilatérale en milieu de puberté qui régresse en quelques mois.

### C Anomalie du développement pubertaire

#### ▶ Retard pubertaire

Chez la fille, le retard pubertaire se traduit par une absence de développement des seins à 13 ans ou absence de règles à 15 ans.

Chez le garçon, le retard pubertaire se traduit par une absence de développement testiculaire après 14 ans.

Il peut être causé par différentes maladies : maladie endocrinienne, tumeur, syndrome polymalformatif, maladie chronique.

#### ▶ Puberté précoce

Chez la fille, la puberté précoce se traduit par une apparition des signes avant 8 ans.

Chez le garçon, la puberté précoce se traduit par une apparition des signes avant 10 ans.

Elle peut être la conséquence de différentes maladies : maladie endocrinienne, tumeur...

## 2 DÉVELOPPEMENT PSYCHO SOCIAL

### A Développement de la pensée

- Apparition de la pensée abstraite et utilisation des symboles et des métaphores.
- L'adolescent **cherche à trouver un sens à tous les aspects de la vie** (amour, amitié, justice, religion...) d'où une habitude à argumenter tout et n'importe quoi, à chercher les failles (sens aigu de la justice).
- L'adolescent se projette dans le futur : début de l'élaboration d'objectifs personnels.

## B Développement social

Le **groupe de pairs** est très important pour l'adolescent. Il est le lieu où beaucoup de choses seront expérimentées. Il y a d'abord un groupe composé de 3 à 4 personnes de même sexe et mêmes centres d'intérêt. Puis petit à petit, le groupe s'agrandit à 10 à 15 personnes où les 2 sexes sont présents. Le sentiment d'amitié est surinvesti et se confond avec l'amour.

C'est aussi une période de recherche concernant son orientation sexuelle.

Les réseaux sociaux, dont sont friands les adolescents, permettent ces relations avec un groupe de pairs qui est, de ce fait, beaucoup plus élargi. D'où un risque d'addiction en lien avec une interconnexion constante.

## C Développement psychique

- L'adolescent doit s'ajuster aux modifications très rapides de son corps, d'où une focalisation normale sur celui-ci avec la mise en jeu des représentations collectives et des standards culturels de beauté.
- On observe à cette période une **réactivation des fantasmes œdipiens inconscients** de l'enfant, d'autant plus angoissants que l'adolescent a désormais le matériel sexuel pour les assouvir. Il y a aussi une **perte des idéaux infantiles en particulier envers les parents** (« je ne serai jamais comme eux »).
- L'adolescent est la proie de 2 processus complémentaires :

– se différencier de ses parents pour devenir adulte,

– s'assurer de leur protection en lien avec la perte des repères habituels.

Cela correspond à un **deuxième processus de séparation/individuation**. Il est identique à celui que connaît le nourrisson qui apprend à se séparer de sa mère progressivement après avoir bénéficié d'une relation sécurisante.

- C'est aussi une période où l'adolescent est dans un **sentiment de toute puissance**. Il expérimente de nouveaux comportements qui le conduisent à une prise de risque pouvant aller jusqu'à l'abus de drogue, des relations non protégées…

> **Le développement physique et le développement psychique peuvent être décalés.** L'adolescent présente des attitudes paradoxales : régression vers des modes infantiles et maturité étonnante.

### Et les parents dans tout ça ?

Le vécu de leur propre adolescence est différent de celui de leur enfant. C'est la conséquence du changement sociétal marqué par des changements très rapides.

C'est aussi une **période de remaniement psychique pour le parent** : il doit faire le deuil de son enfant devenu adolescent et se projeter vers l'adulte qui va quitter le « nid familial ».

De plus, il connaît des moments de désarroi face aux changements répétés des attitudes de son adolescent ; il a des difficultés à trouver sa place. Il est dans l'ambivalence constante entre « faire confiance » et « contrôler/interdire ».

**L'adolescent a besoin de soutien et d'acceptation de la part de ses parents** avec le respect de ses besoins d'autonomie : il faut que les parents laissent un espace de liberté tout en continuant à s'intéresser à ce qu'il fait. Le parent apporte ainsi soutien et information dans les prises de décision de l'adolescent.

fiche 33

# Trouble du comportement de l'enfant et de l'adolescent

## 1 GÉNÉRALITÉS

L'adolescence provoque d'immanquables conflits psychologiques internes et/ou avec la société, crises habituellement dépassées ; mais il existe des amplitudes graves ou des séquelles psychopathologiques.

## 2 QUATRE FAISCEAUX PATHOLOGIQUES (SELON DANIEL MARCELLI)

- L'adolescence évitée : la problématique adolescente fait peur, l'enfant se maintient en obéissance zélée et passive aux adultes, prolongeant son état d'enfance.
- La non-observance : absences, oublis, interruptions, dé-liaisons… autant de négations des contraintes de réalité.
- La dépression : estime de soi détériorée et esprit négatif, pratiques sexuelles outrancières ou prostitution volontaire, suppression de soi responsable, fatalisme cynique.
- La rupture : avec négativisme radical par suicide à répétition, fugues, bagarres, délinquance, produits interdits, grossesse précoce, posture revendiquée de la marge et de l'antisocial.

Ces conduites peuvent faire partie de la maturation et du développement de l'enfant. Elles deviennent pathologiques dans leur répétition dans le temps et peuvent constituer les premiers signes d'une organisation psychopathique à l'adolescence.

## 3 LES CONDUITES AGRESSIVES

- L'agressivité peut s'exprimer selon différents degrés de violence, allant du passage à l'acte destructeur (crise clastique, agression, crime) à des formes sublimées et socialement constructives (compétition) en passant par des scénarios fantasmatiques plus ou moins archaïques ou élaborés, plus ou moins symbolisés.

  Elle peut se manifester aussi par des oppositions actives ou passives.
- **Conduites agressives pathologiques :**
  - Intolérance à la frustration : réaction de colère à la frustration avec bris d'objets ou agression de personne, menaces vis-à-vis de l'entourage déclenchées par des frustrations même minimes.

- Auto-agressivité : retournement sur le sujet lui-même, d'une agressivité initialement dirigée vers l'extérieur. La personne se fait exactement ce qu'elle aimerait faire ou voir faire à autrui.
- Automutilations : font suite à une auto-stimulation avec mauvaise perception des limites du corps et de la douleur.
- Violence contre les biens : vandalisme en bande, conduites destructives solitaires (ex : pyromanie).
- Violence contre les personnes.

• Ces conduites agressives ne sont normalement qu'épisodiques. En revanche, l'agressivité peut s'installer comme mode systématique d'expression et de réaction : situations anormales pathologiques ou antisociales.

• **L'agressivité en solitaire :**

- contre les personnes (maltraitance des parents, lien passionnel étroit avec sa mère, parfois violence sexuelle ou physique sur des proches si personnalité limite ou accès psychotique) ;
- avec emprise sur jeunes ou faibles rackettés, persécutés, ou viol impulsif ;
- conduites meurtrières rares chez les adolescent(e)s, sauf accès psychopathe.

**L'agressivité en bande** : vandalisme, viols collectifs, petite délinquance.

## 4 LE MENSONGE

Avant 6 ans, l'enfant ne fait pas la distinction entre le mensonge, l'activité ludique et la fabulation. Ce n'est qu'après 8 ans qu'un mensonge devient **intentionnel**. Initialement, le mensonge permet à l'enfant d'acquérir la **certitude que son monde imaginaire interne lui reste personnel**. Il est ainsi nécessaire de distinguer :

- le **mensonge utilitaire** : afin d'éviter un désagrément ou obtenir un avantage ;
- le **mensonge compensatoire** : l'objectif n'est pas un avantage concret mais de s'inventer une image (famille plus riche, exploits scolaires ou sportifs). Il est banal jusqu'à 6 ans ;
- le degré extrême est la **mythomanie**, rencontré chez les enfants aux **carences affectives sévères**.

## 5 LE VOL

Il est très banal jusqu'à l'âge de 6/7 ans. Il est parfois ensuite accompagné d'un **sentiment de faute**, de **tension psychique** qui sont soulagés par le vol, ou au contraire vécus comme une juste revendication d'un manque. Délit fréquent (davantage garçons), augmente avec l'âge.

Dans la plupart des cas, l'enfant est victime de carence affective, de séparation parentale, de grande rigueur ou de démission éducative totale.

**Conduite de transgression** pour s'affirmer, il est un défi aux règles, à l'ordre, aux conventions, un appel à reconnaissance.

## 6 LA FUGUE

Répandue chez l'adolescent(e) (30 000 cas/an). La fugue est parfois prolongée. Il peut y avoir de fréquentes récidives.

Façon de **couper une tension conflictuelle trop intense** avec un groupe de pression (famille, institution, pairs), « **passage à l'acte** » quand l'échange symbolique, le dialogue, apparaît impossible. Aller ailleurs pour espérer ouvrir un registre nouveau afin de rétablir le dialogue.

La plupart des enfants fugueurs ont subi de nombreuses ruptures : divorce des parents, abandon, carence affective, placements, déménagement, etc. L'impulsivité est souvent présente, la fugue représentant une décharge de la tension psychique qu'ils fuient.

## 7 LES CONDUITES SUICIDAIRES

Les garçons suicidés sont plus nombreux que les filles, mais les tentatives de suicide sont plus fréquentes chez les filles : les garçons sont plus radicaux lorsqu'ils décident de se donner la mort.

Récidive : les TS sont répétées.

Les TS se font surtout avec :

- problématique du corps, notamment en phase dépressive de la boulimie ;
- impulsivité et faible tolérance à la frustration ;
- pathologie de type « état limite » ; psychose.

Déjà fragile, l'adolescent en crise « encaisse mal » des événements traumatiques (drames familiaux, deuil, échecs, isolement) ou des prises de toxiques.

## 8 TROUBLES DU COMPORTEMENT ALIMENTAIRE

Des troubles peu spécifiques des conduites alimentaires accompagnent un grand nombre de maladies psychiatriques lors de leur décompensation (dépression, schizophrénie, état maniaque...). Toutefois, deux troubles spécifiques des comportements alimentaires sont individualisés et constituent une **catégorie diagnostique** à part entière : l'**anorexie mentale** et la **boulimie**.

### A Anorexie mentale

Le trouble est d'installation lente, entre 12 et 20 ans, et se rencontre surtout chez les femmes (90 %).

- L'anorexie mentale comporte 3 symptômes :

- **restriction alimentaire** : c'est une conduite active, malgré la faim qui est présente, sous tendue par le désir effréné de **maigrir**. Les aliments sont triés et pris en **quantités minimes**. On observe parfois des **vomissements provoqués** et/ou la prise de **laxatifs** ;
- **amaigrissement** : il est secondaire à la restriction, progressif et important (15 à 20 kg en quelques mois). Malgré son **aspect cachectique**, **déni** de la maigreur par la patiente ;

– aménorrhée : elle est soit primaire (la patiente n'a jamais eu de règles) ou secondaire (les règles disparaissent), constamment observée et causée par l'amaigrissement et les troubles endocriniens.

- À cette triade caractéristique s'ajoutent :

– trouble de la perception de l'image corporelle (dysmorphophobie) : la patiente ne reconnaît pas sa maigreur ;

– hyperactivité physique et intellectuelle, surinvestissement scolaire ;

– déni des troubles.

- Il existe des formes dites « restrictives pures », dominées par les conduites de restriction, et les formes « anorexies-boulimies » où les phases de restriction alternent avec des épisodes boulimiques avec vomissements provoqués.

### ▶ Complications évolutives

- Les complications somatiques sont nombreuses et proportionnelles à la sévérité de l'amaigrissement : troubles cardio-vasculaires (troubles du rythme, de la conduction), endocriniens (hypercorticisme, dysthyroïdie, androgénisme...), neurologiques (coma), digestifs (hémorragies, œsophagites...), ostéoporose.

- L'hypokaliémie (déficit en potassium) est en particulier susceptible de provoquer des décès par troubles du rythme (torsades de pointes et fibrillation ventriculaire).

- Épisodes dépressifs avec tentatives de suicides.

### ▶ Principes du traitement

- Hospitalisation, en urgence si l'amaigrissement est sévère, avec correction des principaux troubles somatiques et métaboliques (hypokaliémie).

- Séparation familiale temporaire, contrat de soins sur la reprise de poids.

- Psychothérapie auprès de la patiente et de la famille.

## B Boulimie

- Le début des troubles se situe entre 16 et 25 ans, et touche essentiellement les femmes (80 %).

- La crise boulimique est caractérisée par :

– une sensation de malaise et de vide intérieur qui précède la crise, et qui entraîne un besoin impérieux d'absorber de la nourriture ;

– l'ingestion impulsive et rapide de quantités importantes de nourriture hypercalorique ;

– un comportement solitaire, caché : la crise est souvent suivie de vomissements provoqués permettant le maintien d'un poids normal ;

– un sentiment de honte, de culpabilité et d'autodépréciation après la crise.

### ▶ Troubles souvent associés à la boulimie

- **Anorexie mentale**, dans près de 50 % des cas.
- **Abus de médicaments**, surtout des laxatifs dans le but d'éviter la prise de poids. Des **conduites addictives** sont possibles (alcool surtout).
- **Troubles de l'humeur** et de la personnalité (*borderline*).

### ▶ Traitement

Il repose avant tout sur la **psychothérapie**. Les **antidépresseurs** auraient une efficacité sur ces conduites, même en l'absence de dépression caractérisée.

# Grossesse et adolescence

**L'adolescente a besoin d'un accompagnement spécifique pour décider de poursuivre ou non sa grossesse. Ce choix doit être le sien. Un soutien psychologique, un entretien médical et une prise en charge sociale l'aideront dans sa décision. Le soutien familial et/ou du partenaire est primordial pour mener à bien la grossesse.**

34 fiche

## 1 CIRCONSTANCES DE SURVENUE DE LA GROSSESSE

- **Absence de contraception** : pas d'anticipation ou fausse idée, *« ça ne marche pas la première fois ! »*.
- **Échec d'utilisation contraception** : oubli de pilule mal gérée, ou incompréhension sur la reprise des tablettes, préservatif déchiré ou mal utilisé, mauvais relais lors des changements de contraceptifs, interaction médicamenteuse, vomissement juste après la prise de pilule.
- **Grossesse sans pénétration** mais éjaculation proche de la vulve.
- **Rapport sexuel forcé :** toujours se poser la question de l'inceste.
- **Grossesse pour vérification de la fertilité** : fausses idées : *« la pilule rend stérile ! »* ou *« l'IVG rend stérile »*.
- Désirée par le couple ou elle seule, pour combler manque affectif : **bébé réparateur**. En cas de carence affective, l'adolescente transfert sa demande d'amour à son enfant.

→ Une grossesse chez l'adolescente peut avoir de nombreuses causes, élucider les circonstances de survenue permettra un accompagnement adapté.

### En cas d'enfant non désiré

- Attention il peut y avoir une différence entre désir de grossesse et désir d'enfant.
- Selon la **loi du 4 juillet 2001** : le délai légal est de 14 SA (semaines d'aménorrhées) pour une IVG. Les mineures peuvent avorter sans autorisation parentale mais doivent être accompagnées par une personne majeure référente. Un entretien, 48 heures avant, avec une conseillère conjugale et familiale pour les mineures est obligatoire.
- Choix de la méthode en fonction de l'âge de la grossesse :
  - soit **médicamenteuse** (jusqu'à 9 SA),
  - soit **instrumentale par curetage aspiratif** sous anesthésie générale ou locale.
- Si terme > 14 SA possibilité de diriger vers l'étranger
- Accouchement sous X avec possibilité d'adoption

**Le choix appartient à l'adolescente quel que soit l'avis des parents.**

### ▶ En cas de viol

- Soutenir ++ psychologiquement et accompagner la jeune fille à l'Institut Médico-Légal pour effectuer les prélèvements et constituer le certificat médical.
- L'accompagner pour porter plainte.
- Signalement au procureur en cas d'inceste.

- Si demande d'une IVG, avant 14 SA prise en charge immédiate. Au-delà de ce terme, une IMG est possible après conseil pluridisciplinaire.
- Si choix de poursuivre la grossesse, un accompagnement long et pluridisciplinaire est impératif surtout à partir de la naissance pour s'assurer de la bonne relation mère-enfant.



## 2 LES SPÉCIFICITÉS DE LA GROSSESSE CHEZ L'ADOLESCENTE

### A Spécificités psychologiques

- L'adolescente vit 2 crises en même temps :
– transformation de l'enfant à l'adulte,
– transformation de l'état de fille à celui de mère.

- L'instabilité émotionnelle caractéristique à l'adolescence est majorée par le remaniement psychique de la grossesse.

- D'autres facteurs influeront sur la manière dont l'adolescente vivra sa grossesse au niveau psychologique : regard de la société, positionnement de la famille, réaction du partenaire, des amis, situation matérielle, attitudes des différents professionnels.

### B Spécificités médicales

- La grossesse de l'adolescente est une grossesse à risques nécessitant un suivi médical particulier. En effet, elle présente un risque augmenté de :
– menace d'accouchement prématuré (MAP),
– naissances prématurées,
– hypertension artérielle gravidique,
– retard de croissance intra-utérin (RCIU).

- Immaturité physique : corps de l'adolescente est parfois à peine formé.

- Le déni de grossesse est également un risque occasionnant un risque accru d'accouchement à domicile.

- Dans le cas d'une grossesse cachée par peur de l'entourage, les risques de mortalité et les risques liés à une absence de suivi sont augmentés.

### C Spécificités comportementales

- Conduite à risque :
– risques liés à la prise d'alcool, de tabac, de cannabis
– infections sexuellement transmissibles – IST en cas de partenaires multiples, rapports sexuels non protégés.

- Rythme jour/nuit décalé : difficultés à honorer le suivi.

- L'immédiateté : l'adolescente est dans une temporalité ici et maintenant. Difficultés à attendre avec en parallèle une passivité extrême (RDV non honorés, retard aux examens, aux démarches...).
- Ambivalence entre la joie d'avoir ce bébé et les contraintes inhérentes au statut de mineure.
- Difficultés à renoncer à la vie d'adolescente.



## 3 PRÉVENTION

### A Prévention primaire

- Informer ++ les jeunes sur :
  - les risques de grossesses dès les premiers rapports car la fertilité est majeure à leur âge,
  - l'utilisation des contraceptifs (à expliquer et à réexpliquer++),
  - les relais en cas d'échec (pilules du lendemain gratuites en pharmacie pour les mineures, auprès de l'IDE scolaire, aux urgences, dans les centres de planification et d'éducation familiale).

### B Prévention secondaire

- Prise en charge pluridisciplinaire pour éviter les complications avec lien maternité/équipe de PMI, assistantes sociales, aide psychologique et financière.
- Prévention pour éviter la naissance prématurée responsable d'une rupture de la relation précoce déjà fragilisée par l'immaturité.
- Préparation à la naissance et à la parentalité de préférence en cours individuel car parfois difficile de se retrouver avec des femmes plus âgées.

## 4 RÔLE DE LA PUÉRICULTRICE

### A Rôle anténatal

- Si possible, se présenter en fin de grossesse pour faire suite à la prise en charge de la sage-femme et instaurer une relation de confiance.
- Aider à préparer le matériel pour le bébé.

### B Rôle post-natal

- Si possible, visite à la maternité pour faire le lien avec équipe de la maternité.

### C Rôle éducatif

- Encourager la parentalité, le maternage surtout si l'enfant est « réparateur » dans un contexte de carences affectives dans l'enfance de la jeune mère.

- Proposer le peau à peau, le portage, le bercement. Pour favoriser l'attachement
- **Soutenir ++ si allaitement maternel**.
- Faire la prévention des morts inexpliquées du nourrisson, du bébé secoué, des accidents domestiques comme la chute.
- Aider à l'organisation de la vie du bébé et apprendre à respecter ses rythmes.
- **Encourager à reprendre la scolarisation** ou la formation en proposant les services d'une assistante maternelle.
- **S'assurer des ressources familiales ou amicales pour éviter l'isolement**. Si ce n'est pas le cas : proposer, avec l'accord de la jeune, un foyer mère-enfant.

### D Rôle de protection

- S'assurer de la **bonne relation mère-enfant** : regard, portage, pleurs du bébé, courbes de croissance, moral de la jeune mère.
- En cas de difficultés, proposer une prise en charge dans un centre médico-psychologique (CMP).
- Proposer un soutien par une travailleuse familiale.
- Si danger, faire un signalement au procureur (procédure d'information préoccupante - IP).

# Partie 3
## L'environnement de l'enfant

partie 3

FICHES

# Sociologie et économie de la santé

fiche 35

## 1 DÉFINITIONS

### ▶ La santé

• La santé ne se résume pas en l'absence de maladie. En 1946, le préambule à la Constitution de l'Organisation Mondiale de la Santé (OMS) en donne une définition : la santé est *« un état de complet bien-être physique, mental et social, et ne consiste pas seulement en une absence de maladie ou d'infirmité »*.

Le bien-être peut être considéré comme la satisfaction des besoins et l'accomplissement des capacités physiques et intellectuelles.

Par ailleurs, la notion de santé peut s'exprimer dans chacune des dimensions de l'être humain : les dimensions biologiques (l'être humain étant une personne vivante unique, dynamique), et sociales (l'être humain est en interaction constante avec d'autres individus, situé dans le temps et dans l'espace, dépendant de son environnement et agissant sur l'environnement mais aussi situé dans le champ des émotions et des connaissances).

### ▶ Les déterminants de la santé

L'état de santé est influencé par différents facteurs appelés déterminants de santé. Parmi ces facteurs, on note : le patrimoine biologique et génétique, le sexe, le développement de la petite enfance, les environnements physiques, les habitudes de santé et la capacité d'adaptation personnelle, l'éducation et l'alphabétisme, le niveau de revenu et le statut social, la culture, les réseaux de soutien social, l'emploi et les conditions de travail, les environnements sociaux et les services de santé par exemple. La combinaison de leurs effets influe sur l'état de santé d'un individu.

Modèle de Dahlgren et Whitehead.

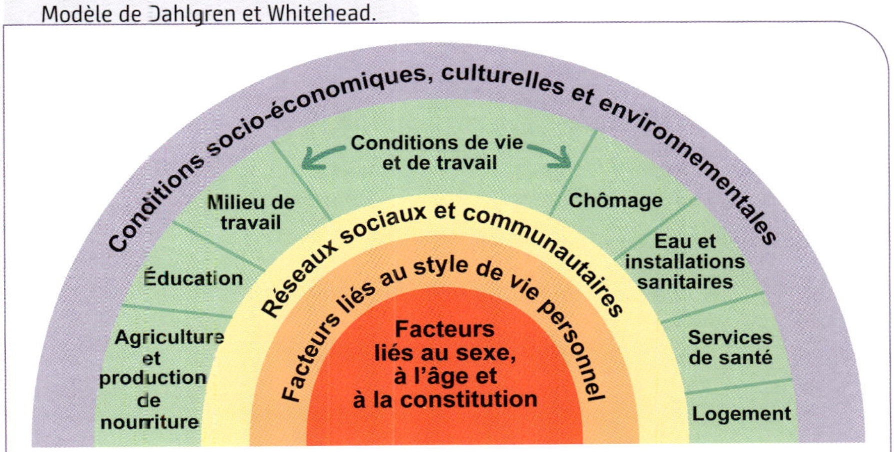

fiche 35

- L'économie de santé est consacrée à l'étude de la santé. Elle s'intéresse à l'organisation du système de santé et de la protection sociale, aux déterminants de l'offre de soins et de la demande de soins. Elle a pour objet l'étude systématique des choix effectués par les individus en matière de comportements à risque, de prévention et de traitement des maladies.

- La sociologie de la santé s'intéresse quant à elle aux interactions entre la société et la santé.

▶ La santé publique

- La santé peut être pensée de façon individuelle mais aussi de façon collective. On parle alors de santé publique. Selon l'OMS, il s'agit de la science et l'art de prévenir les maladies, de prolonger la vie et d'améliorer la santé et la vitalité mentale et physique des individus, par une action collective concertée. Cette action vise à assainir le milieu, lutter contre les maladies, enseigner les règles d'hygiène personnelle, organiser des services en vue d'un diagnostic précoce et du traitement préventif des maladies et de mettre en œuvre des mesures sociales propres à assurer à chaque membre de la collectivité un niveau de vie compatible avec le maintien de la santé.

- Ainsi, la santé publique s'occupe de l'état sanitaire d'une collectivité, de la santé globale des populations sous tous ces aspects : curatif, préventif, éducatif et social.

L'ensemble des orientations stratégiques faites par les pouvoirs publics dans le domaine de la santé publique définit la politique de la santé publique. Ces choix stratégiques doivent permettre de mettre en évidence l'ensemble des moyens collectifs susceptibles de soigner, de promouvoir la santé et d'améliorer les conditions de vie.

## 2 LES GRANDES LOIS DE SANTÉ PUBLIQUE

La stratégie nationale de santé constitue le cadre de la politique de santé en France. Elle se fonde sur l'analyse de l'état de santé de la population par le Haut Conseil de la santé publique et réaffirme le principe porté par l'Organisation Mondiale de la Santé, selon lequel la santé doit être un objectif de toutes les politiques publiques.

Chaque objectif de la stratégie nationale de santé contribue à la lutte contre des inégalités sociales et territoriales de santé.

### A Loi du 9 août 2004 relative à la santé publique

Elle affirme la responsabilité de l'État dans l'élaboration de projets de lois et de plans stratégiques nationaux (exemple : le 4e plan Autisme 2018-2022).

- La loi d'août 2004 fixe des objectifs :

– réduire la mortalité et la morbidité évitable en particulier celles des populations fragilisées,

– réduire les inégalités de santé,

– procurer la qualité et la sécurité des soins et des produits de santé.

- La loi d'août 2004 fixe également des axes prioritaires :
- les soins palliatifs,
- l'obésité,
- la maladie d'Alzheimer,
- la douleur.

### B La loi n° 2009-879 du 21 juillet 2009 portant réforme de l'hôpital et relative aux patients, à la santé et aux territoires

Communément appelée loi HPST « Hôpital, patients, santé, territoire », elle crée les Agences Régionales de Santé (ARS) et instaure une nouvelle territorialisation de la politique de santé.

L'Agence Régionale de Santé a pour mission de mettre en œuvre la politique nationale de santé dans la région en prenant en compte les besoins spécifiques locaux. Elle est compétente sur le champ de la santé dans sa globalité : de la prévention aux soins en passant par l'accompagnement médico-social.

Dans le cadre du pilotage de la santé publique, elle organise la veille et la sécurité sanitaires ainsi que l'observation de la santé. Elle anticipe, prépare et gère les crises sanitaires en lien avec les Préfets. Enfin, elle définit, finance et évalue les actions de prévention et de promotion de la santé.

Dans le cadre de la régulation de l'offre de santé (dans les secteurs ambulatoire, hospitalier et médico-social), l'ARS facilite l'accès aux soins de premier recours, autorise et contractualise avec les établissements sanitaires et médico-sociaux pour s'assurer de la bonne adéquation de l'offre aux besoins dans les territoires. Elle assure la qualité, la sécurité des prises en charge et l'efficacité au meilleur coût.

### C La loi n° 2016-41 du 26 janvier 2016 de modernisation de notre système de santé.

Cette loi s'articule autour de 3 axes :

- la prévention à travers la mise en place d'une information visuelle synthétique pour informer le consommateur sur la qualité nutritionnelle des produits alimentaires industriels ou l'expérimentation pendant une durée maximale de six ans de salles de consommation de drogues à moindre risque ;
- l'accès aux soins avec la généralisation du tiers-payant à tous les assurés, la création d'un numéro d'appel national pour joindre un médecin aux heures de fermetures des cabinets médicaux et d'un portail internet (« GPS santé »), la possibilité pour les victimes de mieux se défendre à travers des actions de groupe ou l'accès au dossier médical d'une personne décédée pour son concubin ou son partenaire pacsé ;
- l'innovation avec la refondation du service public hospitalier, la mise en place de groupement hospitalier de territoire et l'instauration d'un service territorial de santé au public pour faciliter la structuration de l'offre de santé concernant les soins de proximité, la permanence des soins, la prévention, la santé mentale et l'accès aux soins des personnes handicapées.

## 3 LES OUTILS DE LA POLITIQUE DE SANTÉ PUBLIQUE

4 outils soutiennent la politique de santé : la prévention, l'éducation à la santé, la promotion de la santé et l'éducation thérapeutique.

• La prévention comprend l'ensemble des mesures ayant pour but de diminuer l'apparition, le développement et l'aggravation de la maladie, du handicap ou des accidents.

Il existe 3 niveaux de prévention :

- la prévention primaire dont l'objectif est d'empêcher l'apparition d'une maladie,
- la prévention secondaire qui permet de diminuer les risques de gravité,
- la prévention tertiaire dont l'objectif est d'empêcher les complications, d'éviter les récidives et de diminuer les déficiences ou les handicaps.

• L'éducation à la santé comprend l'ensemble des actions ayant pour objectif de permettre aux individus d'adopter les bons comportements pour leur santé. Elle rend les individus responsables de leur santé et capables de modifier leurs pratiques et comportements dangereux.

• La promotion de la santé est l'ensemble des mesures qui ont pour objectif d'aider les individus à maintenir leur état de santé. Elle touche les conditions et la qualité de vie. Elle rend les individus acteurs de leur santé.

• L'éducation thérapeutique du patient est destinée à aider une personne, atteinte de maladie(s) chronique(s) et/ou rares, ainsi que son entourage, à maintenir ou acquérir les compétences dont elle a besoin pour mieux se soigner et mieux vivre son quotidien. Elle s'appuie sur une relation étroite entre les acteurs de santé et les patients. Elle nécessite la participation active du patient et de son entourage.

## 4 LE SYSTÈME DE SOIN FRANÇAIS

• Selon l'Organisation Mondiale de la Santé, le système de soin peut être défini comme « l'ensemble des organisations, des institutions et des ressources dont le but est d'améliorer la santé... ».

Les composantes du système de soins

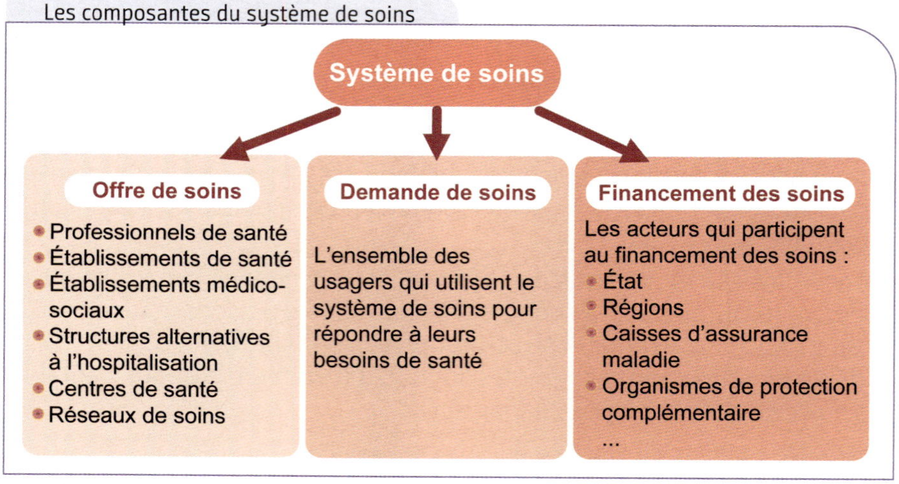

fiche 35

- Le système de santé a pour objectif de :
- permettre à chacun d'accéder au meilleur état de santé possible,
- garantir l'égal accès aux soins,
- assurer la continuité des soins,
- assurer la meilleure sécurité sanitaire possible,
- développer la prévention.

- En France, on distingue cinq acteurs du système de santé :
- les offreurs de soins,
- les producteurs de biens et services en santé,
- les institutions publiques,
- les financeurs,
- les bénéficiaires via les associations de patients.

## A L'offre de soins

L'offre de soins regroupe :

- des professions médicales et pharmaceutiques (médecins, pharmaciens, chirurgiens-dentistes, sages-femmes), des auxiliaires médicaux (infirmières, masseurs-kinésithérapeutes, orthophonistes...) aux statuts et aux modes d'exercices divers : libéraux, salariés ou mixtes ;
- des établissements de santé couvrant des champs d'intervention différents (hospitalier, médico-social) avec des statuts qui peuvent être publics ou privés ;
- des réseaux de santé pluridisciplinaires regroupant des médecins, des infirmières et d'autres professionnels (travailleurs sociaux, personnel administratif...) constitués pour favoriser l'accès aux soins, la coordination, la continuité ou l'interdisciplinarité des prises en charge ;
- des structures de prévention : service de santé au travail, médecine scolaire, services de protection maternelle et infantile, structures de dépistage...

## B Les producteurs de biens et services en santé

Ils regroupent les acteurs comme l'industrie pharmaceutique, qui obéissent à des logiques économiques de marché.

## C Les institutions publiques

Elles ont plusieurs objectifs :

- organiser le système tant au niveau national (ministère de la santé) que régional (agences régionales de santé – ARS) ou départemental (conseils départementaux dans le domaine de l'action sanitaire et sociale) ;
- conseiller et aider à l'organisation (Haut Conseil de santé publique, Institut national de veille sanitaire, Agence nationale d'appui à la performance des établissements de santé et médico-sociaux...) ;
- contrôler ou orienter (le Parlement au travers des lois de financement de la Sécurité sociale et de l'Objectif national des dépenses d'assurance-maladie ou

ONDAM), les corps de contrôle (Cour des comptes, Inspection générale des Affaires sociales : IGAS).

fiche 35

## D Les financeurs

Les financeurs sont constitués des assurances maladies obligatoires (le régime général d'assurance maladie, la Mutualité sociale agricole (MSA), le régime social des indépendants (RSI) et certains régimes spéciaux), des assurances maladies complémentaires (mutuelles, assurances privées, institutions de prévoyance) et des ménages.

## E Les bénéficiaires

À travers les associations de patients notamment.

**La Sécurité sociale**

▸▸ D'un point de vue institutionnel, la Sécurité sociale se compose :
- des caisses de Sécurité sociale pouvant appartenir à divers régimes (régime général, régime agricole, régime des indépendants, régimes spéciaux). Elles assurent l'assistance financière pour les différents risques (maladie, famille, retraite, accidents du travail/maladies professionnelles) ;
- des organismes de tutelle : tels que la Direction de la Sécurité sociale (DSS), rattachée au ministère des Affaires sociales, de la Santé et des droits des femmes ainsi qu'au ministère des Finances et des comptes publics ;

▸▸ La Sécurité sociale est formée de 5 branches liées aux 5 types de risque :
- la branche maladie (maladie, maternité, invalidité, décès) assure la prise en charge des dépenses de santé des assurés malades et garantit l'accès aux soins. Elle mène également différents programmes de prévention et contribue au fonctionnement d'établissements médico-sociaux. Grâce à son action sociale, elle favorise l'accès à la santé pour les plus démunis ;
- la branche famille gère les prestations familiales. Sa mission essentielle est d'atténuer les inégalités de niveau de vie entre les ménages selon le nombre d'enfants. Elle intervient sur 4 domaines prioritaires : l'accompagnement des familles dans leur vie quotidienne, l'accueil du jeune enfant, l'accès au logement, la lutte contre la précarité ou le handicap ;
- la branche accidents du travail et maladies professionnelles gère les risques professionnels auxquels sont confrontés les travailleurs. Elle gère le système légal d'assurance des dommages corporels liés au travail (accidents du travail, accidents de trajet et maladies professionnelles), indemnise les victimes et fixe la contribution respective des entreprises au financement du système. Elle met en œuvre la politique de prévention des risques professionnels, visant à améliorer la santé et la sécurité des travailleurs ;
- la branche retraite gère les risques liés à la vieillesse et au veuvage ;
- la branche cotisation et recouvrement est chargée de collecter l'ensemble des cotisations et contributions de sécurité sociale auprès des entreprises et des particuliers, de les redistribuer aux caisses de sécurité sociale pour financer l'ensemble des prestations (maladie, vieillesse, famille). Elle assure par ailleurs la gestion de la trésorerie de la sécurité sociale.

# Évolution de la famille et de l'enfant en France

36 fiche

**La famille est le premier groupe dans lequel les individus se socialisent et apprennent à vivre en société : on parle de socialisation primaire.**

## 1 DÉFINITION DE LA FAMILLE

On peut définir la famille comme une communauté de personnes réunies par des liens de parenté. Elle est alors dotée d'un nom, d'un domicile et d'un patrimoine commun. La famille crée, entre ses membres, une obligation de solidarité morale et matérielle permettant de se protéger et favoriser le développement social, physique et affectif de chacun de ses membres.

Depuis de nombreuses années, la structuration de la famille française a évolué pour voir apparaître de nouvelles formes de famille :

- traditionnellement, la famille nucléaire se compose d'un couple hétérosexuel marié ou non, avec ou sans enfant. De nos jours, le couple peut être homosexuel ;
- la famille recomposée majoritairement issue d'un ou de deux divorces. Elle est constituée d'une belle-mère ou beau-père (conjoint de son propre parent) mais aussi de demi-frères ou demi-sœurs ;
- la famille monoparentale, quant à elle, est constituée d'un adulte ayant un ou plusieurs enfant(s) ;
- enfin, la famille élargie compte plusieurs générations.

### ▶ Avant les années 1940

La famille se compose de deux parents et des enfants souvent nombreux. En effet, la contraception est inexistante et l'avortement illégal. Les couples se marient tôt et ne divorcent que très rarement. La femme ne travaille pas, elle reste à la maison et s'occupe des enfants.

Le père détient l'autorité parentale (on parle alors d'autorité paternelle), et rapporte à la famille de quoi se nourrir en travaillant, le plus souvent, soit à l'usine, soit dans la ferme familiale.

Les enfants sont peu instruits puisqu'ils ne vont pas à l'école. Ils travaillent souvent au même titre que leur père.

### ▶ Entre les années 1940 et 1980

Le modèle familial évolue : la famille n'étant plus nécessairement composée des deux parents du fait de l'augmentation des divorces mais aussi de la constitution de famille monoparentale.

La femme prend de plus en plus d'autonomie au sein du foyer depuis qu'elle travaille. Elle revendique son égalité face aux hommes. L'autorité paternelle est remise en cause.

Les enfants commencent à prendre de plus en plus d'importance au sein de la famille.

▶ Depuis les années 1980

La famille ne cesse d'évoluer : les divorces et remariages sont aussi courants que les mariages traditionnels.

Trois types de modèles familiaux sont présents :
- la famille dite traditionnelle,
- la famille monoparentale,
- la famille recomposée.

La femme possède au même titre que l'homme l'autorité sur ses enfants.

En 1999, on note aussi la création du PACS (Pacte Civil de Solidarité). Il s'agit d'un contrat signé entre deux personnes majeures de sexe commun ou non, désirant organiser une vie commune.

▶ Les familles d'aujourd'hui

La famille des années 2000 se forme plus tard – l'âge moyen des mères au premier enfant frôle désormais les 30 ans – et compte de plus en plus souvent un ou deux enfant(s).

Plus de 80 % des femmes âgées de 25 à 49 ans travaillent.

Le mariage des couples se fait de plus en plus rare alors que le nombre de divorces augmente. De plus, on assiste à une multiplication des PACS et des unions libres.

De nombreux enfants naissent hors mariage.

## 2 LA PLACE DE L'ENFANT

La place de l'enfant dans la société et la famille a profondément changé ces dernières décennies. L'enfant auparavant considéré comme un être en devenir est aujourd'hui reconnu comme une personne à part entière, acteur de son existence et possédant des capacités réelles.

Parallèlement, on note une évolution de la législation en faveur de l'enfant.

**Une législation en faveur de l'enfance**

- 1912 : création des tribunaux pour enfants et de la Société des Nations (ancêtre de l'ONU) qui sera au cœur de la plupart des projets et des progrès liés à la protection de l'enfance
- 1919 : création du premier comité international de la protection de l'enfance par la société des Nations
- 1923 : rédaction de la Déclaration des droits de l'enfant qui reconnaît des droits spécifiques aux enfants
- 1936 : instauration d'une loi sur l'enseignement primaire, l'obligation scolaire jusqu'à 14 ans (rallongement de la scolarité jusqu'à 16 ans en France en 1959)
- 1946 : création de l'UNICEF
- 2007 : loi relative à la protection de l'enfance
- 2016 : loi relative à la protection de l'enfant

# Politique sociale de la famille et de l'enfant

fiche 37

**Selon l'article L.2111-1 du Code de la santé publique (CSP), en matière de protection et de promotion de la santé maternelle et infantile, les missions sont partagées entre l'État, les collectivités locales et la Caisse Primaire d'Assurance Maladie.**
**Ces missions concernent la mise en œuvre des mesures de prévention d'ordre médical, psychologique et social en faveur des futurs parents, des enfants de 0 à 6 ans et des actions d'accompagnement psychologique et social des femmes enceintes, des jeunes mères et des parents avec une attention particulière pour les plus démunis.**

## 1 HISTORIQUE DU SERVICE DE PROTECTION MATERNELLE ET INFANTILE (PMI)

• L'ordonnance du 2 novembre 1945 est le texte fondateur du service de Protection maternelle et infantile (PMI) dont l'objectif principal est d'assurer la protection des mères et des enfants de moins de 6 ans, notamment par la lutte contre la mortalité infantile. Ce texte précise l'organisation, les missions et les compétences de ce nouveau service. En effet, au sortir de la Seconde Guerre mondiale, la mortalité infantile est très importante du fait de la mauvaise alimentation, de la surveillance médicale insuffisante des femmes enceintes et de l'hygiène précaire à l'origine d'infections fréquentes et de maladies contagieuses.

Ainsi, cette nouvelle politique de santé s'appuie sur :

- une action conjuguée des Médecins et Assistantes sociales,
- le certificat prénuptial (qui n'est plus obligatoire depuis le 1er juillet 2008),
- des consultations pré et post-natales gratuites,
- la surveillance médicale des enfants jusqu'à l'âge de 6 ans,
- l'éducation des mères,
- l'utilisation d'un carnet de santé.

• Parallèlement, on note la création de la Sécurité sociale et du service d'hygiène scolaire.

Une longue évolution législative et réglementaire a permis d'aboutir à la forme actuelle des missions PMI. Ainsi, le décret n° 62-840 du 19 juillet 1962 définit le service PMI comme une structure départementale relevant de la Direction Départementale de l'Action Sanitaire et Sociale.

• La loi Neuwirth du 28 décembre 1967 a créé les centres de planification et d'éducation familiale (CPEF).

• La loi n° 70-633 du 15 juillet 1970 complétée par le décret n° 73-267 du 2 mars 1973 a instauré les 3 certificats de santé obligatoires du 8e jour, 9e mois et 24e mois de vie.

• Le décret n° 75-316 du 5 mai 1975 portant modification du décret n° 62-840 du 19 juillet 1962 relatif à la protection maternelle et infantile définit les professionnels qualifiés intervenant au sein des services de PMI :
- sage-femme,
- infirmière puéricultrice,
- psychologue,
- conseillère conjugale,
- travailleuse familiale.

• La loi n° 77-505 du 17 mai 1977 crée le statut d'Assistance Maternelle et prévoit son dispositif d'encadrement : agrément, contrôle et surveillance de ces professionnels.

• Les lois de décentralisation n° 82-213 du 2 mars 1982 et n° 86-17 du 6 janvier 1986 attribuent au Conseil Départemental une compétence de principe pour les affaires départementales et transfèrent aux Conseils Départementaux l'organisation et les missions des services de PMI.

• La loi du 18 décembre 1989 a défini deux axes complémentaires donnant une double compétence au dispositif PMI :
- celle de la santé publique et de la promotion de la santé,
- celle de la médecine préventive et d'actions de santé individualisées.

• Enfin, le décret du 6 août 1992 relatif aux centres de PMI et aux centres de planification définit les professionnels participant aux missions PMI/CPEF ainsi que le nombre d'activités à réaliser en fonction des besoins de la population.

## 2 MISSIONS DU SERVICE PMI

• Selon l'article L2112-2 du Code de la Santé Publique, le Président du Conseil Départemental a pour mission d'organiser :
- des consultations prénuptiales, pré et post-natales et des actions médico-sociales en faveur des femmes enceintes,
- des consultations et des actions de prévention médico-sociale en faveur des enfants de moins de 6 ans ainsi que la réalisation de bilan de santé en école maternelle pour les enfants de 3-4 ans,
- des activités de planification familiale et d'éducation familiale ainsi que la pratique d'interruption volontaire de grossesse (IVG) par voie médicamenteuse,
- des actions médico-sociales préventives à domicile pour les femmes enceintes et pour les enfants de moins de 6 ans,
- des actions médico-sociales préventives et de suivi assurées à la demande ou avec l'accord des intéressés et en liaison avec le médecin traitant ou les services hospitaliers, pour les parents en période post-natale, à la maternité, à domicile ou lors de consultations,

– le recueil et le traitement d'informations en épidémiologie et en santé publique,
– l'édition et la diffusion de support d'information sanitaire,
– des actions d'informations sur la profession d'assistant maternel et des actions de formation initiales destinées à aider les assistants maternels dans leurs tâches éducatives.

• Le service PMI contribue aux actions de prévention et de dépistage des troubles d'ordre physique, psychologique, sensoriel ou de l'apprentissage.

• Enfin, le service de PMI doit participer aux actions de prévention et de prise en charge des mineurs en danger ou en risque de l'être.

fiche 37

## 3 ORGANISATION DU SERVICE PMI

• Les compétences spécifiques, dévolues au Département, doivent être exercées sous l'autorité du Président du Conseil Départemental par le service Départemental de protection maternelle et infantile (PMI).

• Le service de PMI est dirigé par un médecin et comprend des personnels qualifiés, notamment dans les domaines médical, paramédical, social, éducatif et psychologique.

• Le service de PMI prend en compte le développement de l'enfant dans son environnement et la parentalité dans une approche globale de la santé. Il se situe au croisement des champs sanitaire et social. Le service PMI propose des actions sur l'ensemble des milieux de vie de l'enfant :
– le cadre familial,
– les lieux de socialisation,
– les modes d'accueil,
– l'école maternelle.

## 4 MISSIONS RELATIVES À LA PROTECTION INFANTILE

### A Actions de surveillance médico-sociale

• Les actions médico-sociales sont mentionnées au 2° et 4° de l'article L. 2112-2 et concernent les enfants de moins de 6 ans. Elles ont notamment pour objet d'assurer, grâce aux consultations et aux examens préventifs des enfants, la surveillance de la croissance staturo-pondérale et du développement physique, psychomoteur et affectif de l'enfant ainsi que le dépistage précoce des anomalies ou déficiences et la pratique des vaccinations.

• Cette surveillance se réalise au travers :
– des actions médico-sociales auprès des enfants de moins de 6 ans et de leurs parents dans leur cadre de vie à domicile par des puéricultrices et des médecins. La promotion de la santé familiale passe également par le dépistage des dysfonctionnements parentaux pouvant entraîner de la négligence ou maltraitance ;
– des consultations de nourrissons, gratuites, afin de proposer une surveillance régulière de l'état sanitaire, de la prévention collective (vaccinations, rachitisme,

nutrition...) du dépistage précoce des handicaps et de l'accompagnement de ces enfants et de leurs familles ;
- la gestion des carnets de santé et l'exploitation des certificats de santé obligatoires, en vue de recherches épidémiologiques ;
- la réalisation des bilans de santé des enfants âgés de 3-4 ans dans les écoles maternelles et en collaboration avec les services de santé scolaires ;
- des liaisons avec les services hospitaliers et de néonatologie et pédiatrie, ainsi que la médecine libérale.



### B Actions dans les modes d'accueil individuel et collectif

Le service de PMI délivre l'agrément des assistants maternels et des assistants familiaux. Il organise et assure la formation et l'accompagnement des assistants maternels.

Le service de PMI assure également la surveillance et le contrôle des établissements d'accueil des enfants de moins de 6 ans.

## 5 MISSIONS RELATIVES À LA PROTECTION MATERNELLE

### A Actions du Centre de planification et d'éducation familial (CPEF)

• Le personnel minimum nécessaire à l'ouverture d'un CPEF est un médecin, avec des connaissances particulières en matière de planification familiale et une conseillère conjugale et familiale. Le CPEF n'est pas sectorisé et il est ouvert à tous. Il garantit la gratuité et la confidentialité aux mineurs désirant garder le secret et aux personnes non assurées sociales.

• Les activités du CPEF sont centrées sur :
- l'accueil, l'information et l'orientation des jeunes et des adultes,
- la prévention des grossesses non désirées par l'information sur les différentes méthodes de contraception et leur prescription,
- le dépistage, l'information et le traitement des Infections Sexuellement Transmissibles (IST),
- la diffusion d'informations par des actions individuelles et collectives de prévention portant sur la sexualité et la vie affective,
- des consultations médicales relatives à la maîtrise de la fécondité,
- les entretiens pré IVG (obligatoire pour les mineurs),
- la pratique des IVG médicamenteuses.

### B Actions de surveillance et d'accompagnement médico-social de la femme enceinte

• Le service PMI a pour mission d'assurer la surveillance régulière du bon déroulement de la grossesse, de la croissance fœtale, du dépistage précoce des pathologies maternelles et fœtales. Il doit par ailleurs assurer leur prise en charge en relation avec les équipes obstétricales concernées.

- Le service PMI doit par ailleurs organiser des actions médico-sociales individuelles ou collectives qui ont pour objet la préparation à la naissance, le soutien à la parentalité, l'entretien psychosocial précoce (entretien du 4e mois de grossesse), l'observation et l'accompagnement de la relation mère/enfant.

## 6 CADRE DU TRAVAIL EN PMI

Les principes directeurs caractérisant le service de PMI sont la proximité, l'accessibilité, la gratuité, la pluridisciplinarité afin d'apporter une approche globale médico-psycho-sociale de la santé de l'enfant avec un ancrage dans ces différents milieux de vie.

Ainsi, le service de PMI s'adresse à tous mais porte une attention particulière aux populations rencontrant des difficultés spécifiques (handicap, isolement, précarité sociale...) : on parle d'universalisme proportionné.

Les professionnels œuvrant au service de la PMI sont tenus de mener leurs actions à la demande des familles et avec leur accord, d'assurer le lien avec le médecin traitant, de garantir le secret médical et de respecter le secret partagé.

Ils travaillent en réseau avec les établissements de soins, les professionnels libéraux, la Caisse d'Allocations familiales, la Caisse primaire d'Assurance Maladie, les services de santé scolaire, les Centres d'action médico-sociale précoce (CAMSP), les Centres médico-psychologiques (CMP), le service de l'aide sociale à l'enfance, les structures d'accueil petite enfance et le service social polyvalent.

### ▶ Missions de l'infirmière puéricultrice en service de PMI

- Les missions de l'infirmière puéricultrice sont très diverses. Elles demandent un sens de l'organisation et une grande autonomie. Le travail en PMI requiert un travail d'équipe indispensable, une capacité d'analyse et de synthèse face aux différentes situations rencontrées et dans la production d'écrits.

- L'infirmière puéricultrice utilise différents outils pour mener à bien ses missions :

– visite à domicile,
– consultation puéricultrice,
– consultation pédiatrique préventive,
– atelier collectif.

- Ses objectifs de travail sont :

– de proposer un lieu d'écoute de proximité où sont abordés les besoins de l'enfant dans son environnement familial et ses différents lieux de vie, à partir des préoccupations des parents autour de la « bonne santé » et le « bien grandir » de leur enfant,
– d'offrir un accompagnement individualisé et personnalisé aux familles,
– de favoriser la bientraitance de l'enfant par des conseils aux parents en favorisant les échanges,
– d'accompagner l'instauration du lien parent-enfant en faisant prendre conscience aux parents des compétences de l'enfant,

- d'observer les interactions parents-enfant et repérer précocement les difficultés d'établissement du lien mère-bébé, père-bébé,
- de surveiller la croissance staturo-pondérale de l'enfant,
- d'évaluer le développement psychomoteur et affectif de l'enfant,
- d'informer sur le suivi médical (consultation obligatoire, vaccins...), sur les modes de garde,
- d'informer sur la prévention de la mort inattendue du nourrisson, le syndrome du bébé secoué,
- de réaliser des examens en vue du dépistage des troubles visuels, auditifs et du langage, du graphisme,
- de dépister des troubles du comportement, un handicap, un retard dans le développement de l'enfant,
- d'apporter un soutien à la fonction parentale en valorisant les parents dans leur fonction éducative en les aidant à utiliser leurs aptitudes pour assumer pleinement leur rôle éducatif et affectif auprès de leur enfant,
- d'orienter vers une consultation spécialisée le cas échéant.

# Filiation et autorité parentale

fiche 38

## 1 FILIATION

### A Définition

La filiation est le lien juridique qui unit l'enfant à ses parents. Elle fait entrer l'enfant dans la famille et fait naître à l'égard de l'enfant des droits et devoirs : les parents ont l'obligation d'assurer l'éducation de l'enfant, de subvenir à ses besoins, et ce tant qu'il ne sera pas autonome.

### B Les différents types d'établissement de la filiation

Selon l'article 310-1 du Code Civil, la filiation est *« légalement établie…, par l'effet de la loi, par la reconnaissance volontaire ou par la possession d'état constatée par un acte de notoriété. Elle peut aussi l'être par jugement. »*

Ainsi, il existe 4 modes d'établissement de la filiation.

#### ▶ La filiation par l'effet de la loi, c'est-à-dire par l'acte de naissance

La loi distingue les mères célibataires et les parents mariés des pères non mariés. En effet, ces derniers devront établir leur filiation par le biais d'un acte de reconnaissance.

Pour les parents mariés, la filiation s'établit par l'indication dans l'acte de naissance de l'enfant, de la qualité d'époux de ses parents. En effet, le principe de présomption de paternité définit le mari comme père de l'enfant dès lors que celui-ci est conçu et né pendant le mariage.

Au sein d'un couple non marié, la filiation d'un enfant s'établit différemment à l'égard du père et de la mère. En effet, la filiation maternelle est naturellement automatique dès lors qu'elle autorise l'inscription de son nom dans l'acte de naissance de l'enfant. En revanche, pour établir sa paternité, le père, non marié, doit faire une reconnaissance, avant ou après la naissance de l'enfant.

#### ▶ La filiation par reconnaissance volontaire

Il s'agit de la reconnaissance de paternité ou de maternité lorsque la filiation n'est pas spécifiée dans l'acte de naissance. Celle-ci doit être faite auprès de l'officier de l'état civil qui inscrit la reconnaissance sur l'acte de naissance de l'enfant. Cette reconnaissance peut également être faite devant un notaire.

À noter, qu'un père non marié doit toujours effectuer une reconnaissance de paternité pour son enfant.

#### ▶ La filiation par possession d'état (article 311-1 du Code Civil)

Il s'agit d'établir l'existence d'un lien de filiation entre un parent et son enfant qui se comportent comme tels dans la réalité, même s'ils n'ont aucun lien biologique.

Ainsi, la possession d'état s'établit par *« une réunion suffisante de faits qui révèlent le lien de filiation et de parenté entre une personne et la famille à laquelle elle est dite appartenir ».*

Il s'agit pour une personne de se comporter comme le père ou la mère d'un enfant qui lui-même se considère comme le fils ou la fille de cette mère et/ou ce père.

Les principaux faits permettant l'établissement de la possession d'état sont le fait que la personne s'est occupée de l'enfant, qu'elle ait pourvu à son éducation et à son entretien, qu'elle soit reconnue par l'autorité publique, la société et la famille comme le parent de cet enfant ou encore que l'enfant porte le nom de la personne.

fiche 38

#### ▶ La filiation établie par jugement

Seul le Tribunal de Grande Instance est compétent pour établir des actes relatifs à la filiation avec deux objectifs : soit établir une filiation, soit la supprimer.

Il existe trois types d'actions visant à établir une filiation :

- la recherche de maternité,
- la recherche de paternité,
- le rétablissement de la présomption de paternité.

La recherche de maternité comme la recherche de paternité est réservée à l'enfant qui recherche sa mère ou son père. Il peut exercer ces recherches dans les dix ans qui suivent sa majorité.

Toutefois, durant sa minorité, ces deux actions peuvent être exercées par son représentant légal, c'est-à-dire l'autre parent.

> Il est possible de contester un lien de filiation en rapportant des preuves. Ainsi, la maternité peut être contestée si une personne rapporte la preuve que la mère n'a pas accouché de l'enfant et la paternité en rapportant la preuve que le mari ou l'auteur de la reconnaissance n'est pas le père (éloignement géographique, stérilité...).
> Si le juge accepte l'action, tout lien de filiation est supprimé rétroactivement, depuis la naissance de l'enfant.

### C Cas particulier de la filiation adoptive

Il existe deux types de filiation adoptive : l'adoption simple ou l'adoption plénière.

#### ▶ L'adoption simple

On parle d'adoption simple lorsque l'enfant adopté conserve ses liens de parenté avec sa famille biologique. Ainsi, deux liens de parenté coexistent : l'enfant a deux familles.

L'adoption simple confère le nom de famille de l'adoptant à l'adopté en l'ajoutant au nom de ce dernier.

L'enfant adopté conserve ainsi ses droits au sein de sa famille d'origine et bénéficie des mêmes droits que les enfants biologiques de l'adoptant.

L'adoption simple est possible quel que soit l'âge de l'adopté. Ainsi une personne majeure peut bénéficier d'une adoption simple. Néanmoins, si l'adopté a plus de treize ans, son consentement est nécessaire.

Enfin, l'adoption simple peut faire ultérieurement l'objet d'une transformation en adoption plénière.

### ▶ L'adoption plénière

Dans le cadre de l'adoption plénière, l'enfant adopté acquiert une nouvelle filiation, remplaçant sa filiation d'origine. L'autorité parentale est alors exercée par l'adoptant.

L'adoption plénière est définitive, elle ne peut être révoquée.

L'enfant adopté prend alors le nom de famille de l'adoptant qui peut demander au juge le changement de prénom de l'adopté.

L'enfant adopté n'a pas de lien avec sa famille d'origine.

## 2 AUTORITÉ PARENTALE

L'autorité parentale se définit par l'ensemble de droits et devoirs exercés par les parents vis-à-vis de leur enfant.

L'article 371-1 du Code Civil définit l'autorité parentale comme étant « *un ensemble de droits et de devoirs ayant pour finalité l'intérêt de l'enfant. Elle appartient aux père et mère jusqu'à la majorité ou l'émancipation de l'enfant pour le protéger dans sa sécurité, sa santé et sa moralité, pour assurer son éducation et permettre son développement, dans le respect dû à sa personne.* »

Ainsi, l'autorité parentale est définie non plus comme un pouvoir mais davantage comme une fonction : celle de protéger l'enfant dans sa sécurité, sa santé et sa moralité, l'objectif étant de lui assurer son éducation et de lui permettre son développement, dans le respect de sa personne. Ainsi la loi ne mentionne plus le concept de garde ni de surveillance.

Les deux parents exercent ensemble l'autorité parentale et prennent ensemble les décisions concernant la vie de l'enfant. Dans les actes de la vie courante, chaque parent est présumé agir avec l'accord de l'autre parent.

En cas de séparation, les deux parents continuent à exercer ensemble l'autorité parentale.

L'enfant est associé aux décisions qui le concernent selon son âge et son degré de maturité.

# Statut juridique de l'enfant et de sa famille

fiche 39

## 1 QU'EST-CE QU'UN ENFANT ?

C'est un mineur, c'est-à-dire une jeune personne qui n'a pas atteint l'âge de la majorité (âge légal à partir duquel une personne devient pleinement capable juridiquement et responsable de ses actes.) Avant cet âge, le jeune est donc considéré comme n'ayant pas une totale capacité de discernement : à la minorité sont rattachés des régimes juridiques et pénaux particuliers.

L'ONU considère comme enfant « *tout être humain âgé de moins de 18 ans, sauf si sa majorité est atteinte plus tôt en vertu de la législation* ».

## 2 LA CAPACITÉ JURIDIQUE

C'est l'aptitude juridique à bénéficier de droits et d'obligations et à les exercer soi-même. La capacité juridique dépend de l'âge et de la capacité à agir avec discernement. Il faut être majeur ou avoir 16 ans en cas d'émancipation et être sain d'esprit, selon la loi, pour avoir l'aptitude à prendre des décisions.

## 3 LA PERSONNALITÉ JURIDIQUE DE L'ENFANT

La personnalité juridique est l'aptitude à être titulaire de droits et d'obligations. S'il n'est pas douteux que les enfants aient cette qualité, il est beaucoup moins évident de déterminer à partir de quel moment cette personnalité leur est reconnue. Une fois attribuée à l'enfant, la personnalité juridique lui confère un ensemble d'« attributs » qui permettent de l'identifier et de le caractériser, tel le nom ou la nationalité.

## 4 LA CONVENTION SUR LES DROITS DE L'ENFANT

Elle comporte 54 articles et a été adoptée par l'ONU en 1989. Elle est applicable à tous les enfants et dans tous les États. Le texte réunit un ensemble de droits qui peuvent être regroupés en 3 catégories :

- Pourvoir : droit de posséder, recevoir ou avoir accès à certaines choses, ou certains services, comme par exemple à un nom, une nationalité, à des soins de santé, à l'éducation, au repos, au jeu, le droit des enfants handicapés ou orphelins à une attention particulière.

- Protéger : le droit d'être protégé contre des actes, ou des pratiques nuisibles, comme par exemple la séparation d'avec les parents, l'exploitation commerciale ou sexuelle, les violences physiques et mentales, la participation directe à des conflits armés.

• Participer : le droit de l'enfant d'être consulté lorsque des décisions importantes affectant sa vie doivent être prises. À mesure que ses capacités augmentent, l'enfant devrait avoir de plus en plus de possibilités de prendre une part active à la vie de la société pour se préparer ainsi à assumer ses responsabilités.

> L'intérêt supérieur de l'enfant est d'être dans sa famille. Lorsqu'il est retiré de sa famille, cela lui porte préjudice (ordonnance de 1945). C'est le juge des enfants qui décide de ce qui est dans l'intérêt de l'enfant.

fiche 39

## 5 LA PARENTALITÉ

C'est la capacité à être parent. Il y a plusieurs façons d'être parent. D'après Didier Houzel (pédopsychiatre et psychanalyste français), « il faut devenir parent ». La parentalité est donc une compétence qui s'acquière. Les parents sont là pour accompagner les enfants.

Les professionnels accompagnent les parents et les soutiennent dans leurs pratiques.

Il existe un groupe de parole de parents : le REAPP (Réseau d'aide et de soutien à la parentalité).

| | |
|---|---|
| **Statut administratif** = accord des parents | • Accueil provisoire.<br>• Prise en charge des mineurs isolés.<br>• Les pupilles (enfants nés sous X).<br>• Accueil provisoire jeune majeur (accompagnement jusqu'à 21 ans).<br>• Femme enceinte mineure en difficulté sociale (prise en charge jusqu'aux 3 ans de l'enfant). |
| **Statut judiciaire** | • OPP (ordonnance de placement provisoire) pendant 6 mois renouvelable une fois ou jugement (valable 2 ans). |

# Adoption

fiche 40

**L'adoption en France est régie par le Code civil et de Code de l'Action Sociale et des Familles.**
**L'adoption s'inscrit dans une finalité de protection de l'enfance. Il s'agit, en effet, de donner une famille à un enfant qui en est privé.**

## 1 LE PROJET D'ADOPTION

Un projet d'adoption comporte une double démarche : administrative et judiciaire.

### A La procédure d'agrément

• Elle constitue la phase administrative indispensable pour toute personne souhaitant adopter un enfant qu'il soit né en France ou à l'étranger. Elle est inscrite aux articles L225-2 à L225-20 du Code de l'Action Sociale et des Familles (CASF).

• L'agrément s'inscrit dans une finalité de protection de l'enfance. En effet, les investigations ont pour objet d'apprécier la capacité à adopter et non la capacité à être de « bons parents ».

• La décision d'agrément est un acte administratif, délivré par le Président du Conseil Départemental du lieu de résidence, d'une validité de 5 ans.

#### ▶ L'instruction de la demande

• Selon l'article R225-1 du CASF, toute personne désirant adopter doit déposer une demande d'agrément en vue d'adoption auprès du Président du Conseil Départemental.

• Avant de délivrer l'agrément, le Président du Conseil Départemental doit s'assurer que les conditions d'accueil offertes par le(s) demandeur(s) sur les plans familial, éducatif et psychologique correspondent aux besoins et à l'intérêt d'un enfant adopté.

• Après avoir participé à une réunion d'information, les investigations sont réalisées sous la forme d'une évaluation sociale (ayant pour objectif d'évaluer la situation familiale, les capacités éducatives et les capacités d'accueil) et d'une évaluation psychologique (ayant pour objet d'évaluer le contexte psychologique dans lequel s'est formé le projet d'adoption).

#### ▶ La décision

• La décision d'agrément est rendue par le Président du Conseil Départemental après avoir sollicité l'avis de la commission d'agrément consultative.

• L'agrément est délivré pour 5 ans. Il est accompagné d'une notice précisant les possibilités d'accueil que le demandeur est susceptible d'offrir, notamment l'âge ou toute autre caractéristique relative à l'enfant.

• L'agrément a une valeur nationale et demeure valable lorsque les personnes agréées changent de département, sous réserve d'une déclaration adressée au

Président du Conseil départemental de leur nouveau département de résidence, dans un délai de deux mois suivant l'emménagement.

- Il ne peut être utilisé qu'une seule fois.

Pour info

Toute personne titulaire de l'agrément doit confirmer au Président du Conseil Départemental chaque année à la date anniversaire de la délivrance de l'agrément le maintien de son projet d'adoption et le souhait d'accueillir un enfant pupille de l'État.

fiche 40

### B La démarche judiciaire

La démarche judiciaire est l'aboutissement de la procédure d'adoption. Elle correspond à la prononciation d'un jugement d'adoption ou à la transcription d'un jugement étranger.

Elle se déroule en 3 étapes distinctes pour acter ou non la décision d'une adoption simple ou plénière : la requête, le jugement et la transcription.

#### ▶ La requête

Elle s'effectue auprès du Tribunal de Grande Instance (TGI) dès l'arrivée de l'enfant. À noter que dans le cadre d'une adoption plénière, la requête ne sera examinée par le TGI qu'à l'expiration d'un délai de 6 mois à compter de la date de placement de l'enfant. Il examine si l'adoption demandée est conforme à l'intérêt de l'enfant.

#### ▶ Le jugement

En France, il existe 2 formes de jugement : le jugement d'adoption plénière et le jugement d'adoption simple. Le jugement accorde aux adoptants l'autorité parentale intégrale et exclusive.

#### ▶ La transcription

Concernant un enfant né en France, l'adoption plénière prononcée par un TGI est transcrite sur les registres de l'état civil du lieu de naissance de l'adopté. Cette transcription tient lieu d'acte de naissance à l'adopté. Un extrait de cette transcription est porté sur le livret de famille. L'acte de naissance originaire de l'adopté est alors considéré comme annulé.

L'adoption plénière d'un enfant étranger né à l'étranger prononcée à l'étranger peut être directement transcrite sur les registres du service central de l'état civil à Nantes. La transcription, une fois effectuée, tient lieu d'acte de naissance à l'adopté qui se voit « attribuer » la nationalité française de son ou ses parents adoptifs comme nationalité « d'origine », sans aucune démarche supplémentaire. Cette transcription sera reprise, sous forme d'extrait identique aux extraits d'acte de naissance établis pour les enfants biologiques, dans le livret de famille de l'adoptant.

## 2 LES CONDITIONS POUR DEMANDER UN AGRÉMENT À L'ADOPTION



- En France, l'adoption est ouverte à toute personne âgée de plus de vingt-huit ans (mariée ou non, vivant seule ou en couple) et aux époux mariés depuis plus de deux ans ou âgés tous les deux de plus de vingt-huit ans.
- L'adoption est également possible pour un seul des deux époux, s'il a plus de vingt-huit ans et avec l'accord de son conjoint.
- Les concubins (union libre) ou les partenaires d'un pacte civil de solidarité (PACS) ne peuvent pas adopter ensemble un enfant. L'enfant ne peut être adopté que par un seul des concubins, juridiquement considéré comme célibataire.

## 3 L'ADOPTION D'UN ENFANT PUPILLE DE L'ÉTAT

En France, trois catégories d'enfants sont adoptables selon l'article 347 du Code civil.

- Les enfants dont le père et la mère ou le conseil de famille ont consenti à l'adoption. Les parents disposent d'un délai de deux mois pour revenir sur leur décision : on parle du délai de rétractation. C'est pourquoi le placement en vue de l'adoption d'un enfant est impossible avant que celui-ci ait atteint l'âge de deux mois.
- Les pupilles de l'État, qui constituent la majorité des enfants adoptables. Il s'agit des enfants recueillis par le service de l'Aide sociale à l'enfance (ASE). Les enfants pupilles de l'État bénéficient d'un régime de tutelle particulier. Cette tutelle est exercée par le Préfet du département (tuteur) et le Conseil de famille des pupilles de l'État. Le conseil Départemental, dans le cadre de ses missions de protection de l'enfance, assure la prise en charge de ces enfants. Les pupilles de l'État peuvent être adoptés soit par les personnes à qui l'ASE les a confiés pour en assurer la garde (lorsque les liens affectifs qui se sont établis entre la famille d'accueil et l'enfant justifient cette mesure), soit par des personnes candidates à l'adoption disposant d'un agrément.
- Les enfants déclarés abandonnés, selon l'article 350 du Code Civil, par décision de justice suite à un désintérêt de leurs parents depuis plus d'un an. Ils sont pris en charge dans la majorité des cas par le service de l'ASE. Ils deviennent alors pupilles de l'État.

## 4 L'ADOPTION D'UN ENFANT ÉTRANGER

- À l'étranger, sont adoptables les enfants qui, au titre de la législation du pays dont ils sont ressortissants, peuvent juridiquement bénéficier de cette procédure. L'adoption internationale s'inscrit dans le respect :

– des conventions internationales dont la convention de La Haye du 29 mai 1993 relative à la protection des enfants et à la coopération en matière d'adoption internationale,

– du droit français,

– du droit des origines.

- 3 types de démarches sont possibles dans le cadre de l'adoption d'un enfant étranger :

– par l'intermédiaire de l'Agence Française de l'Adoption (AFA) qui recense l'ensemble des dossiers des candidats à l'adoption et apporte une aide concrète aux candidats, sans contribution financière, sans sélection de dossiers ;

– par l'intermédiaire d'un Organisme Autorisé pour l'Adoption (OAA). Les OAA sont des associations spécialisées qui interviennent dans un ou plusieurs pays étrangers en tant qu'intermédiaires entre les candidats à l'adoption et les autorités étrangères. Ils apportent une garantie quant à la légalité et au coût de la procédure ;

– dans le cadre d'une démarche individuelle, les candidats à l'adoption peuvent, une fois l'obtention de leur agrément, prendre contact directement avec les structures étrangères autorisées localement dans le domaine de l'adoption.

fiche 40

## 5 L'APPARENTEMENT

Pour l'adoption d'un enfant pupille de l'État, l'apparentement est la proposition qui est faite, par le tuteur et le conseil de famille, à la famille en vue d'accueillir l'enfant reconnu comme adoptable, en vue de son adoption. Il n'équivaut pas à une décision d'adoption.

## 6 LA MISE EN RELATION

- Elle peut être assurée par les services des Conseils départementaux et, dans certains cas, par des organismes autorisés pour l'adoption.

- S'agissant des pupilles de l'État, ce sont les services de l'ASE qui mettent en relation les enfants avec leur future famille adoptive. Ils reçoivent d'abord les futurs parents pour leur communiquer tous les éléments d'information sur l'enfant : histoire, état de santé, âge... et leur laissent un délai de réflexion avant d'organiser la première rencontre.

- Pour un nouveau-né, la période de mise en relation, à la pouponnière ou dans la famille d'accueil, est d'environ une semaine pendant laquelle sont organisées des rencontres parents/enfants. Ces rencontres sont accompagnées par les professionnels du service de l'adoption.

- Pour un enfant plus âgé, la durée de mise en relation (un à trois mois) varie en fonction de la personnalité de l'enfant, de son histoire et du degré de préparation et d'investissement de chacun des acteurs (l'enfant, la famille d'accueil ou le foyer, les futurs parents). Tous les acteurs de la construction de l'histoire d'adoption sont accompagnés dans ce processus par les professionnels du service de l'adoption.

**Accouchement sous le secret et missions du correspondant CNAOP**

- En l'application de l'article L 326 du Code Civil, la mère peut demander que le secret de son admission et de son identité soit préservé lors de son accouchement.
- L'accouchement sous le secret, communément appelé accouchement sous X, permet à une femme d'accoucher dans l'anonymat et de confier son enfant à l'adoption.

fiche 40

- L'accompagnement de la femme qui demande que son accouchement demeure secret relève de la compétence du Conseil Départemental. Cette mission est confiée au correspondant départemental du Conseil National d'Accès aux Origines Personnelles (CNAOP) en lien avec le directeur de l'établissement de santé.
- La mission du correspondant CNAOP consiste à :
  - informer la femme des différentes dispositions prévues par les textes concernant l'accouchement dans le secret ou bien la remise de l'enfant à l'ASE ou à un OAA sous son identité, la déclaration de naissance de l'enfant à l'état civil, les conséquences de ces décisions qu'elle prendra pour elle ou son enfant, les aides dont elle peut bénéficier ;
  - accompagner la femme dans ses choix et les relayer auprès des autres intervenants de l'établissement de santé ;
  - recueillir les éléments, documents, objets que la femme accepte de laisser pour l'enfant.

## 7 RÔLE DE L'INFIRMIÈRE PUÉRICULTRICE

- Dans le cadre de l'accompagnement d'un enfant né sous le secret et/ou hospitalisé, l'infirmière puéricultrice de PMI est l'interlocutrice privilégiée de l'équipe soignante : elle recueille les informations médicales et veille au bon développement de l'enfant. Elle se rend quotidiennement dans le service de soins pour favoriser le lien avec l'enfant, pour observer la relation de l'enfant à son environnement. Elle assure les soins de nursing (change, alimentation...) et participe à son éveil afin de favoriser la création d'un lien sécure. Elle veille à favoriser la présence de l'assistant familial auprès de l'enfant.
- Lors de la sortie de l'enfant, l'infirmière puéricultrice accompagne l'assistant familial et s'assure de la compréhension des conseils et des consignes de sortie.
- Lors de l'apparentement, l'infirmière puéricultrice est présente sur les temps de mise en relation et peut proposer aux parents de les accompagner lors de l'arrivée de l'enfant au domicile.

### L'Agence Française de l'Adoption

- L'Agence Française de l'Adoption (AFA) est une agence publique placée sous la tutelle des ministères des Affaires étrangères et européennes, de la Famille, de la Justice et de l'Intérieur.
- Créée par la loi du 4 juillet 2005, elle a pour mission de :
  - Informer : l'AFA assure la diffusion de l'information : droit, procédures judiciaires et administratives en vigueur dans les États étrangers, organismes publics ou privés intervenant dans le domaine de l'adoption internationale et informe les familles sur les modalités de l'adoption internationale, les aide à constituer leurs dossiers en fonction des pays ;
  - Conseiller : l'AFA dialogue avec les administrations des pays d'origine des enfants. C'est l'interlocuteur privilégié des autorités locales et des orphelinats des pays d'origine des enfants auxquels elle peut fournir des informations sur la législation française de l'adoption ;
  - Accompagner les familles : de retour en France avec l'enfant adopté, l'AFA aide les familles à respecter – pour les pays qui le demandent – leurs engagements de suivi post-adoption des enfants, avec l'aide des antennes « adoption » au sein des services sociaux des départements. L'AFA sert d'intermédiaire pour l'adoption de mineurs étrangers de moins de quinze ans.

# Planification familiale : contraception, IVG

fiche 41

## 1 LES PRINCIPES DE LA CONTRACEPTION

- La contraception permet d'empêcher une grossesse non désirée lors de rapports sexuels.
- Les méthodes contraceptives protègent de façon transitoire et réversible en empêchant la fécondation ou la nidation.

### A Les méthodes contraceptives mécaniques

- Les préservatifs masculins et féminins à base de latex sont à placer respectivement sur le pénis en érection ou dans le vagin. Ils protègent également des IST (infections sexuellement transmissibles).
- Le diaphragme, aussi en latex, est placé chez la femme au niveau du col de l'utérus et empêche les spermatozoïdes d'atteindre l'intérieur de l'utérus. Il faut une consultation par un médecin ou une sage-femme pour avoir une ordonnance.
- Le stérilet ou DIU (dispositif intra-utérin) est positionné par un médecin pour une durée moyenne de 5 ans, avec un contrôle annuel : il crée une réaction inflammatoire au niveau de l'endomètre rendant celui-ci inapte à la nidation. Certains stérilets délivrent de la progestérone qui a un effet contraceptif et qui permet de diminuer la durée et le volume des règles.

### B Les méthodes contraceptives chimiques

#### ▶ Les méthodes hormonales

- Elles sont basées sur l'administration à une femme d'hormones (sous forme d'une pilule ou contraceptif oral ou sous la forme d'un implant sous-cutané qui délivre les hormones) après consultation médicale. Ces hormones vont agir à trois niveaux et empêcher la fécondation des gamètes par :

– blocage de l'ovulation ;
– épaississement de la glaire cervicale la rendant imperméable aux spermatozoïdes ;
– atrophie de l'endomètre le rendant impropre à la nidation.

- Il existe :

– des pilules combinées : œstrogènes et progestérone ;
– des pilules séquentielles : œstrogènes, puis œstrogènes et progestérone ;
– des micropilules : contenant un progestatif, faiblement dosées.

#### ▶ Les spermicides

Ce sont des crèmes appliquées quelques minutes avant un rapport sexuel qui détruisent les spermatozoïdes.

**Les contraceptifs d'urgence**
Les **pilules « du lendemain »**, aussi appelées « **contraceptifs d'urgence** », doivent être prises dans les 72 heures après un rapport sexuel à risque. Plus elles sont prises précocement, plus elles sont efficaces.

fiche 41

Les différentes méthodes de contraception

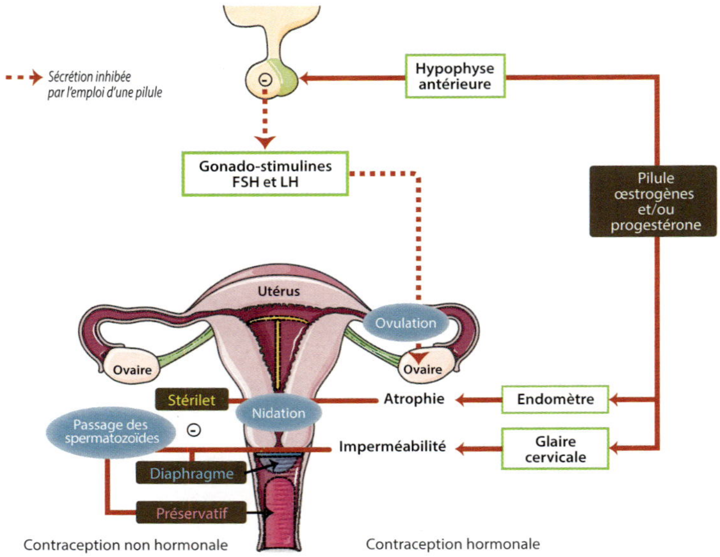


## 2 LES MÉTHODES CONTRAGESTIVES

Les méthodes contragestives sont des méthodes qui vont empêcher le déroulement de la gestation, on parle d'IVG (interruption volontaire de grossesse).

### A IVG par méthode médicamenteuse

- Une femme se découvrant enceinte peut avoir recours à cette méthode en prenant deux médicaments qui entraînent l'arrêt de la grossesse puis l'expulsion de l'embryon. Le premier médicament est pris soit en établissement de santé soit dans un centre de planification, le second médicament peut être pris à domicile.
- Cette méthode peut être pratiquée au maximum 7 semaines après le début des dernières règles.

### B IVG par méthode chirurgicale

Cette méthode peut être pratiquée en France jusqu'à la fin de la 14e semaine d'aménorrhée. Elle a lieu obligatoirement dans un établissement de santé. Il s'agit d'un acte chirurgical pratiqué sous anesthésie qui consiste en une aspiration de l'embryon.

**Interruption médicale de grossesse**
Des raisons médicales graves peuvent justifier d'une interruption de grossesse, on parle dans ce cas d'IMG (interruption médicale de grossesse).

# Relation et communication



## 1 LA RELATION

- La relation est un rapport qui lie des personnes entre elles, en particulier, lien de dépendance, d'interdépendance ou d'influence réciproque. Dans sa pratique professionnelle, la puéricultrice est confrontée à différents types de relations :

– soins avec l'enfant et/ou ses parents, qui regroupent la relation de maternage auprès de l'enfant, la relation éducative, la relation thérapeutique ;
– travail en équipe pluridisciplinaire et relations hiérarchiques.

- Afin d'établir ces relations, la puéricultrice utilise :

– la communication interpersonnelle (un émetteur - un récepteur) ;
– la communication de groupe (plusieurs personnes en groupe restreint).

La relation et la communication sont au cœur du métier de puéricultrice. Elles sont partie intégrante du soin.

## 2 « ON NE PEUT PAS NE PAS COMMUNIQUER » – ÉCOLE DE PALO ALTO

- La communication est un passage ou un échange de messages entre un sujet émetteur et un sujet récepteur au moyen de signes, de signaux. C'est un processus évolutif et dynamique.
- La communication entraîne des interactions entre les acteurs. Chaque acteur mettra en jeu de manière plus ou moins consciente :

– ses modèles de comportement (en tant que parent(s), enfant, amis, professionnel) ;
– son modèle identitaire, (individualité, singularité, personnalité) ;
– sa culture (habitudes, préjugés, morale, croyances) ;
– son environnement : la structure sociale qu'il représente au moment de l'interaction (famille, école, hôpital).

### ▶ Objectifs de la communication

- Recueillir des informations (recueil de données).
- Créer ou consolider le lien de confiance.
- Transmettre une (des) information(s).
- Modifier les connaissances et/ou le comportement (action éducative, gestion des conflits).
- Exprimer son identité.

### ▶ L'art de la communication n'est pas inné

- La compétence relationnelle s'acquiert au même titre que la compétence technique.
- La compétence relationnelle implique de :

– comprendre le déroulement de la communication ;
– repérer et analyser sur ses propres réactions.

## 3 VALEURS DE LA COMMUNICATION

- La communication est indispensable à la prise en charge, respecte les droits de l'enfant et de sa famille.
- Elle est tolérante et respectueuse de la personne, de sa culture, de ses habitudes, de ses différences. Elle ne comporte aucun jugement de valeur.
- Elle respecte les normes de civilité de la société.
- Elle respecte la discrétion et le secret professionnel.
- Elle permet une collaboration professionnelle.

Une communication adaptée engendrera une relation de confiance.

## 4 PRINCIPES DE LA COMMUNICATION

Principes de la communication

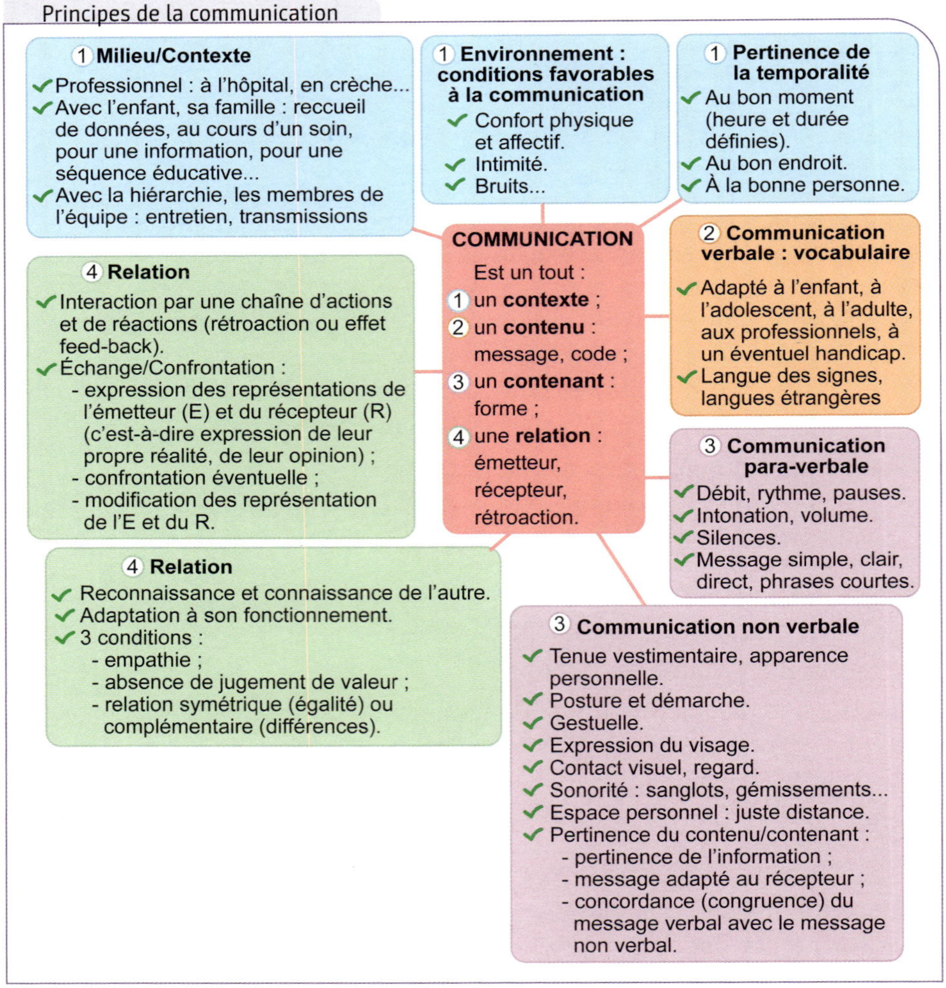

L'ensemble des éléments est à prendre en compte afin d'éviter les malentendus et les quiproquos.

Le feed-back désigne la réaction du récepteur au message émis et son retour vers l'émetteur. Le processus s'effectue en boucle. La puéricultrice doit être attentive à maintenir la relation établie.

42 fiche

## 5 LES FACTEURS INFLUENÇANT LA COMMUNICATION

### ▶ Facteurs psychologiques

- Intérêts, motivations, attentes, sentiments.
- Expression consciente ou inconsciente des émotions.

> Gestion des émotions : en cas de difficulté à gérer les émotions de l'enfant et/ou de ses parents, à gérer ses propres émotions, dans la mesure du possible, retarder l'entretien à un autre moment ou passer la main à un collègue.

### ▶ Facteurs cognitifs : les connaissances

Expression des représentations de la réalité : toute réalité est représentée. C'est cette image qui correspond à la réalité pour l'individu.

### ▶ Facteurs sociaux

- Croyances, valeurs, éducation, religions, culture.
- Les préjugés et les stéréotypes.
- Le rôle et/ou la fonction des interlocuteurs.

> **Attention** ! Aux attitudes de toute puissance de certains soignants - « savoir mieux que le soigné », « avoir du pouvoir sur le soigné » et « vouloir pour le soigné » - qui inhibent l'expression du soigné, entravent la relation de confiance et entraînent une réponse inadaptée aux besoins du soigné et/ou de sa famille.

### ▶ Autres

- Facteurs physiques : fatigue, douleur, état de santé, les sens, la satisfaction des besoins physiques, le fonctionnement physiologique.
- Facteurs liés aux stimuli eux-mêmes : intensité, répétition, nouveauté, multiplicité.
- Environnement.

### ▶ Réflexion sur soi-même

C'est accepter :
- de réfléchir sur son comportement professionnel ;
- d'utiliser le vocabulaire adapté aux circonstances ;
- de repérer et contrôler ses propres messages non verbaux ;
- de réguler l'expression de ses émotions ;
- d'évaluer régulièrement ses connaissances et de les actualiser.

# Les différentes structures d'accueil

fiche 43

## 1 HISTORIQUE : NAISSANCE DES CRÈCHES

• En 1844, Firmin Marbeau, adjoint au maire du 1er arrondissement de Paris, fonde la première crèche (établissement comptant une douzaine de « berceaux ») de France. Il souhaite alors offrir aux ouvrières un mode de garde. Mais une des craintes est de compromettre l'allaitement en séparant la mère de son enfant. L'accueil est alors organisé ainsi : *« Avant 5 heures elle se lève, habille son enfant, prépare son petit ménage, court à la crèche, court au travail. À 9 heures, elle revient déjeuner et allaiter son enfant. À 2 heures, elle revient encore. À 8 heures, elle accourt, prend son enfant, le linge de la journée, va vite coucher ce pauvre petit et laver son linge... Et tous les jours il faut recommencer. »*

• À la fin du XIXe siècle, dans une volonté de lutter contre la mortalité infantile, les crèches vont passer sous contrôle médical et sont soumises à des réglementations minutieuses. Cela révolutionne les modes d'accueil en mettant l'hygiène au premier plan.

• Au début du XXe siècle, les enfants sont souvent attachés à leur berceau, séparés par tranches d'âge, on les change de soignantes tous les six mois sans tenir compte d'éventuels attachements ; on ne pratique aucune activité d'éveil. Les mères sont tenues à l'écart.

• Il faudra attendre la fin des années 1950 pour connaître un nouveau tournant dans l'histoire des crèches. En effet, différents travaux et notamment ceux de René Spitz mettent en avant les carences affectives provoquées par ces accueils collectifs sur les tout-petits. La psychologie du développement va prendre une place importante.

• C'est dans les années 1970 que les féministes et gauchistes vont bousculer l'essence des crèches et permettre aux femmes de laisser leurs enfants sans hésitation ni scrupule. Que faire des bébés pendant les « manifs » ? Deux ou trois personnes vont se dévouer pour garder les tout-petits dans un local quelconque ; dans ces crèches sauvages, on ne sépare plus les petits, on laisse jouer les affinités, et des psychologues sont invités comme observateurs. Ces nouveaux usagers ne sont plus des prolétaires mais de jeunes diplômés, les mères n'abandonnent plus leur travail pour élever leurs enfants et n'acceptent pas davantage d'abandonner leur responsabilité maternelle entre les mains de prétendus spécialistes. Elles les confient tout en restant actrices de leur éducation, elles lisent des livres de puériculture, de psychologie. Les parents, inspirés par une idéologie communautaire et autogestionnaire, organisent collectivement, à tour de rôle, un espace d'accueil : c'est la naissance des crèches parentales.

• À partir des années 1980, les connaissances concernant le jeune enfant ne vont cesser de se diffuser : il n'est plus perçu comme un tube digestif à protéger des microbes, mais, comme un être sociable, en éveil, avide de relations et d'expériences.

Les professionnels de la petite enfance apprennent à le stimuler, à lui parler, à accompagner ses activités. La crèche, autrefois simple lieu de garde, devient un lieu d'éducation. L'accueil n'est plus réservé exclusivement aux personnes qui travaillent. Les chercheurs commencent à démontrer ses bienfaits : les mères « fusionnelles » apprennent à se séparer dans un cadre sécurisant pour elles comme pour l'enfant. Les relations parents et professionnels se construisent en forme de partenariat. L'intégration des populations défavorisées permet de limiter le repli sur soi, l'exclusion et facilite l'intégration.

- Les crèches de demain vont encore prendre un nouveau virage. On sait aujourd'hui qu'un environnement riche en nouvelles sollicitations, le soutien des interactions ludiques et créatives entre enfants et l'instauration de liens positifs entre professionnels et parents favorisent le développement relationnel, cognitif et social des enfants. La stratégie nationale de lutte contre la pauvreté, s'appuyant sur les travaux de Sylviane Giampino, vice-Présidente du Haut Conseil de la famille, de l'enfance et de l'âge (HCFEA), affiche l'ambition d'offrir, à terme, à tous les enfants avant l'entrée à l'école maternelle, une expérience de socialisation précoce. Permettre cette expérience à tous, et notamment aux personnes les plus démunies, sera un facteur de réduction ou de prévention des inégalités, de réduction des discriminations et relève du respect des droits de l'enfant.

fiche 43

## 2 LÉGISLATION ENCADRANT LES STRUCTURES D'ACCUEIL

Le Code de la santé publique définit les missions et le cadre législatif des établissements d'accueil du jeune enfant.

**Article R2324-17 du Code de la Santé Publique**

Les établissements et les services d'accueil non permanent d'enfants veillent à la santé, à la sécurité, au bien-être et au développement des enfants qui leur sont confiés. Dans le respect de l'autorité parentale, ils contribuent à leur éducation. Ils concourent à l'intégration des enfants présentant un handicap ou atteints d'une maladie chronique qu'ils accueillent. Ils apportent leur aide aux parents pour favoriser la conciliation de leur vie professionnelle et de leur vie familiale.
Ils comprennent :
- 1°. Les établissements d'accueil collectif, notamment les établissements dits « crèches collectives » et « haltes-garderies », et les services assurant l'accueil familial non permanent d'enfants au domicile d'assistants maternels dits « services d'accueil familial » ou « crèches familiales » ;
- 2°. Les établissements d'accueil collectif gérés par une association de parents qui participent à l'accueil, dits « crèches parentales » ;
- 3°. Les établissements d'accueil collectif qui reçoivent exclusivement des enfants âgés de plus de deux ans non scolarisés ou scolarisés à temps partiel, dits « jardins d'enfants » ;
- 4°. Les établissements d'accueil collectif dont la capacité est limitée à dix places, dits « micro-crèches ».

L'ensemble de ces établissements et services peuvent organiser l'accueil des enfants de façon uniquement occasionnelle ou saisonnière en application de l'article R. 2324-46-1.
Un même établissement ou service dit « multi-accueil » peut associer l'accueil collectif et l'accueil familial ou l'accueil régulier et l'accueil occasionnel.

On distingue plusieurs types d'Établissement d'Accueil du Jeune Enfant (EAJE), tous accueillent collectivement des enfants jusqu'à 6 ans. L'accueil individuel (assistants maternels ou Maison d'Assistants Maternels) complète l'offre d'accueil.

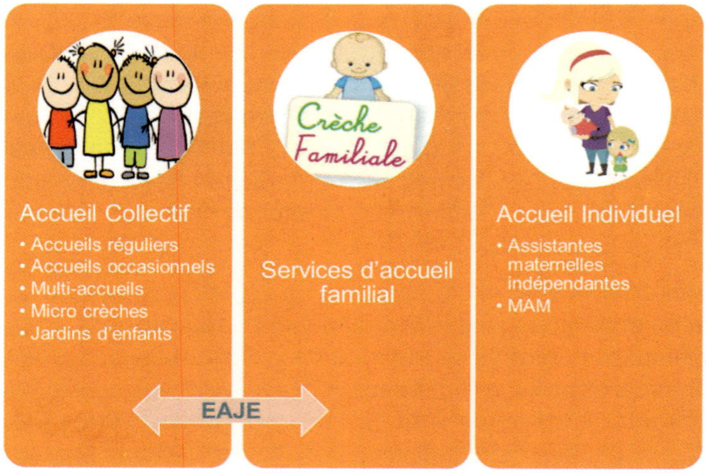
Crèche
Familiale
Accueil Collectif
• Accueils réguliers
• Accueils occasionnels
• Multi-accueils
• Micro crèches
• Jardins d'enfants
Services d'accueil familial
Accueil Individuel
• Assistantes maternelles indépendantes
• MAM
EAJE

### ▶ Les crèches collectives ou accueils réguliers

Ce sont des structures qui proposent un accueil régulier d'enfants.

Les besoins sont connus à l'avance et sont prévisibles et récurrents. À temps plein ou à temps partiel, elles font l'objet d'un contrat. La capacité de chaque unité d'accueil ne doit pas dépasser 60 places.

> Une unité d'accueil est un espace aménagé pour offrir, de façon autonome, aux enfants qui y sont accueillis l'ensemble des prestations et des activités prévues par le projet d'établissement.
> Un même établissement peut donc comprendre plusieurs unités d'accueil distinctes.

### ▶ Les halte-garderies ou accueils occasionnels

Ce sont des structures qui accueillent les enfants de manière ponctuelle, à la journée ou pour quelques heures.

### ▶ Les services d'accueil familial (ou crèches familiales)

Ce sont des structures dans lesquelles les enfants sont accueillis au domicile d'assistants maternels. Les assistants maternels sont salariés par l'organisme gestionnaire. Ils bénéficient d'un suivi particulier à leur domicile et bénéficient de temps de regroupement qui permettent à l'enfant une approche de la collectivité. Leur capacité maximale est de 150 places.

### ▶ Les multi-accueils

Ce sont des structures qui accueillent à la fois de manière régulière et occasionnelle et/ou proposent de l'accueil collectif et familial (dans ce cas, la capacité globale ne peut être supérieure à 100 places).

Ce type d'établissement offre aux gestionnaires une grande souplesse dans les solutions d'accueil qui sont proposées aux parents et permet ainsi de répondre à des besoins d'accueil en horaires atypiques ou décalés et de s'adapter aux changements de contraintes des parents. C'est devenu le type d'accueil majoritaire.

### ▶ Les jardins d'enfants

Ce sont des structures qui accueillent des enfants âgés exclusivement de plus de 2 ans, non scolarisés ou scolarisés à temps partiel (réglementation spécifique), chaque unité peut accueillir au maximum 90 enfants.

### ▶ Les crèches parentales

Ce sont des structures de type multi-accueils et dont la capacité d'accueil ne peut pas dépasser 20 places. Les parents s'investissent dans l'accueil des enfants et surtout dans la gestion de l'association aux côtés des professionnels.

### ▶ Les micro-crèches

Ce sont des structures dont la capacité maximale d'accueil est de 10 enfants. Elles bénéficient d'une réglementation assouplie, en termes d'encadrement des enfants notamment.

**Attention !**

Le Code de l'action sociale et des familles autorise, par dérogation, que les assistants maternels exercent au sein d'une Maison d'Assistants Maternels (MAM). Ils peuvent être jusqu'à 4 professionnels et, dès lors, la MAM peut avoir une capacité maximale de 16 enfants. Néanmoins, elles ne sont pas considérées comme des EAJE, la réglementation applicable est celle qui régit la profession d'assistant maternel.

La création, l'extension et la transformation des EAJE gérés par une personne physique ou morale de droit privé sont soumises à autorisation du président du Conseil départemental ou à avis. Pour les établissements et service publique, c'est la collectivité elle-même qui en décide après avis du président du conseil départemental. Il est également responsable du suivi et du contrôle de ces établissements.

## 3 LE PERSONNEL

Les atouts du collectif : la mobilisation de qualifications et de compétences diverses et complémentaires.

On distinguera :

– les professionnels assurant des fonctions d'accueillant qui assurent les soins, les activités, les repas et le bien-être de l'enfant ;

– des professionnels dont la fonction est d'organiser le cadre de travail, d'encadrer et de soutenir ceux qui sont en relation directe avec les enfants.

Une même qualification peut conduire à des fonctions différentes : ainsi, une puéricultrice ou un(e) éducateur(trice) de jeunes enfants pourront être directeur(trice)s, accueillants, ou détaché(e)s sur des fonctions spécifiques qui font plus particulièrement appel à leurs compétences professionnelles initiales.

### ▶ Le personnel d'encadrement

L'effectif doit être constitué pour :

– 40 % de personnel diplômé et

– 60 % au plus de professionnels ayant une qualification définie par arrêté du ministre chargé de la famille, et devant justifier d'une expérience ou bénéficier d'un accompagnement défini par le même arrêté.

| Personnel diplômé | Personnel qualifié |
|---|---|
| • Diplôme d'État de puéricultrice<br>• Diplôme d'État d'éducateur de jeunes enfants<br>• Diplôme d'État d'auxiliaire de puériculture<br>• Diplôme d'État d'infirmier<br>• Diplôme d'État de psychomotricien | • CAP Petite Enfance<br>• CAP Accompagnant Éducatif Petite Enfance<br>• BAC Pro Service Aux Personnes et Aux Territoires ou Accompagnement Soins et Services à la Personne<br>• BEP Accompagnement, soins et services à la personne ou BEP option sanitaire et sociale<br>• Certificat d'aptitude aux fonctions d'aide à domicile ou du diplôme d'État d'auxiliaire de vie sociale<br>• Diplôme d'État d'aide médico-psychologique ou du certificat d'aptitude aux fonctions d'AMP<br>• Certificat de travailleuse familiale ou diplômé d'État technicien de l'intervention sociale et familiale<br>• Diplôme d'État d'accompagnant éducatif et social<br>• Brevet d'État d'animateur technicien de l'éducation populaire et de la jeunesse, option petite enfance ou du BPEJES spécialité loisirs tout public<br>• Validation des blocs 1 et 2 du CAP AEPE et expérience professionnelle de cinq ans auprès de jeunes enfants<br>• Titre professionnel Assistant de vie aux familles<br>• Expérience de 5 ans en qualité d'Assistante maternelle agréée<br>• Expérience de 3 ans auprès des enfants dans un EAJE |

Dans les micro-crèches peuvent être comptabilisées dans les 40 % au moins de l'effectif, les personnes qui justifient d'une certification au moins de niveau V attestant de compétences dans le champ de l'accueil des jeunes enfants et de deux années d'expérience professionnelle, ou d'une expérience professionnelle de trois ans comme assistant maternel agréé.

- L'effectif du personnel encadrant directement les enfants est d'un professionnel pour cinq enfants qui ne marchent pas, et d'un professionnel pour huit enfants qui marchent. À l'exception des jardins d'enfants, l'effectif du personnel placé auprès des enfants âgés de trois à six ans où il est d'un professionnel pour quinze enfants en moyenne.
- Pour des raisons de sécurité, l'effectif du personnel encadrant directement les enfants ne peut pas être inférieur à deux, dont, pour les établissements et services d'une capacité supérieure à vingt places, au moins un professionnel diplômé (cf. tableau ci-dessus).

Dans les micro-crèches, la présence de deux professionnels n'est obligatoire qu'à l'arrivée du 4e enfant.

Les établissements d'une capacité égale ou supérieure à 25 places doivent compter dans leur effectif au moins un demi-poste d'éducateur de jeunes enfants auquel doit s'ajouter un demi-poste par tranche de 20 places complètes.

### ▶ La direction

| Micro-crèche* | Multi-accueil, crèches collectives, halte-garderies, crèches familiales | | | |
|---|---|---|---|---|
| **Capacité d'accueil** | | | | |
| **Jusqu'à 10 places** | **11 à 20 places** | **21 à 40 places** | **41 à 60 places** | **Plus de 60 places** |
| **Direction et conditions particulières** (Article R 2324-34 à R 2324-36 du Code de la Santé publique) | | | | |
| **Médecin** | | | | |
| **Puéricultrice** DE avec 3 ans d'expérience professionnelle | | | | |
| **Éducateur de jeunes enfants** avec 3 ans d'expérience professionnelle | | | | |
| Aucune condition particulière | | | **et certification au moins de niveau II** enregistrée au répertoire national des certifications professionnelles, **attestant de compétences dans le domaine de l'encadrement ou de la direction** | |
| | | avec dans l'établissement une puéricultrice ou un infirmier avec 1 an d'expérience professionnelle auprès de jeunes enfants et à raison de 4 heures hebdomadaires par tranche de 10 places d'accueil au minimum | | |

* Dans le cas des micro-crèches, on parle de **référent technique** (même qualification qu'un directeur).

- Le directeur est chargé de :

– définir et mettre en œuvre le projet d'établissement,

– assurer l'animation et la gestion des ressources humaines,

– gérer le budget,

– coordonner les partenaires extérieurs.

Il est garant de la santé et la sécurité des enfants accueillis dans le respect de la réglementation. Il est accompagné d'un adjoint dès lors que la capacité d'accueil est supérieure à 60 places. Dans les établissements de moins de 30 places, il peut être pris en compte pour un mi-temps dans le calcul de l'effectif encadrant. En son absence, la continuité de direction doit être assurée.

- La puéricultrice, en plus de ses fonctions de direction ou d'adjointe, veille en collaboration avec le médecin, à :

– l'adaptation des enfants et au respect de leurs besoins,

– l'intégration des enfants en situation de handicap,

– l'application des protocoles de santé,

– la mise en œuvre et au respect des mesures d'hygiène,

– à l'éducation et à la promotion de la santé auprès des professionnels, des enfants et des familles.

fiche 44

# Les droits de l'enfant hospitalisé

## 1 THÉORIE DU LIEN D'ATTACHEMENT

John Bowlby, dans la deuxième moitié du XXe siècle, élabore la théorie du lien d'attachement et nous dit :

*« Le lien d'attachement est un lien affectif privilégié que l'on établit avec une personne spécifique, auprès de laquelle on va se tourner pour trouver du réconfort en cas de détresse (phénomène de havre de sécurité) et retrouver ainsi un sentiment de sécurité interne qui va permettre de retourner explorer le monde (phénomène de base de sécurité). »*

L'hospitalisation d'un enfant, quel que soit son âge, est un véritable chamboulement dans l'organisation de sa vie quotidienne. C'est pour cela que l'enfant a besoin, pendant cette période de déstabilisation, de la présence accrue de sa/ses figures d'attachement.

Cette présence des parents est essentielle pour obtenir la confiance de l'enfant dont les soignants ont besoin pour lui prodiguer des soins.

## 2 LES DROITS DE L'ENFANT HOSPITALISÉ

- La charte de l'enfant hospitalisé stipule que :
  - *« Un enfant hospitalisé a le droit d'avoir ses parents ou leur substitut auprès de lui jour et nuit, quel que soit son âge ou son état. »*
  - *« On encouragera les parents à rester auprès de leur enfant et on leur offrira pour cela toutes les facilités matérielles, sans que cela n'entraîne un supplément financier ou une perte de salaire. On informera les parents sur les règles de vie et les modalités de fonctionnement propres au service afin qu'ils participent activement aux soins de leur enfant. »*

- Les parents sont donc de véritables partenaires dans la prise en soin de l'enfant et les soignants doivent tout faire pour les intégrer.

Lors d'une hospitalisation, les parents peuvent accompagner leurs enfants lors de tous les soins de la vie quotidienne et être une aide précieuse par la distraction lors de soins plus techniques.

Ce n'est pas considérer les parents comme des soignants que de les laisser participer au soin mais, au contraire, leur garantir leur place de parent responsable du bien-être de leur enfant.

- Lors de l'hospitalisation, l'enfant doit être informé des soins qu'il doit recevoir et des moyens médicamenteux et non médicamenteux doivent être mis en place pour assurer le confort de l'enfant lors de ses soins.

Les équipes doivent réfléchir à fournir à l'enfant un environnement correspondant aux besoins affectifs et éducatifs de celui-ci.

Plus l'organisation du service sera réfléchie en fonction des besoins spécifiques de l'enfant, plus l'enfant se sentira en sécurité et, dès lors, les soins seront plus faciles à effectuer.

Voir en annexe :
→ Charte européenne de l'enfant hospitalisé
→ Convention internationale des droits de l'enfant

# L'enfant voyageur

## 1 INTERROGATOIRE

- Conditions du voyage.
- Voyage lointain ?
- Conditions de séjour.
- Premier voyage ? Seul ou accompagné ?
- Antécédents de l'enfant : pathologies chroniques, allergies etc.

## 2 VOYAGE DÉCONSEILLÉ

- Si l'enfant est très jeune (impossibilité de vaccin et de prophylaxie).
- En cas de pathologies sous-jacentes instables ou contre-indiquant les vaccins nécessaires au séjour.

## 3 LES POINTS ESSENTIELS

- Les vaccinations.
- La prévention du paludisme et autres maladies infectieuses.
- Le rappel des mesures d'hygiène alimentaire.
- La protection en cas d'exposition au soleil.
- La diarrhée (prévention et prise en charge).
- Les médicaments en voyage, la trousse à pharmacie.
- Les assurances voyage.
- Le budget de la famille : consultations, médicaments de la prophylaxie du paludisme, vaccins spécifiques, mesures anti-moustiques.

## 4 LES VACCINS

**Important !**
S'assurer que le calendrier vaccinal de l'enfant est à jour, si besoin le compléter.
Établir un calendrier vaccinal prévisionnel.

- Vaccin contre la fièvre jaune : 10 jours avant le départ. Recommandé > 6 mois (durée 10 ans).

- Vaccin contre l'hépatite A : endémie forte en Afrique, Amérique Latine, Asie. 15 jours avant le départ (3 injections). Dès 1 an (10 ans de protection).
- Vaccin contre la typhoïde : conditions d'hygiène très précaires ou pathologies sous-jacentes. Au plus tard 15 jours avant le départ. Dès 2 ans (3 ans de protection).
- Vaccin de l'encéphalite à tiques : encéphalite virale transmise par piqûre de tique (à ne pas confondre avec la maladie de Lyme). 3 mois avant départ (3 injections et rappel tous les 5 ans).
- Vaccin antirabique : à titre préventif, 3 injections, rappel à un an puis tous les 5 ans.

## 5 PROPHYLAXIE DU PALUDISME

- Ne pas emmener des nourrissons ou de jeunes enfants en zone impaludée.
- Prévenir les piqûres d'anophèles (piquent dès le coucher du soleil, vêtements couvrants protecteurs, possibilité de les imprégner).
- La moustiquaire imprégnée : pas d'âge limite.
- Les répulsifs cutanés : attention à l'âge.
- La mère qui allaite et qui prend un traitement ne protège pas son enfant.
- Les médicaments voyagent en cabine, non en soute.
- Pédiatrie : écraser les comprimés.
- Attention si plusieurs enfants : risque de confondre les posologies ou les produits.

# La protection infantile

fiche 46

**Le préambule de la Convention Internationale des Droits de l'Enfant, adoptée le 20 novembre 1989 et ratifiée en France le 27 juin 1990, rappelle trois notions fondamentales nécessaires à la compréhension du concept de protection de l'enfance :**
**– les enfants ont besoin d'une attention particulière en raison de leur vulnérabilité,**
**– la responsabilité fondamentale en matière de soins et de protection de l'enfant incombe en premier lieu à sa famille (les parents ou les détenteurs de l'autorité parentale),**
**– la convention reconnaît la nécessité d'une protection sociale qui incombe aux États.**
**Ainsi, la protection de l'enfance s'entend à 3 niveaux : la protection parentale, la protection administrative, la protection judiciaire.**

## 1 PROTECTION DE L'ENFANCE

### A La protection parentale

Elle est inscrite dans le Code Civil qui affirme en premier lieu la responsabilité des père et mère de l'enfant dans la protection de l'enfant. Selon l'article 371-1 du Code Civil, *« l'autorité parentale est un ensemble de droits et devoirs ayant pour finalité l'intérêt de l'enfant. Elle appartient aux père et mère jusqu'à la majorité ou l'émancipation de l'enfant pour le protéger dans sa sécurité, sa santé et sa moralité, pour assurer son éducation et permettre son développement dans le respect de sa personne. Les parents associent l'enfant aux décisions qui le concernent, selon son âge et son degré de maturité ».*

Lorsque les parents ne sont pas en mesure de répondre à cette obligation, la société assure la protection de l'enfant à travers deux niveaux complémentaires : la protection administrative et la protection judiciaire.

### B La protection administrative

Elle est organisée au niveau départemental sous la responsabilité du Président du Conseil Départemental. Elle est mise en œuvre par le service départemental de l'Aide Sociale à l'Enfance (ASE). Elle se met en œuvre avec l'accord des parents.

Selon l'article L112-3 du Code de l'Action Sociale et des Familles, *« la protection de l'enfance a pour but de prévenir les difficultés auxquelles les parents peuvent être confrontés dans l'exercice de leurs responsabilités éducatives, d'accompagner les familles et d'assurer le cas échéant, selon les modalités adaptées à leurs besoins, une prise en charge partielle ou totale des mineurs. Elle comporte à cet effet un ensemble d'interventions en faveur de ceux-ci et de leurs parents ».*

### C La protection judiciaire

Elle est portée par le Procureur de la République. Elle correspond à des situations dans lesquelles l'adhésion des parents n'est pas possible ou des situations de dangers graves et/ou immédiats. Elle s'impose aux familles dans un cadre contraint.

La protection judiciaire est définie par l'article L 226-4 du Code de l'Action Sociale et des Familles comme suit : *« si la santé, la sécurité d'un mineur non émancipé sont en danger, ou si les conditions de son éducation ou de son développement physique, affectif, intellectuel et social sont gravement compromises, des mesures d'assistance éducative peuvent être ordonnées par justice... »*.

46 fiche

## 2 LES LOIS PROTÉGEANT L'ENFANT

- Deux lois régissent la protection de l'enfance :

– la loi du 5 mars 2007 réformant la protection de l'enfance,

– la loi du 14 mars 2016 relative à la protection de l'enfant.

- Alors que la loi de mars 2007 avait pour objectif de *« prévenir les difficultés auxquelles les parents peuvent être confrontés dans l'exercice de leurs responsabilités éducatives, d'accompagner les familles et d'assurer, le cas échéant, selon des modalités adaptées à leurs besoins, une prise en charge partielle ou totale des mineurs »*, la protection de l'enfance, telle que définie dans la loi de mars 2016, vise *« à garantir la prise en compte des besoins fondamentaux de l'enfant, à soutenir son développement physique, affectif, intellectuel et social et à préserver sa santé, sa sécurité, sa moralité et son éducation, dans le respect de ses droits »*.

- De plus, la loi du 5 mars 2007 a introduit une distinction entre l'enfant en risque de danger et celui qui est en danger. Ainsi, l'enfant en risque de danger est un enfant qui connaît des conditions d'existence risquant de compromettre sa santé, sa sécurité, sa moralité, son éducation ou son entretien, sans pour autant être maltraité.

- L'enfant en danger est un enfant victime de violences physiques, d'abus sexuels, de violences psychologiques, de négligences lourdes et ayant des conséquences graves sur son développement physique et psychologique.

> Attention !
>
> Il est important de distinguer l'enfant en danger de l'enfant en souffrance qui, bien qu'aimé et soigné par ses parents, souffre de conditions d'existence propre qui fragilisent ou menacent son développement et son épanouissement personnel.

- Enfin, la loi du 5 mars 2007 a instauré l'organisation d'une cellule de recueil des informations préoccupantes et d'un observatoire départemental de la protection de l'enfance.

### A Définition de l'enfant maltraité

L'Observatoire de l'Action Sociale Décentralisée (ODAS) définit l'enfant maltraité comme *« celui qui est victime de violence physique, cruauté mentale, abus sexuels, négligences lourdes ayant des conséquences graves sur son développement physique et psychologique ».*

Ainsi, il existe deux types de maltraitance :
- la maltraitance physique et les violences sexuelles,
- la maltraitance psychologique.

fiche 46

### B Définition de l'enfant en danger

Les situations d'enfants en danger sont définies à l'article 375 du Code Civil lorsque *« la santé, la sécurité ou la moralité d'un mineur non émancipé sont en danger, ou si les conditions de son éducation ou de son développement physique, affectif, intellectuel et social sont gravement compromises ».*

### C Définition du danger et conduite à tenir

| Absence de danger | Risque de danger | Danger | Danger immédiat |
|---|---|---|---|
| • Sans considérer que la situation de l'enfant présente un caractère idéal, il n'existe pas de risque spécifiquement lié à une carence éducative.<br>• Les services sociaux se mettent à disposition de la famille. | • La situation de l'enfant présente un caractère suffisamment préoccupant au regard d'un/plusieurs critères de la loi pour que la famille ait besoin d'être étayée, sans que l'intérêt de l'enfant au sens de son développement ou de son intégrité ou encore sa sécurité soit mise en cause.<br>• Le recours à un ou plusieurs dispositifs de droit commun peut être envisagé pour étayer la famille. | • La situation de l'enfant présente un niveau de vulnérabilité au regard d'un ou plusieurs critères de la loi. La situation de l'enfant ne présente pas de caractère de danger immédiat mais les conditions de son développement ne sont pas assurées.<br>• L'intervention des services est nécessaire, sous une forme contractualisée ou contrainte. | • Les conditions de développement ou l'intégrité de l'enfant sont compromises au moment du repérage et de l'évaluation ou bien au moment du repérage si l'évaluation n'a pas été possible, du fait d'une ou plusieurs problématiques entrant dans le cadre de la loi.<br>• Cette situation nécessite obligatoirement une prise en charge. |

## 3 SIGNES DE MALTRAITANCE

Attention !

Il est important de rappeler qu'un signe isolé ne signifie rien. Il ne peut être qu'un signe de dysfonctionnement plus ou moins ponctuel sans lien avec une maltraitance. En effet, la plupart de ces signes sont aspécifiques. Leur association, leur réitération et leur gravité doivent alerter.

### A Signes évocateurs d'un risque de danger

• Troubles somatiques : sommeil (difficulté d'endormissement, terreur nocturne, repli dans le sommeil...), alimentation (anorexie, boulimie, vomissement...), énurésie, douleur abdominale, céphalées, eczéma, fatigue, pâleur, arrêt du développement physique et/ou psychomoteur (cassure de la courbe de poids, retard dans les apprentissages...).

• Troubles émotionnels et troubles de la relation : opposition, agressivité, provocation, agitation, intolérance à la frustration, inhibition, faible intérêt aux jeux, trouble de l'attention, tristesse, repli sur soi, isolement, anxiété, froideur affective.

• Retentissement scolaire : difficultés d'apprentissage et d'investissement, absentéisme, refus scolaire voire phobie, retards répétés, chute des résultats scolaires, comportements excessifs, attitude de « bourreau » ou de « victime ».

• Difficultés liées au milieu familial : désintérêt de la scolarité de l'enfant, défaut de soins, habillement inadapté, sanctions disproportionnées, refus de communication avec l'établissement scolaire, conflits intrafamiliaux, suspicion de violence conjugale...

fiche 46

### B Signes évocateurs d'une maltraitance

• Signes physiques : souvent constatés après une absence ou des vacances. Ils sont souvent inexpliqués avec une localisation inhabituelle :

- ecchymoses (visage, thorax, fesses, cuisses, ecchymoses multiples d'âges différents, ayant la forme d'un objet),
- brûlures (cigarettes souvent sur la plante des pieds, la paume des mains, le dos ou les fesses, eau bouillante souvent en chaussettes ou en forme d'appareil chauffant),
- plaies liées à des objets tranchants ou piquants, une morsure, un choc contre un meuble à bords francs...
- alopécies.

Attention !

La révélation de signes physiques doit motiver la demande d'un avis médical dans l'objectif d'établir un certificat médical.

• Signes évocateurs d'abus sexuels : difficultés de mémorisation, soumission à l'autorité de l'adulte, identification à l'agresseur dans les jeux, provocations érotiques, phobie du contact physique...

• Troubles psychologiques : syndrome dépressif, anxiété, syndrome régressif, agressivité, délits, fugue, tentative de suicide...

## 4 FACTEURS DE RISQUE ET SITUATIONS FAVORISANT LA MALTRAITANCE

Certains facteurs peuvent favoriser un comportement :

- Facteurs liés à la situation familiale : difficulté économique et sociale (chômage, absence de logement ou logement exigu), parent isolé sans lien social ou familial fort, survenue d'une nouvelle grossesse, deuil

- Facteurs tenant aux parents : alcoolisme, toxicomanie, trouble mental, grossesses non désirées, personnalité fragile, carencée, rigide ou dépressive, immaturité, parents ayant souffert de carence affective et/ou de maltraitance

- Facteurs liés à l'environnement : difficulté d'insertion dans la vie économique, sociale, culturelle ; environnement familial ou sociétal tolérant face à la violence, aux châtiments corporels ou pratiquant l'inégalité sexuelle

- Facteurs tenant à l'enfant lui-même ou à sa place dans la famille : enfant adultérin, enfant non désiré ; enfant porteur d'un handicap physique ou mental, enfant séparé de sa mère de façon très précoce, enfant ne correspondant pas à l'image idéale souhaitée par les parents, enfants ayant vécu hors du domicile familial (hospitalisations, placements répétés ou enfant de retour dans sa famille après une mesure de placement...).



**Syndrome de Münchhausen par procuration**

Cette appellation est utilisée pour décrire une forme grave de maltraitance. En effet, le parent simule ou provoque une maladie chez son enfant. Le but n'est pas de faire souffrir l'enfant mais plutôt d'attirer l'attention ou la compassion du personnel médical.
Ce syndrome touche, dans la très grande majorité des cas, les mères qui ont un contact avec le milieu médical : elles sont par exemple aide-soignante ou infirmière. Elles sont très souvent extrêmement bien informées sur la maladie dont souffre prétendument leur enfant et n'hésitent pas dans certains cas à suggérer au médecin de pratiquer tel ou tel examen – quitte à ce qu'il soit invasif – pour établir le diagnostic.

## 5 MALTRAITANCE ET SECRET PROFESSIONNEL

### ▶ Le secret professionnel

Il se définit comme un droit du patient au respect de sa vie privée et au maintien du secret de ses informations médicales. Tous les professionnels de santé ou travaillant dans le domaine de la santé sont soumis au secret professionnel (Article 226-13 du Code Pénal).

Ils ont l'obligation de ne divulguer aucune information qu'ils auraient pu recueillir ou entendre lors de l'exercice de leurs fonctions. Il existe toutefois des dérogations à cette règle : la déclaration de maladie contagieuse, de maladie professionnelle ou d'accident du travail, l'établissement de certificat de santé ou encore la déclaration de sévices, de privations subis par un mineur de moins de 15 ans.

### ▶ Le secret professionnel partagé

Instauré par la loi du 5 mars 2007 relative à la protection de l'enfance, le partage d'information relative à une situation individuelle est strictement limité à ce qui est nécessaire dans le cadre de la protection de l'enfance.

À noter que le père, la mère ou toute autre personne exerçant l'autorité parentale ainsi que l'enfant en fonction de son âge et sa maturité doivent être préalablement informés, sauf si cette information est contraire à l'intérêt de l'enfant.

### ▶ Qui doit signaler ?

- Selon l'article 434-3 du Code pénal, *« le fait, pour quiconque ayant eu connaissance de privations, de mauvais traitements ou d'atteintes sexuelles infligés à un mineur ou à une personne qui n'est pas en mesure de se protéger en raison de son âge, d'une maladie, d'une infirmité, d'une déficience physique ou psychique ou d'un état de grossesse, de ne pas informer les autorités judiciaires ou administratives est puni de trois ans d'emprisonnement et de 45 000 € d'amende. »*

• Lorsque le défaut d'information concerne une infraction mentionnée au premier alinéa commise sur un mineur de quinze ans, les peines sont portées à cinq ans d'emprisonnement et 75 000 € d'amende.

• Il existe deux procédures de signalement :

– le signalement administratif par le biais de la transmission d'une information à la Cellule départementale de Recueil des Informations Préoccupantes (CRIP),

– le signalement judiciaire par le biais de la transmission d'un signalement auprès du Parquet et du Procureur de la République.

• Selon l'article R. 226-2-2 du Code de l'action sociale et des familles, l'information préoccupante se définit comme une information transmise à la cellule départementale pour alerter le Président du Conseil Départemental sur la situation d'un mineur, bénéficiant ou non d'un accompagnement, pouvant laisser craindre que sa santé, sa sécurité ou sa moralité sont en danger ou en risque de l'être ; que les conditions de son éducation ou de son développement physique, affectif, intellectuel et social sont gravement compromises ou en risque de l'être.

La finalité de cette transmission est d'évaluer la situation d'un mineur et de déterminer les actions de protection et d'aide dont ce mineur et sa famille peuvent bénéficier.

• Le signalement quant à lui, se définit comme la transmission sans délai par le Président du Conseil Départemental au Procureur de la République aux fins de saisine du juge des enfants lorsqu'un mineur est en danger au sens de l'article 375 du Code civil et :

– 1° Qu'il a déjà fait l'objet d'une ou plusieurs actions mentionnées aux articles L. 222-3 et L. 222-4-2 et au 1° de l'article L. 222-5, et que celles-ci n'ont pas permis de remédier à la situation ;

– 2° Que, bien que n'ayant fait l'objet d'aucune des actions mentionnées au 1°, celles-ci ne peuvent être mises en place en raison du refus de la famille d'accepter l'intervention du service de l'aide sociale à l'enfance ou de l'impossibilité dans laquelle elle se trouve de collaborer avec ce service ;

– 3° Que ce danger est grave et immédiat, notamment dans les situations de maltraitance.

Le président du Conseil départemental avise également sans délai le Procureur de la République lorsqu'un mineur est présumé être en situation de danger au sens de l'article 375 du Code civil mais qu'il est impossible d'évaluer cette situation.

**119 : le numéro de l'enfance en danger (7j/7 24 h/24)**

Il est également possible d'appeler le 119 qui fournira des « *informations, par une équipe de professionnels et d'administratifs, aux mineurs, aux familles et à toute personne confrontée à un risque de mise en danger d'enfant imminent ou non ou à une mise en danger avérée* ».
Le signalement doit être accompagné, dans la mesure du possible, des informations suivantes :
– Nom et prénom de l'enfant, domicile habituel, date et lieu de naissance, nom et adresse des parents, fratrie, détenteurs de l'autorité parentale...
– Faits constatés (date et lieu, descriptif détaillé et précis des faits, certificat médical éventuel...).
Pour plus d'informations : https://www.service-public.fr/particuliers/vosdroits/F781

fiche 46

## Cellule de Recueil des Informations Préoccupantes (CRIP)

- La cellule de recueil des informations préoccupantes est placée sous la responsabilité du Président du Conseil départemental. Son objectif est d'organiser le **repérage** des mineurs en danger ou en risque de danger et d'assurer la **mise en œuvre d'actions de prévention ou de protection**.
- Elle a pour missions de :
  - recueillir, qualifier et traiter toutes informations concernant les mineurs en danger ou en risque de l'être,
  - demander aux professionnels sociaux et médico-sociaux du Conseil départemental une évaluation de la situation familiale dans son ensemble,
  - constituer un lieu ressource en matière de conseil technique pour les professionnels en apportant une aide à la décision dans les situations complexes.
- Les éléments à inclure dans une information préoccupante pour que l'alerte soit efficace :
  - les faits dont le professionnel a été témoin et leur caractère répétitif ou non,
  - les propos entendus en les citant,
  - les inquiétudes du professionnel sur des comportements d'enfant ou sur des comportements d'adulte à l'égard des enfants,
  - les noms et adresse de la famille ainsi que les âges des enfants,
  - les noms et coordonnées du professionnel pour être prévenu et/ou pour des demandes de précision par l'équipe de la CRIP.

## Service de l'Aide Sociale à l'Enfance (ASE)

L'ASE est une action sociale en faveur de l'enfant et de sa famille. Le service de l'ASE est sous la responsabilité du Président du Conseil départemental et a pour mission essentielle d'aider les familles en difficulté dans leurs devoirs d'entretien, de garde, de surveillance et d'éducation de leurs enfants.
Les missions de l'ASE définies à l'article L221-1 du Code de l'Action Sociale et des Familles sont :
- apporter un soutien matériel éducatif et psychologique aux mineurs et à leur famille confrontés à des difficultés risquant de mettre en danger la santé, la sécurité, la moralité de ces mineurs ou de compromettre gravement leur éducation ou leur développement physique, affectif, intellectuel et social,
- organiser dans les lieux où se manifestent des risques d'inadaptation sociale des actions collectives visant à prévenir la marginalisation et à faciliter l'insertion ou la promotion sociale des jeunes et des familles,
- mener en urgence des actions de prévention en faveur des mineurs menacés,
- pourvoir à l'ensemble des besoins des mineurs confiés au service et veiller à leur orientation en collaboration avec leur famille,
- mener des actions de prévention des situations de danger à l'égard des mineurs, organiser le recueil de la transmission des informations préoccupantes,
- veiller à ce que les liens d'attachement noués par l'enfant avec d'autres personnes soient maintenus, développés dans son intérêt supérieur,
- veiller à la stabilité du parcours de l'enfant confié et à l'adaptation de son statut sur le long terme,
- veiller à ce que les liens d'attachement noués par l'enfant avec ses frères, sœurs soient maintenus dans l'intérêt de l'enfant.

## 6 LES PRESTATIONS D'AIDE SOCIALE À L'ENFANCE

Face au repérage d'un enfant en danger ou en risque de danger, plusieurs aides peuvent être proposées pour répondre aux besoins de l'enfant.

### ▶ Les aides à domicile

Elles regroupent :

- l'intervention d'une technicienne d'intervention sociale et familiale (TISF) dont l'intervention se traduit par la présence au domicile de la famille d'une personne chargée d'accompagner les parents dans les différentes tâches de la vie quotidienne et de la surveillance des enfants ;
- l'accompagnement éducatif en matière d'économie sociale ou familiale, avec notamment une prestation de conseil et d'accompagnement des familles dans la gestion de leur budget familial ;
- l'intervention d'un service d'action éducative ayant pour objectif de favoriser le maintien du mineur au sein de son domicile familial et de soutenir la famille par des actions éducatives. Il existe différentes sortes d'aide éducative : l'aide éducative à domicile (AED), l'action éducative en milieu ouvert (AEMO), le placement à domicile (PEAD). Ces aides éducatives peuvent être administratives ou judiciaires ;
- le versement d'aide financière appelée allocation mensuelle et dont l'objectif est d'apporter un versement d'argent mensuel aux parents lorsque ceux-ci ne disposent pas de ressources suffisantes pour élever leur enfant ;
- le secours exceptionnel correspond à l'octroi, par le responsable du service de l'ASE, d'un secours financier en cas d'urgence.

### ▶ Les différents lieux de placement au titre de l'aide sociale à l'enfance

Il existe différents types de placement :

- l'accueil provisoire de mineur confié à l'ASE par leurs parents à la suite de difficultés momentanées ;
- l'accueil de jour, qui peut être proposé au bénéfice des mineurs non scolarisés, suivis dans le cadre d'une mesure éducative de protection de l'enfance et pour lesquels des actions de médiations éducatives peuvent contribuer à faire cesser le danger ou à inscrire le jeune dans un projet scolaire ou professionnel ;
- l'accueil séquentiel, qui est une mesure de placement prévoyant l'accueil à temps partiel de l'enfant dans sa famille ;
- l'accueil d'urgence lorsque l'enfant est en fugue et en risque de danger ou que le parent refuse toute coopération avec le service de l'ASE et enfin que le parent est dans l'impossibilité de donner son accord ;
- l'accueil des jeunes majeurs et des mineurs émancipés, qui permet aux jeunes de plus de 18 ans qui éprouvent des difficultés d'insertion sociale d'être aidés par le service de l'ASE.

Le placement de mineurs confiés en assistance éducative est effectué en famille d'accueil, en établissement ou en maison à caractère social.

# Les accidents de la vie courante

## 1 DÉFINITION

• Les accidents de la vie courante (ACVC) sont des accidents non intentionnels qui concernent :
- les accidents domestiques,
- les accidents à l'extérieur (magasin, trottoir, jardin, parc, lieux publics proches du domicile),
- les accidents en milieu scolaire,
- les accidents de sports et de loisirs.

• Les accidents de la circulation ne sont pas comptabilisés ici.

• En France, chaque année 20 000 personnes décèdent des suites d'un accident de la vie courante. Parmi les enfants de 0 à 15 ans, on estime à 1 700 000 le nombre d'accidents par an. 2 000 enfants de 0 à 6 ans en sont victimes chaque jour.

• Ces accidents qui touchent les enfants, entraînent dans 53 % des cas une consultation médicale, voire de lourds handicaps et parfois le décès.

## 2 FACTEURS DE RISQUES

*Les déterminants d'un ACVC : c'est l'équation entre un enfant et un agent vulnérant (qui entraîne l'état-accident) avec un défaut de l'entourage humain et/ou de l'environnement matériel.*

• L'âge (les enfants de < 4 ans sont les plus touchés)

• Le déménagement (parents plus préoccupés par le déménagement, fatigue, stress)

• Le sexe (les garçons dans 60 % des cas)

• La personnalité (certains enfants sont récidivistes)

• Les handicaps (mental, mobilité réduite, malvoyant)

• L'attitude des parents face aux risques (attitude laxiste, répressive, protectrice)

• L'heure (principalement l'heure des repas, fin de matinée, fin d'après-midi)

• Le niveau socio-économique (appartement non adapté)

• L'absence de surveillance

• Certaines pièces de la maison (cuisine) et lieu d'habitation

### Ⓐ Facteurs de risques économiques

- Bas revenus du foyer augmentent le risque d'accident (en particulier les intoxications aux produits ménagers)
- Précarité du logement (brûlures)
- Surpopulation au sein du logement

### Ⓑ Facteurs sociaux

- Jeune âge des parents
- Bas niveau socio-éducatif
- Profession précaire
- Fragilité de la structure familiale
- Milieu rural

### Ⓒ Facteurs psycho-sociaux endogènes

- Petite taille
- Faiblesse musculaire
- Mauvaise coordination psychomotrice
- Immaturité sensorielle (vision dans l'espace, estimation des distances...)
- Curiosité, prise de risque.
- Mauvaise évaluation des dangers et manque d'anticipation
- Garçon

### Ⓓ Facteurs sociaux exogènes

- Antécédent psychiatrique parental
- Climat affectif autour de l'enfant
- Troubles psychologiques de l'enfant
- Difficultés scolaires
- Antécédent d'accidents de la vie courante

### Ⓔ Facteurs culturels

- Les plus jeunes gardés par les aînés
- Prévention mal adaptée (langue, code visuel...)

## 3 LES ACVC CHEZ LES ENFANTS DE MOINS DE 1 AN

- Inhalation corps étrangers (petits objets, perles etc.)
- Chute (table à langer, trotteur, escaliers, chaise haute)
- Noyade baignoire/piscine (un enfant peut se noyer dans 20 cm d'eau)

## 4 LES ACVC CHEZ LES ENFANTS DE 1 À 4 ANS

- Chute
- Défenestration (ne jamais laisser un enfant seul dans une pièce avec une fenêtre ouverte, ni sur un balcon)
- Intoxication
- Corps étrangers (inhalation, ingestion nasale auriculaire) : piles, cacahuètes, jouets, bonbons, aliments, aimants (attention si l'enfant avale deux aimants risque d'occlusion, de péritonite)
- Brûlure
- Morsure
- Noyade baignoire/piscine

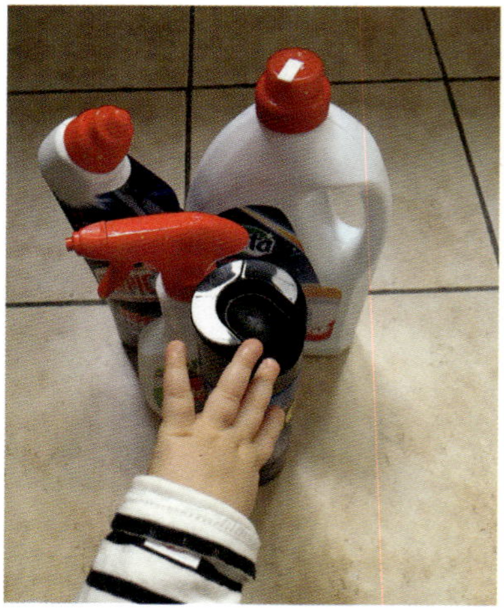

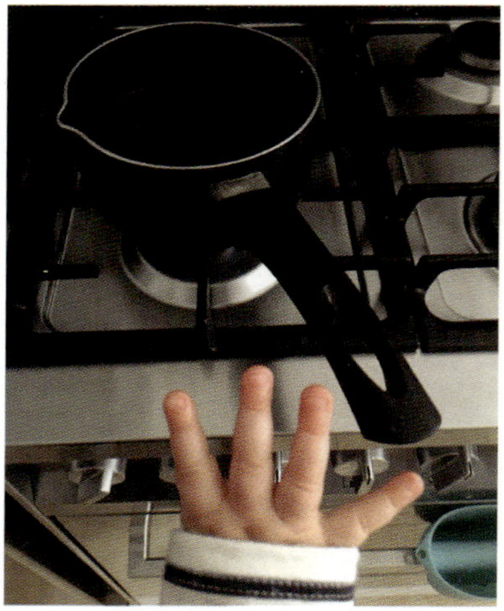

## 5 PRÉVENTION

- Adapter et sécuriser l'environnement de l'enfant selon les étapes de son développement. La maison a été créée par les adultes pour les adultes.
- Quelques conseils en exemple :

– Ne jamais laisser un enfant seul et sans surveillance lorsqu'il est sur la table à langer, dans la chaise haute, dans le bain, en présence d'un animal, etc.

– Fermer et sécuriser les fenêtres.

- Sécuriser les portes et les coins de tables.
- Ne pas laisser d'objets dangereux, de médicaments, de produits toxiques à portée de mains de l'enfant (couteau, ciseaux, produits ménagers, médicaments : les mettre dans un placard en hauteur ou fermé à clés).
- Pas d'enfant dans la cuisine pendant les heures de préparation des repas : ce n'est pas un espace de jeux (queue de la casserole tournée hors de portée, éduquer l'enfant à ne pas toucher le four, etc.).

Remarque

- Faire de la prévention des accidents de la vie courante auprès des parents et les encourager à se former aux gestes de premiers secours.
- Faire de la prévention des risques domestiques auprès des enfants dès le plus jeune âge.
- Surveiller l'enfant, ne jamais le laisser sans la surveillance d'un adulte.
- Adapter et sécuriser l'environnement (ceinture de sécurité dans la chaise haute, barrière de sécurité, bloques portes, coins de table, serrure sur les fenêtres, cache-prises etc.).
- Demander conseils auprès des professionnels de santé.

Document de prévention comme support pour les parents : *Protégez votre enfant des accidents domestiques 0-6 ans* (http://inpes.santepubliquefrance.fr)

# L'enfant et le handicap

fiche 48

## 1 LA NOTION DE HANDICAP

La notion de handicap n'est pas évidente à définir car elle recouvre des réalités extrêmement variées. De plus, la terminologie employée a connu une importante évolution. Plusieurs termes peuvent être associés au concept de handicap : l'infirmité, la déficience, l'invalidité ou encore la dépendance. Aujourd'hui, deux perceptions se dégagent : une perception centrée sur l'altération dont souffre la personne et une perception centrée sur les difficultés rencontrées par la personne.

L'OMS a proposé une définition du handicap. Puis la loi du 11 février 2005 a introduit pour la première fois une définition dans le Code de l'action sociale et des familles.

Cette définition est inspirée de la classification internationale du handicap proposée par l'OMS. Le handicap est donc l'interaction entre les incapacités de la personne et son inadaptation avec son environnement.

## 2 LES PRINCIPAUX TYPES DE HANDICAP

Le handicap est une notion très large, ce qui explique la diversité des personnes considérées comme étant en situation de handicap. Il existe plusieurs formes, ou plusieurs types de handicap. Le classement repose traditionnellement sur la forme de la déficience. On distingue les handicaps physiques et les handicaps mentaux.

### A Les handicaps physiques

- **Les handicaps moteurs** : un handicap moteur est caractérisé par une limitation des capacités de mouvement du corps, de déplacement ou d'action.

- **Les handicaps sensoriels et relationnels** : ce type de handicap concerne les organes des sens. Les altérations peuvent être légères, partielles ou totales. Il existe plusieurs types de handicaps sensoriels :
  - les déficiences auditives : les handicaps auditifs entraînent une altération partielle ou totale de l'ouïe. Ce type de handicap se retrouve chez les personnes sourdes ou malentendantes ;
  - les déficiences visuelles : les handicaps visuels entraînent une altération de la vue et concernent les personnes non voyantes et malvoyantes ;
  - les déficiences liées à la parole : ce type de déficience regroupe la perte de l'usage de la parole et les différents troubles de la parole. Les difficultés de communication peuvent être liées à de très nombreuses pathologies.

- **Les déficiences viscérales et générales** : les conséquences des déficiences viscérales et générales sont considérées comme un handicap car elles entraînent des situations d'incapacité pour le patient. Par exemple : les conséquences d'un cancer ou d'une insuffisance cardiaque ou respiratoire.

- **Les handicaps esthétiques** : les handicaps esthétiques sont caractérisés par une altération apparente du corps. Une malformation visible ou une cicatrice disgracieuse peuvent constituer des handicaps de ce type.

## B Les handicaps mentaux

Les handicaps mentaux sont nombreux et ils recouvrent des situations très différentes.

- **Les handicaps intellectuels** : les déficiences intellectuelles sont très souvent caractérisées par le faible niveau du quotient intellectuel. Font également partie de cette catégorie de déficiences tous les troubles en lien avec des fonctions cognitives : déficience du langage, difficultés d'apprentissage, dyslexie, *etc.*

- **Les handicaps psychiques** : les handicaps psychiques entraînent des conséquences sur la communication, la vie émotionnelle et le comportement de l'individu qui en souffre. On distingue deux catégories de troubles :
  - les psychoses : elles sont caractérisées par l'absence de contact avec la réalité. L'individu n'a pas conscience de ses troubles de la personnalité ;
  - les névroses : elles recouvrent également des troubles de la personnalité mais l'individu est conscient des variations de son humeur et de ses émotions. Cela peut être par exemple : les phobies, les troubles obsessionnels compulsifs, l'anxiété, *etc.*

## C Les handicaps associés

Il s'agit de la situation dans laquelle plusieurs handicaps se cumulent. Plusieurs combinaisons de handicaps peuvent donc exister. Cette situation engendre des besoins spécifiques pour l'individu. Elle nécessite une prise en charge particulière, cette prise en charge devra souvent être pluridisciplinaire.

### ▶ Définition

Le décret du 27 octobre 1989 donne une définition pour ce type de situations. Ce décret concerne les enfants, mais la définition peut tout de même servir de référence. Selon le décret, il s'agit des *« enfants ou adolescents présentant un handicap grave à expression multiple associant une déficience motrice et une déficience mentale sévère ou profonde et entraînant une restriction extrême de l'autonomie et des possibilités de perception, d'expression et de relation »* (article D. 312-83 du Code de l'action sociale et des familles). La loi du 11 février 2005 retient également le terme de « polyhandicap » et l'inclut dans sa définition des différentes situations de handicap.

### ▶ Les différents types

- **Le polyhandicap** : il se caractérise par des déficiences motrices et intellectuelles sévères, associées parfois à d'autres déficiences, entraînant une importante restriction de l'autonomie de la personne.

- **Le plurihandicap** : il est également appelé le « multihandicap ». Il correspond à l'association de plusieurs déficiences présentant la même gravité.

- **Le surhandicap** : la situation de surhandicap correspond à l'aggravation d'une forme de déficience déjà présente.

## 3 APPROCHE PSYCHOLOGIQUE

▶ L'annonce du handicap

L'annonce ou la découverte d'un handicap est un moment qui déstabilise très fortement. Ce moment est très souvent vécu comme une sérieuse déconvenue pour l'individu. Plusieurs sentiments sont observés : état de choc, incompréhension, sentiment d'injustice, refus d'accepter, honte et résignation.

▶ La représentation sociale du handicap

Aujourd'hui encore, les personnes handicapées souffrent malheureusement d'une certaine forme de stigmatisation. L'image du handicap est trop souvent négative car le handicap fait peur. La référence aux « normes » et à la « normalité » pèse sur la perception et sur le comportement de la société face à la population des personnes handicapées.

## 4 LES RÉPERCUSSIONS DU HANDICAP

▶ Les conséquences personnelles

L'individu en situation de handicap devra apprivoiser son corps ainsi que les incapacités qu'il présente. Le handicap peut donc altérer l'image de soi et la confiance en soi. La personne en situation de handicap devra accepter sa différence et cette acceptation peut s'avérer parfois difficile. L'individu pourra en effet rencontrer des difficultés pour construire son identité et pour échanger avec les autres membres de la société.

▶ Les conséquences familiales

Les réactions de la cellule familiale varieront selon la nature et la gravité du handicap. Le moment de l'apparition du handicap influence également cette réaction : le handicap découvert à la naissance d'un enfant et le handicap survenu suite à un grave accident, sont deux situations distinctes, suscitant des émotions différentes.

▶ Les conséquences sociales

Les personnes souffrant de handicap rencontrent de très nombreuses difficultés au quotidien. Elles sont malheureusement fréquemment rejetées et on constate qu'elles souffrent très souvent de discriminations et d'exclusion sociale.

## 5 LA POLITIQUE VIS-À-VIS DE L'ENFANT EN SITUATION DE HANDICAP

### A Le cadre juridique

La prise en charge des personnes handicapées a été introduite pour la première fois par la loi du 30 juin 1975. Cette loi a posé les fondements des droits des personnes handicapées. Elle a affirmé le principe d'une obligation nationale envers les personnes souffrant de handicap. Puis, la loi du 11 février 2005 pour l'égalité des droits et des chances, la participation et la citoyenneté des personnes handicapées est venue moderniser les dispositifs existants. Cette loi introduit plusieurs nouveautés fondamentales :

– le droit à compensation du handicap ;
– une nouvelle définition du handicap ;
– l'amélioration de l'accessibilité des personnes handicapées ;
– le principe de l'égalité et la création de la CNSA ;
– la création la MDPH.

## B La prise en charge sociale du handicap

La loi introduit et met en œuvre un nouveau droit : « *le droit à compensation des conséquences du handicap, quelles que soient l'origine et la nature de la déficience, l'âge ou le mode de vie de la personne* ». Ce droit à compensation implique que la personne handicapée puisse bénéficier d'aides de toute nature. Une des allocations que peut percevoir la famille est l'AEEH (Allocation d'éducation de l'enfant handicapé).

## C La scolarisation de l'enfant handicapé

La loi de 2005 réaffirme le principe selon lequel un enfant porteur d'un handicap a le droit de suivre une scolarité dans l'école la plus proche de son domicile. La loi énonce la responsabilité de l'Éducation nationale vis-à-vis des enfants concernés. En fonction de ses besoins, une évaluation pourra mettre en évidence la nécessité de diriger l'enfant vers un établissement spécialisé. Un PPS (Projet personnalisé de scolarisation) définira les modalités de déroulement de la scolarité et les actions pédagogiques, psychologiques, éducatives, sociales, médicales, paramédicales répondant aux besoins particuliers de l'élève. En fonction du handicap et des besoins de l'enfant, plusieurs modalités de scolarisation sont possibles.

### ▶ La scolarisation individuelle en classe ordinaire

Son intégration pourra nécessiter l'intervention d'un Accompagnant des Élèves en Situation de Handicap (AESH). Un PAP (Projet d'accompagnement personnalisé) sera élaboré en associant les parents. Le PAP s'adresse à tout élève présentant des difficultés scolaires durables en raison d'un trouble des apprentissages, il permet de bénéficier d'aménagements et d'adaptations de nature pédagogique.

### ▶ La scolarisation collective

- En **CLIS (Classe pour l'inclusion scolaire)** pour l'école primaire.
- En **ULIS (Unité localisée pour l'inclusion scolaire)** pour le collège et le lycée.

### ▶ La scolarisation en établissements médico-sociaux et de santé

- En **IME (Institut médico-éducatif)**.
- En **ITEP (Institut thérapeutique éducatif et pédagogique)**.
- En **IEM (Institut d'éducation motrice)**.
- En établissement pour polyhandicapés.

fiche 49

# L'enfant en situation de polyhandicap

**Le terme de « polyhandicap » a été employé pour la première fois en 1969 par le docteur Elisabeth Zucman. Les enfants polyhandicapés étaient nommés auparavant « des arriérés profonds ».**

## 1 DÉFINITION DU POLYHANDICAP

Le décret N° 2017-982 du 9 mai 2017 définit le polyhandicap comme une *« situation de vie spécifique d'une personne présentant un* dysfonctionnement cérébral*, précoce ou survenu en cours de développement ayant pour conséquence de graves perturbations à expressions multiples et évolutives de l'efficience* motrice*,* perceptive*,* cognitive *et de la* construction des relations *avec l'environnement physique et humain. Il s'agit là d'une situation évolutive d'*extrême vulnérabilité *physique, psychique et sociale au cours de laquelle certaines de ces personnes peuvent présenter de manière transitoire ou durable des signes de la série autistique. La* situation complexe *de la personne polyhandicapée nécessite, pour son éducation et la mise en œuvre de son projet de vie, le recours à des techniques spécialisées pour le suivi médical, l'apprentissage des moyens de relation et de communication, le développement des capacités d'éveil sensori-moteur et intellectuelles, l'ensemble concourant à l'*exercice d'autonomies optimales*. »*

À retenir

Les enfants présentant un polyhandicap sont décrits comme présentant un handicap grave à expression multiple associant déficience motrice et déficience mentale sévère ou profonde et entraînant une restriction extrême de l'autonomie et des possibilités de perception, d'expression et de relations.

## 2 CAUSES DU POLYHANDICAP

- Anomalies du développement du cerveau pendant la grossesse (maladie métabolique, infection par rubéole…)
- Anomalies de développement survenant pendant l'accouchement
- Anomalies dues à une très grande prématurité
- Anomalies survenant plus tard à la suite d'une maladie ou d'un accident (noyade, méningite…)
- Origines inexpliquées

## 3 CONSÉQUENCES SUR LA SANTÉ DE L'ENFANT POLYHANDICAPÉ

- Une déficience intellectuelle sévère
- Des troubles envahissants du développement
- Une épilepsie
- Une hypotonie massive qui provoque des troubles du tonus, de posture et des membres (ce qui est à l'origine de déformations)
- Une spasticité due à l'atteinte neurologique
- Des troubles digestifs
- Des troubles sensoriels
- Des troubles du sommeil
- Des troubles de l'élimination
- Une fragilité cutanée
- Des troubles de la déglutition entraînant des fausses routes
- Des troubles nutritionnels souvent à l'origine d'une dénutrition
- Des pathologies bucco-dentaires
- Un bavage qui provoque des désagréments et modifie le regard de l'autre
- Des douleurs nociceptives (scolioses, caries, œsophagite, corset, toilette...) et/ou neuropathiques dues à l'atteinte cérébrale

> À retenir
>
> L'évaluation de la douleur est systématique si modification du comportement.
> Échelle San Salvadour : https://pediadol.org/dess-douleur-enfant-san-salvadour/
> Échelle FLACC : https://pediadol.org/flacc-face-legs-activity-cry-consolability-2/

- Une difficulté à communiquer

> À retenir
>
> Pour percevoir chez l'enfant polyhandicapé, la joie, la tristesse, la douleur, la négation ou l'acceptation, il faut être à l'écoute des parents et des professionnels qui côtoient les enfants au quotidien. Il est essentiel de développer la communication à partir de ses capacités.

L'évolution des traitements, des interventions chirurgicales, des matériels de rééducation et la formation continue des professionnels concourent à une meilleure qualité de vie des enfants polyhandicapés avec une durée de vie plus longue. Lors de la puberté comme chez l'enfant valide, les changements corporels et psychiques déstabilisent l'entourage. Malgré l'importance de leur dépendance, les parents en partenariat avec les professionnels se doivent de l'accompagner vers un statut d'adulte.

## 4 BESOINS DE L'ENFANT POLYHANDICAPÉ

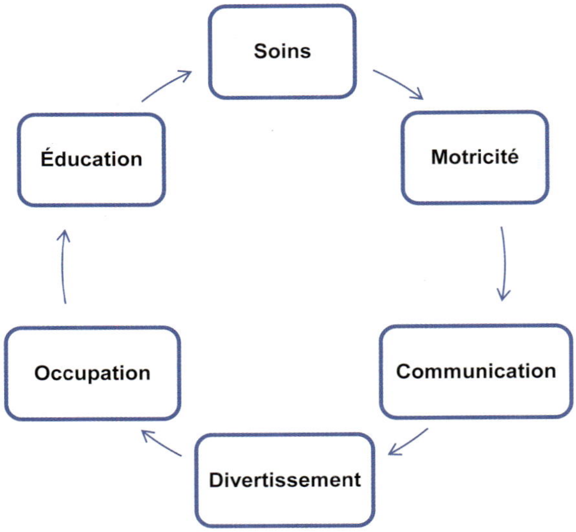


fiche 49

## 5 AIDES POUR LES PARENTS

| À domicile | En institution |
| --- | --- |
| • PMI<br>• CAMSP<br>• SESSAD<br>• CMPP<br>• HAD | • IME<br>• CESAP<br>• Instituts pour enfants et adolescents polyhandicapés |

## 6 LÉGISLATION

Des lois sont publiées pour favoriser le droit des enfants polyhandicapés à l'éducatif dans des milieux ordinaires afin de favoriser la mixité et d'aller vers une société plus tolérante face à la différence.

### ▶ La loi du 11 février 2005

Elle reconnaît à tout enfant porteur d'un handicap le droit d'être inscrit en milieu ordinaire, dans l'école la plus proche de son domicile.

### ▶ Décret n° 2010-613 du 7 juin 2010 relatif aux établissements et services d'accueil des enfants de moins de six ans

Dans le respect de l'autorité parentale, les établissements et services d'accueil des enfants de moins de six ans contribuent à leur éducation. Ils concourent à l'intégration des enfants présentant un handicap ou atteints d'une maladie chronique qu'ils accueillent. Ils apportent leur aide aux parents pour favoriser la conciliation de leur vie professionnelle et de leur vie familiale.

▶ La loi du 8 juillet 2013 sur l'orientation et de programmation pour la refondation de l'école de la République (art L 111-1)

Elle « *reconnaît que tous les enfants partagent la capacité d'apprendre et de progresser* » et proclame « l'inclusion scolaire de tous les enfants, sans aucune distinction ».



## 7 CONSÉQUENCES SUR LA FAMILLE ET LA PARENTALITÉ

Favotte et Debliqui (2010) : « *L'intrusion du polyhandicap dans une famille chamboule tout ce qui avait pu être mis en place* ».

- Ces conséquences sont lourdes :
- une succession d'annonces (le diagnostic, les périodes d'aggravation, les interventions...),
- un sentiment de culpabilité des parents, de la fratrie,
- un sentiment pour la fratrie de passer toujours après...
- l'arrêt de l'activité professionnelle d'un des parents (plus souvent la mère) pour s'occuper à plein temps de son enfant,
- des parents devenus les aidants et les soignants de leur enfant,
- des tensions influençant la vie de couple,
- des relations sociales diminuées,
- des heures passées dans les couloirs des consultations,
- des journées passées à l'hôpital,
- la peur d'une mort prématurée de leur enfant,
- la peur de mourir avant leur enfant,
- l'épuisement dû à l'absence de répit...

- Mais c'est aussi :
- la joie d'un sourire furtif,
- une relation fusionnelle entre l'enfant et ses proches,
- une temporalité différente de la prise en soin,
- une perception très fine du ressenti de l'autre,
- de la distance face au regard de l'autre,
- un investissement dans des associations,
- la considération de l'enfant polyhandicapé comme étant une personne.

À savoir

La présence d'un frère ou d'une sœur polyhandicapé(e) a une influence sur le métier des autres enfants. Ils s'orientent plus souvent vers des professions où ils se mettront au service des autres.

Prendre soin d'un enfant polyhandicapé implique une prise en soins personnalisée pluri-professionnelle et interdisciplinaire dans les domaines de la santé, du médico-social, de l'éducatif et du rééducatif.

## 8 LE RÔLE DE L'IPDE

- Instaurer une relation de confiance avec l'enfant et ses parents.
- S'intéresser au vécu de la fratrie.
- Avoir un questionnement éthique en ayant pour objectif le bien-être de l'enfant.
- Être réceptif aux messages manifestés par l'enfant et y répondre de manière adaptée.
- Être à l'écoute des parents qui ont une expertise fine des besoins de leur enfant.
- Prévenir et traiter la douleur.
- Proposer un temps de répit aux parents.
- Faire le lien avec les professionnels intra ou extra-hospitaliers intervenant dans la prise en soin de l'enfant.
- Proposer l'intervention d'une ERRSPP si aggravation de l'état clinique avec un risque vital.

**Infos pratiques**

Vous trouverez sur le site de l'HAS un document datant de 2020 sur l'accompagnement de la personne polyhandicapée : https://www.has-sante.fr/upload/docs/application/pdf/2020-11/polyhandicap_argumentaire_vdef.pdf

# Partie 4

## La formation de puéricultrice

partie 4

**FICHES**

# Se préparer



## 1 QUI PEUT SE PRÉSENTER AU CONCOURS DE PUÉRICULTRICE ?

- Ce concours est destiné à deux types de professionnels de santé :

– les infirmières,

– les sages-femmes.

- Les professionnels se présentant à ce concours doivent :

- soit être titulaires d'un diplôme d'État permettant d'exercer le métier d'infirmier ou de sage-femme en France,

– soit fournir une attestation d'inscription en dernière année d'étude d'infirmière ou de sage-femme.

En cas de réussite au concours, la personne devra justifier de l'un de ces deux diplômes pour débuter la formation de puéricultrice.

## 2 LE PROGRAMME OFFICIEL DE RÉVISION

**Le programme de révision officiel du concours repose sur 5 différentes catégories.**

① Tester les connaissances des candidats en matière de physiologie des grands systèmes, nécessaires à la compréhension des besoins physiques de l'enfant et des mécanismes physiopathologiques des différentes pathologies infantiles.

② Tester les connaissances en matière de pharmacologie, indispensables à l'application des prescriptions médicales, à la surveillance clinique de la personne soignée et à la thérapeutique mise en œuvre ainsi que les connaissances relatives à la législation pharmaceutique.

③ Tester les connaissances en matière d'obstétrique et de pathologie obstétricale indispensables pour la compréhension de leur incidence sur le fœtus et le nouveau-né.

④ Tester les connaissances relatives au service infirmier et à l'exercice de la profession d'infirmière.

⑤ Tester les connaissances relatives à l'état sanitaire de la France et aux structures administratives et médico-sociales, afin de comprendre les orientations et la mise en œuvre de la politique de santé de l'enfant et de la famille.

51 fiche

# Le concours

**Le concours de puéricultrice s'organise en deux temps bien distincts : l'épreuve d'admissibilité puis l'épreuve d'admission.**

## 1 L'ÉPREUVE D'ADMISSIBILITÉ

- L'épreuve d'admissibilité est composée de deux épreuves écrites :
- une épreuve de 40 questions à choix multiples (QCM) et 10 questions à réponses ouvertes et courtes (QROC) qui permettent d'évaluer les connaissances dans les cinq catégories du programme de révision officiel du concours (détaillées dans la Fiche 50),
- une épreuve de tests psychotechniques qui permettent d'évaluer la capacité de synthèse et d'analyse.
- Toutes les épreuves durent 1 h 30, sont notées sur 20 et ont le même coefficient.

Tous candidats aspirant à l'épreuve d'admission doivent obligatoirement avoir une note supérieure ou égale à 20/40 à la moyenne des deux épreuves écrites.
Toute note inférieure à 7/20 à une des deux épreuves est éliminatoire.

## 2 L'ÉPREUVE D'ADMISSION

- L'épreuve d'admission se présente sous forme d'oral.
- Le jury de cet oral est composé de trois professionnels :
- un formateur de l'école de puéricultrice,
- une infirmière puéricultrice encore en activité,
- un pédiatre.
- Le candidat prépare son oral pendant 20 minutes.
- L'oral dure 20 minutes (10 minutes d'exposé et 10 minutes de discussion avec le jury) et est noté sur 20.
- Le sujet est tiré au sort par le candidat parmi tous ceux préparés par le jury. Il porte sur l'étude d'une situation en rapport avec l'exercice professionnel infirmier.

Toute note inférieure ou égale à 7/20 est éliminatoire.
Au-delà de cette note, le candidat peut être :
- admis sur la liste principale,
- admis sur liste complémentaire en fonction de son classement au concours.

# La formation

**Le métier d'infirmière puéricultrice est officiellement reconnu depuis la création du diplôme d'État de puéricultrice régi par ses décrets des 13 et 20 août 1947. Réformé en 1983, le programme de cette époque est toujours celui mis en œuvre actuellement dans les instituts de formation.**

fiche 52

## 1 LE PROGRAMME DE FORMATION

La formation de puéricultrice se déroule sur 12 mois.

Au cours de ces 12 mois, l'infirmière ou sage-femme étudiante puéricultrice devra effectuer :

- 650 heures d'enseignement théorique et pratique à l'école,
- 710 heures d'enseignement clinique (stage),
- 140 heures de travaux dirigés et d'évaluation.

## 2 LES 8 DOMAINES D'APPRENTISSAGES

Au cours de cette année de formation, l'étudiante découvre huit domaines de compétences sur lesquelles repose la profession de puéricultrice.

- Domaine 1 : Sciences infirmières spécialisées en puériculture : fondements et méthodes
- Domaine 2 : Sciences humaines, sociales et droit
- Domaine 3 : Sciences biologiques et médicales
- Domaine 4 : Sciences cliniques et techniques de l'infirmier/ère puériculteur/rice
- Domaine 5 : Organisation du travail et gestion des moyens en établissements accueillant des enfants
- Domaine 6 Méthodes et outils (langue vivante, informatiques, statistiques)
- Domaine 7 Recherche en sciences infirmières en puériculture
- Domaine 8 : Intégration des savoirs et posture professionnelle

## 3 LES SPÉCIFICITÉS DE LA FORMATION

La formation de puéricultrice étant une spécialité, les compétences infirmières sont donc des pré-requis pour aspirer à cette formation.

Elle complète ainsi la formation initiale de l'infirmière ou de la sage-femme et ce, dans l'intérêt supérieur de l'enfant.

Par ailleurs, l'arrêté du 12 décembre 1990 relatif à la scolarité, au diplôme d'État de puéricultrice et au fonctionnement des écoles, Titre III, article 19, stipule que les spécificités dans la formation d'infirmière puéricultrice « *Sont d'évaluer les capacités suivantes :*

*1. Capacité à communiquer ;*

*2. Capacité à résoudre un problème ;*

*3. Capacité à travailler en groupe ;*

*4. Capacité à animer ;*

*5. Capacité pédagogique ;*

*6. Capacité à se situer professionnellement et à participer à la gestion et à l'organisation d'un service ;*

*7. Capacité à résoudre un problème de soin infirmier auprès d'un enfant ou d'un groupe d'enfants ;*

*8. Capacité à se former sur un terrain professionnel ;*

*9. Capacité à se situer dans le service ;*

*10. Capacité à perfectionner ses attitudes professionnelles.* »

# Les stages

fiche 53

**La formation de puéricultrice compte 4 ou 5 stages individuels (en fonction des écoles). Ils sont répartis sur l'ensemble de l'année scolaire et durent chacun quatre semaines, soit environ 140 heures.**
**L'étudiante puéricultrice doit obligatoirement faire un stage dans chaque structure correspondant à son lieu possible d'exercice :**

- **en extra-hospitalier :**
  - **les établissements et services d'accueil du jeune enfant,**
  - **la PMI ;**
- **en milieu hospitalier :**
  - **la pédiatrie,**
  - **la maternité,**
  - **la néonatalogie.**

## 1 L'EXTRA-HOSPITALIER

- Les stages en milieux extra-hospitaliers peuvent s'effectuer dans plusieurs structures d'accueil telles que les crèches de tous types ou encore les structures d'accueil permanentes du jeune enfant telles que les pouponnières. L'étudiante puéricultrice travaillera aux côtés de la puéricultrice, responsable de ces établissements d'accueil. Elle découvrira les rôles de manager d'équipe et d'établissement, ainsi que le rôle de la puéricultrice auprès des enfants et de leurs parents.

- En PMI, l'étudiante découvre le rôle de prévention, d'accompagnement et de conseils de la puéricultrice auprès des parents et de leurs enfants. Elle accompagne la responsable de PMI lors de visites aux domiciles de parents ou chez des assistantes maternelles (visites d'agrément, de renouvellement d'agrément ou encore de suivi). Elle assure des permanences au centre de PMI, des consultations de puéricultrice. Enfin, elle découvre le rôle qu'a la puéricultrice dans la protection de l'enfance.

## 2 L'HOSPITALIER

- Les stages dans les services hospitaliers sont très variés :
  - pédiatrie générale,
  - services spécialisés,
  - néonatalogie,
  - maternité.

- L'infirmière étudiante puéricultrice va pouvoir découvrir les soins de l'enfant de 0 à 18 ans ainsi que l'accompagnement des familles de ces enfants hospitalisés.

Elle découvre le rôle d'accompagnement et de prévention auprès des familles (conseil en allaitement, conseil de couchage, prévention de la mort inattendue du nourrisson, du syndrome du bébé secoué) en maternité, ainsi que les **soins plus techniques** en néonatalogie ou en pédiatrie, tout en agissant en fonction du **stade de développement de l'enfant** et en restant à l'**écoute de ses besoins** et de ceux de sa famille.



## 3 L'ÉVALUATION DE STAGE

Pour chaque stage, une feuille d'évaluation est remplie par la tutrice de l'étudiante. Elle doit valider **quatre capacités** :

- capacité à résoudre un problème de soin infirmier auprès d'un enfant ou d'un groupe d'enfants en utilisant une démarche méthodologique,
- capacité à se former sur un terrain professionnel,
- capacité à se situer dans le service,
- capacité à perfectionner ses attitudes professionnelles.

# La validation

**L'obtention du diplôme d'État de puéricultrice se fait sous plusieurs conditions. En effet, la totalité des évaluations soumises à l'étudiante pendant l'année doit être validée pour aspirer au diplôme.**

54 fiche

## 1 VALIDATION DES TROIS ÉPREUVES DE CONNAISSANCES

Les contrôles de connaissances sont au nombre de 3. Répartis tout au long de l'année, ils permettent d'évaluer les connaissances requises pour prétendre au diplôme d'État. Chaque contrôle de connaissance est noté sur 30 points. Afin de valider ce module de la formation, une moyenne de 15/30 aux trois contrôles de connaissances est requise. En cas de note en dessous de la moyenne, aucun rattrapage n'est organisé au cours de l'année de formation.

## 2 VALIDATION DES STAGES

Tout comme les contrôles de connaissances, la validation des 4 stages individuels effectués par l'étudiante est indispensable pour l'obtention du diplôme d'État. Chaque stage est noté sur 10. La moyenne (5/10) aux quatre stages effectués est requise pour que ce module du diplôme soit validé.

## 3 VALIDATION DES TROIS ÉPREUVES DE SYNTHÈSE

Afin de valider son année de formation, l'étudiante doit valider trois différentes épreuves de synthèse.

### A L'A.I.M.E.S. (Action d'Information en Matière d'Éducation pour la Santé)

- Travail en groupe sur le terrain (milieux hospitalier ou extra-hospitalier, dans les services de soins ou au contact direct des populations dans les villes).
- L'élaboration du projet dure plusieurs semaines.
- Les étudiantes puéricultrices doivent monter un projet en matière d'éducation pour la santé, adapté aux besoins du public rencontré. Un écrit doit, en première intention, être fourni au jury de l'examen, puis un exposé débat est effectué auprès du groupe côtoyé pendant l'élaboration du projet.

### B La RPS (Résolution de Problème de Soins)

- Travail individuel effectué par l'étudiante pendant l'un de ses quatre stages obligatoires.
- L'étudiante doit présenter une démarche de soins ainsi qu'un soin, un accompagnement auprès d'un enfant et de sa famille (ou auprès des équipes, dans certains lieux de stages comme en EAJE).

### C Le PPP (Projet Professionnel Personnalisé) ou mémoire

- Travail **individuel**.
- L'étudiante est accompagnée tout au long de l'année par un formateur afin d'élaborer ce travail sur une problématique qu'elle a choisie.
- L'évaluation de ce travail se fait en deux temps : l'**élaboration d'un écrit** et une **soutenance orale**.

Ces trois épreuves sont notées sur 30 points. Pour qu'elles soient chacune validées, une note de 15/30 au minimum est requise.

# Partie 5
## Mémos pratiques

partie 5

### MÉMOS PRATIQUES

# Les soins de l'enfant

## 1 CONCEPTION DU SOIN

*Les soins sont des moyens par lesquels on s'efforce de rendre la santé à un malade* (Larousse).

• Ce sont des actes de sollicitude, de prévoyance envers quelqu'un, actions par lesquelles on s'occupe de la santé, du bien-être physique, matériel et moral d'une personne.

• Ce sont également des actions et moyens permettant de prévenir ou de guérir une maladie.

### A Le *care* (prendre soin)

Le care peut se décrire comme un travail de réponse aux nombreux besoins des personnes vulnérables. Sa complexité a été décrite par la philosophe politique Joan Tronto en 1993, qui isole quatre phases entrelacées :
- la première phase : **reconnaître qu'un besoin est là**, ce qui mobilise l'attention ;
- la deuxième phase : **décider de répondre au besoin décelé** et organiser la réponse (notion de responsabilité) ;
- la troisième phase : **consiste à prendre soin** ;
- la quatrième phase : **vérifier auprès de la personne vulnérable que son besoin a été bien identifié** et que la réponse a été bien organisée puis réalisée.

Ce mot évoque le fait de prendre soin. *Cure* et *care*, deux mots qui illustrent les différences mais aussi la complémentarité de ces deux postures distinctes du soin :
- cure dans un registre très dynamique et interventionniste de la médecine soumis à la tension du résultat ;
- care dans un registre plus doux et plus enveloppant du souci de la personne à travers des gestes attentionnés.

### B Le soin

Le soin véritable est un assemblage des trois éléments :
- une émotion qui saisit (sollicitude) ;
- une compétence qui soulage (care) ;
- une présence qui réconforte (accompagnement).

• D'après Orlando, « *l'observation continue et l'interprétation des réactions du malade, confrontée à la façon dont le malade envisage l'aide qui lui est nécessaire et l'action qui en découle sont garantes de la meilleure efficacité des soins* ».

• Les théories de soins reposent sur 4 concepts fondamentaux qui sont :
- la personne ;
- la santé ;
- l'environnement ;
- les soins infirmiers.

• Le soin est un moyen de traiter à la fois une maladie et une personne.

## 2 ACCOMPAGNEMENT

Un enfant malade reste un enfant. Quelle que soit sa maladie, il doit être traité en fonction de la personne qu'il est, du niveau de développement qu'il a atteint et de sa maturité. Il est préférable que les soignants aient les connaissances du développement d'un jeune enfant (moteur, affectif, cognitif...).

- Il est important de toujours expliquer les actes que le soignant va effectuer quel que soit l'âge de l'enfant, avant et pendant le soin.
- Après le soin, le soignant réassurera l'enfant.

**Remarque.** Les parents peuvent être sollicités pendant le soin.

- Pour faciliter les soins, différentes méthodes peuvent être utilisées comme :

– la distraction (adaptée à l'âge cognitif de l'enfant) ;

– l'hypnose ;

– le massage.

- Tout travail d'accompagnement se fait entre le soignant et l'enfant, mais également en collaboration avec les parents.

## 3 PRATIQUES PROFESSIONNELLES

### A L'hygiène

- Il faut se laver les mains avant, pendant et après les soins. La technique consiste à se laver les mains pendant 30 secondes : paume contre paume, les espaces interdigitaux, le dos des mains, les pouces et les poignets.
- La solution hydroalcoolique peut également être utilisée après un soin ou entre deux soins. La technique consiste à prendre une dose dans le creux de sa main, à se frictionner les mains pendant 30 secondes jusqu'à ce qu'elles soient sèches, en suivant la même technique que celle du lavage des mains.

### B La sécurité

- Sécurité physique :

– avant de commencer tout soin, s'assurer que tout le matériel soit préparé au préalable ;

– rester à côté de l'enfant pour éviter toute chute ou demander aux parents de rester proche de lui.

**Attention !** Si vous devez attraper du matériel un peu plus loin, laisser une main sur l'enfant, toujours dans ce souci de sécurité de l'enfant.

- Sécurité psychique : s'assurer également d'être présente psychiquement pour l'enfant, lui parler, lui expliquer chaque geste.

### C Le confort

- **Avant un soin** : s'assurer d'avoir répondu au préalable à ses besoins fondamentaux (besoin d'éliminer, de manger, de dormir ou encore de communiquer).
- **Pendant le soin** : installer l'enfant dans une position qui soit la plus confortable pour lui.
- **Après le soin** : réinstaller l'enfant confortablement, lui proposer une distraction (jeu, livre…) ou lui proposer le réconfort de ses parents.

### D Le respect

Il se manifeste par l'**explication du soin à l'enfant** mais également **aux parents**.

- Tenir compte des remarques de l'enfant, de ses besoins et de son rythme (ne pas réveiller un enfant par exemple). Répondre aux interrogations des parents.
- **Associer au maximum les parents et les faire participer** au soin pour qu'ils se sentent concernés par celui-ci et que l'enfant soit rassuré par leur présence et leurs paroles.

56
mémo pratique

# Les soins d'hygiène corporelle du nouveau-né

**Les soins d'hygiène corporelle permettent la mise en propreté du nouveau-né mais aussi son bien-être et son confort. Ils sont à faire de préférence en présence d'un parent. C'est un temps aussi d'observation de l'instauration de la relation parents-nouveau-né.**

## 1 PRÉPARATION DES SOINS

### ▶ Matériel nécessaire

- Plan de change.
- Une poubelle ou un haricot à usage unique.
- Point d'eau.
- Savon liquide.
- Solution hydro-alcoolique.
- Nettoyant détergent-désinfectant.
- Coton ou compresses non stériles.
- Sérum physiologique.
- Gant et serviette de toilette.
- Une couche (vérifier la taille de la couche).
- Vêtement de rechange si besoin.

## 2 LE SOIN DES YEUX

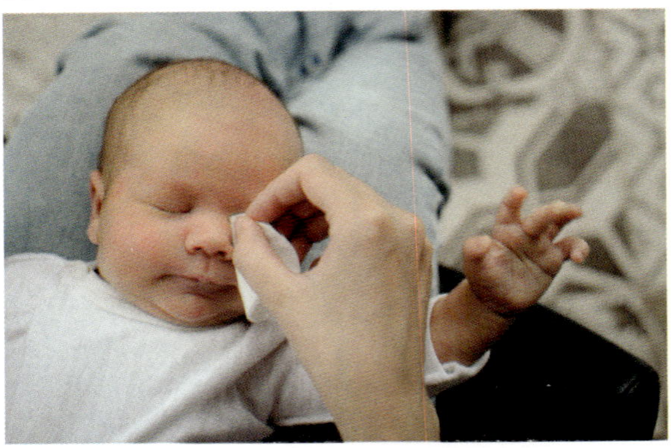

Ce soin se fait, en général, après le bain du nourrisson, après l'avoir rhabillé, puis chaque fois que nécessaire (si impuretés au niveau des yeux).

Préparer tout le matériel en même temps que celui du bain, que tout soit à portée de mains.

Parler au nourrisson pendant tout le soin. Expliquez-lui ce que vous faites, ce que vous allez lui faire.

▶ Réalisation du soin

- Faire une hygiène des mains (lavage des mains simples ou friction hydro-alcoolique).
- Ouvrir le paquet de compresses stériles sans toucher le milieu.
- Mettre du sérum physiologique au centre de la compresse.
- Plier la compresse en forme de papillon.
- Nettoyer le premier œil (de l'angle interne vers l'angle externe de l'œil) du plus propre au plus sale (changer de compresses s'il reste des saletés et recommencer).
- Faire la même chose pour le second œil.

Une compresse = Un passage

56 mémo pratique

## 3 LE SOIN DU VISAGE

▶ Réalisation du soin

- Faire une hygiène des mains (lavage des mains simples ou friction hydro-alcoolique).
- Nettoyer le visage à l'aide d'un coton imbibé d'eau (le geste forme un « S ») en allant du plus propre au plus sale : front, joues, menton, bouche et nez.
- Sécher légèrement en tapotant.

## 4 LE SOIN DES OREILLES

Ce soin se fait après le bain.

Attention : ne pas utiliser de cotons-tiges dans l'oreille du nouveau-né !

▶ Réalisation du soin

- Faire une hygiène des mains (lavage des mains simples ou friction hydro-alcoolique).
- Nettoyer le pavillon externe de l'oreille avec une fusette sèche (=coton enroulé comme une fusée).

## 5 LE SOIN DU NEZ

Il se fait au moment du bain, mais peut être fait plus régulièrement si encombrement et pendant la période de la bronchiolite (vigilance accrue).

### ▶ Réalisation du soin

- Faire une hygiène des mains (lavage des mains simples ou friction hydro-alcoolique).
- Faire une fusette avec la compresse ou le coton.
- L'imbiber de sérum physiologique.
- Nettoyer chaque narine si présence de sécrétions (une compresse par narine).

## 6 LE CHANGE

### ▶ Réalisation du soin

- Faire un lavage des mains.
- Préparer, nettoyer et désinfecter le matériel.
- Poser le nouveau-né sur le plan de change.
- Si présence de selles, ôter le plus gros des matières.
- Poser les fesses de bébé sur une serviette de toilette.
- Savonner en insistant sur les plis et le sillon fessier.
- Rincer abondamment à l'eau tiède, tout en respectant l'ordre du plus propre au plus sale :
  - le bas du ventre,
  - les cuisses,
  - les plis de l'aine,
  - les organes génitaux,
  - et les fesses.
- Sécher soigneusement le siège.
- Mettre la couche adaptée à la taille de l'enfant.
- Le rhabiller.
- Ranger le matériel.
- Nettoyer et désinfecter le plan de travail et se laver les mains.

**Attention**

Ne pas tirer sur les jambes mais faire basculer le bassin.
Chez la fille : écarter les petites lèvres et nettoyer du méat urinaire à l'anus.
Chez le garçon : nettoyer l'extrémité de la verge jusqu'aux bourses. Ne pas décalotter.

# Les soins de développement

57 mémo pratique

## 1 DÉFINITION

- Les soins de soutien au développement sont un ensemble de stratégies environnementales et comportementales qui permettent de favoriser le développement harmonieux du nouveau-né à terme ou né prématurément.
- Il s'agit d'une philosophie de soin individualisé, élaborée à la suite d'observations systématiques et d'évaluations formelles des comportements de l'enfant. Chaque intervention des professionnels de la santé est adaptée aux besoins de l'enfant à l'instant.
- L'enfant est vu comme un collaborateur actif dans ses soins, déterminé à poursuivre une trajectoire de développement dans une relation continue avec son environnement et ceux qui l'entourent.
- Les parents sont au centre de ce processus, ils sont accompagnés par les soignants pour effectuer les soins contenants de l'enfant le plus précocement possible et pour tisser le lien d'attachement vital à l'enfant.

## 2 OBJECTIFS

- Les soins de soutien au développement visent à soutenir l'enfant de façon individualisée afin qu'il soit stable et puisse se développer en harmonie. Ils permettent de soutenir la relation parent-enfant et de créer de réels moments d'interactions.
- Les soins contenants et le soutien postural offrent à l'enfant des limites dans l'espace et favorisent les sensations d'intégrité corporelle.
- Les soins sont élaborés dans l'observation de l'état de vigilance de l'enfant et dans le respect de ses réactions.

## 3 LES STRATÉGIES ENVIRONNEMENTALES

- Réduction des stimuli nocifs.
- Diminution globale du niveau lumineux, création d'un cycle jour/nuit.
- Diminution du bruit lié au matériel et au personnel.
- Diminution des manipulations, regroupement des soins.
- Limitation des procédures douloureuses diagnostiques ou thérapeutiques à celles qui influent réellement sur l'état de santé de l'enfant.

## 4 LES STRATÉGIES COMPORTEMENTALES

- L'enveloppement pendant et hors des soins (bain, pesée, prélèvement...).
- Le couchage en flexion permettant à l'enfant d'être soutenu (enfant sous monitoring).
- Le peau-à-peau.
- La promotion et le soutien de l'allaitement maternel dans le respect du choix de la mère.
- La succion non nutritive et la sollicitation orale de façon positive.
- L'intégration des parents lors des soins et leur présence sans restriction permettent la création du lien d'attachement.
- La sollicitation de l'enfant ne se fait que lorsque celui-ci montre des signes d'approches, en cas de signes de retrait la personne laisse à l'enfant la possibilité de se ressourcer.

Les soins de soutien au développement sont une réelle philosophie de soins ayant fait ses preuves scientifiques sur le bien-être et les progrès du nouveau-né hospitalisé.
Aujourd'hui, toutes les équipes travaillant auprès de nouveau-né à terme ou né prématurément doivent réfléchir sur leur stratégie de soins en ce sens.

# Le calendrier vaccinal



## 1 NOUVELLES RÉGLEMENTATIONS

Depuis le 1er janvier 2018, 8 vaccins auparavant fortement recommandés sont devenus obligatoires pour tous les nourrissons nés à partir de cette même date. Élaboré par la Commission Technique des Vaccinations qui est rattachée à la Haute Autorité de Santé (HAS), ce nouveau calendrier a été approuvé par le Haut Conseil de la Santé Publique.

En effet, l'article L. 3111-1 du Code de la Santé Public explique que *« la politique de vaccination est élaborée par le ministre chargé de la santé qui fixe les conditions d'immunisation, énonce les recommandations nécessaires et rend public le calendrier des vaccinations après avis du Haut Conseil de la Santé Publique ».*

Le nouveau calendrier vaccinal comporte donc maintenant 11 vaccins rendus obligatoires.

## 2 LE CALENDRIER

### Calendrier simplifié des vaccinations 2019

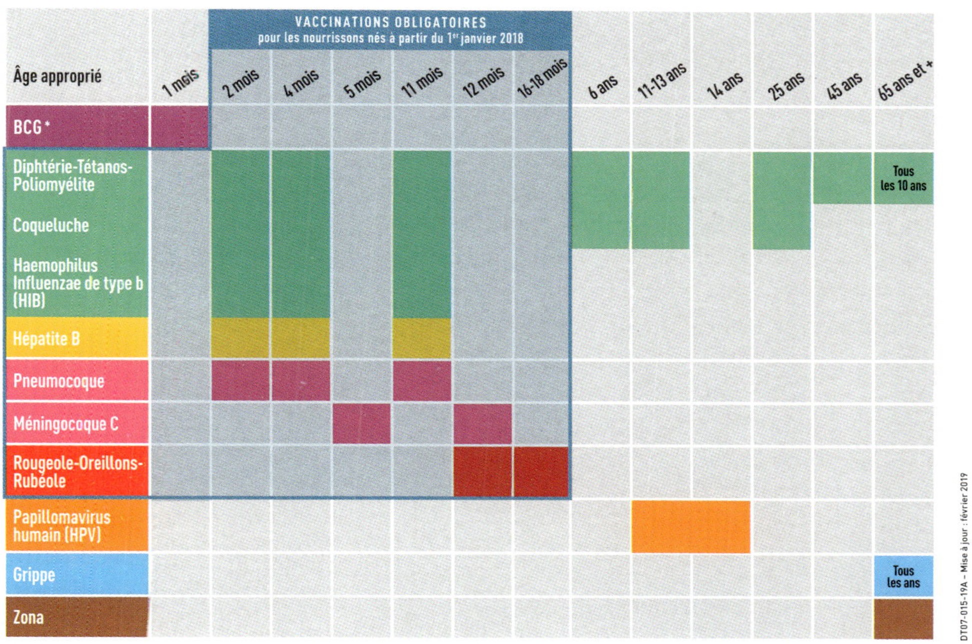


* Pour certaines personnes seulement

58 mémo pratique

## 3 OÙ RÉALISER LES VACCINS ?

Les vaccinations peuvent être effectuées :

- chez un pédiatre,
- chez le médecin généraliste qui suit l'enfant,
- en centre de PMI avec le médecin de PMI,
- dans les centres de vaccination.

Quel que soit le lieu où sont effectués les vaccins, les professionnels de santé ont un rôle d'information, de prévention et de sensibilisation à la vaccination auprès des enfants et de leurs parents qu'ils accueillent.

## 4 RETARD DANS LE CALENDRIER VACCINAL

Il est possible de reprendre les vaccinations en cas d'interruption du programme de vaccination. Les injections doivent être reprises là où elles ont été arrêtées, en fonction de l'âge de l'enfant.

À noter

Il est important de laisser un mois entre chaque dose injectée.

## 5 LA VACCINATION ET LES LIEUX COLLECTIFS

Les bénéfices de la vaccination sont :

- individuels,
- collectifs.

C'est pourquoi les vaccinations des enfants présents en milieux collectifs (lieux d'accueil de la petite enfance, écoles) sont obligatoires et doivent être justifiées. Une photocopie des pages « CERFA » des vaccinations du carnet de santé peut être exigée pour valider l'accueil de l'enfant en milieu collectif. Cette photocopie a valeur de certificat de vaccination.

# Carnet de santé et certificat de santé

59
mémo pratique

## 1 LE CARNET DE SANTÉ

Le carnet de santé a fait son apparition en 1868 et ne cesse d'évoluer depuis. La dernière version du carnet de santé date de 2018 et comporte notamment des nouveautés concernant :

- l'examen de la 2e semaine de vie de l'enfant,
- la mise à jour des repères développementaux,
- plus de distinction nationale.

### A Délivrance du carnet de santé

L'Article L. 2132-1 du Code de la Santé Publique indique que :

- le carnet de santé est remis gratuitement et systématiquement,
- c'est l'officier d'état civil qui le délivre, au moment de la déclaration de naissance,
- ce sont les PMI départementales qui en organisent l'édition et la diffusion.

### B Carnet de santé : un document confidentiel

- 5 points importants à noter concernant ce document :
- 1. Le carnet est nominatif.
- 2. Ses données sont confidentielles et couvertes par le secret professionnel.
- 3. Sa consultation est soumise à l'accord des parents.
- 4. Sa consultation est réservée aux professionnels de santé : confié à l'enfant ou à une autre personne, il est conseillé de le mettre sous enveloppe fermée, avec la mention « secret médical ».
- 5. Les pages consacrées aux vaccinations portent un numéro de formulaire CERFA qui donne une valeur de certificat de vaccinations.

### C Les différents items du carnet de santé

Le carnet de santé comporte huit parties distinguées par des couleurs différentes :

- généralités (identité de l'enfant, date et lieu de naissance),
- pathologies au long cours, allergies, antécédents familiaux,
- période périnatale,
- surveillance médicale (par tranches d'âge de l'enfant),
- courbes de croissance (poids, tailles, périmètre crânien, IMC),

- examens bucco-dentaires,
- hospitalisations, produits sanguins, examens radiologiques,
- vaccinations, maladies infectieuses.

De nombreux espaces sont destinés aux parents et à leur information. D'autre encore, sont dédiées à l'enfant ou l'adolescent.

### D En cas de perte

En cas de perte du carnet de santé, la PMI peut en délivrer un nouveau aux parents de l'enfant concerné. Le médecin traitant devra compléter certaines données manquantes telles que les vaccinations déjà effectuées.

## 2 LES CERTIFICATS DE SANTÉ

Il existe 3 certificats de santé obligatoires que le médecin doit effectuer à des âges clefs de l'enfant :

- 8e jour,
- 9e mois,
- 24e mois.

Ces certificats sont ensuite envoyés à la PMI du département dans lequel habite l'enfant afin de faire rentrer les données recueillies dans des statistiques départementales. Cela permet un suivi épidémiologique de la santé des enfants.

Formulaire CERFA du Premier certificat de santé

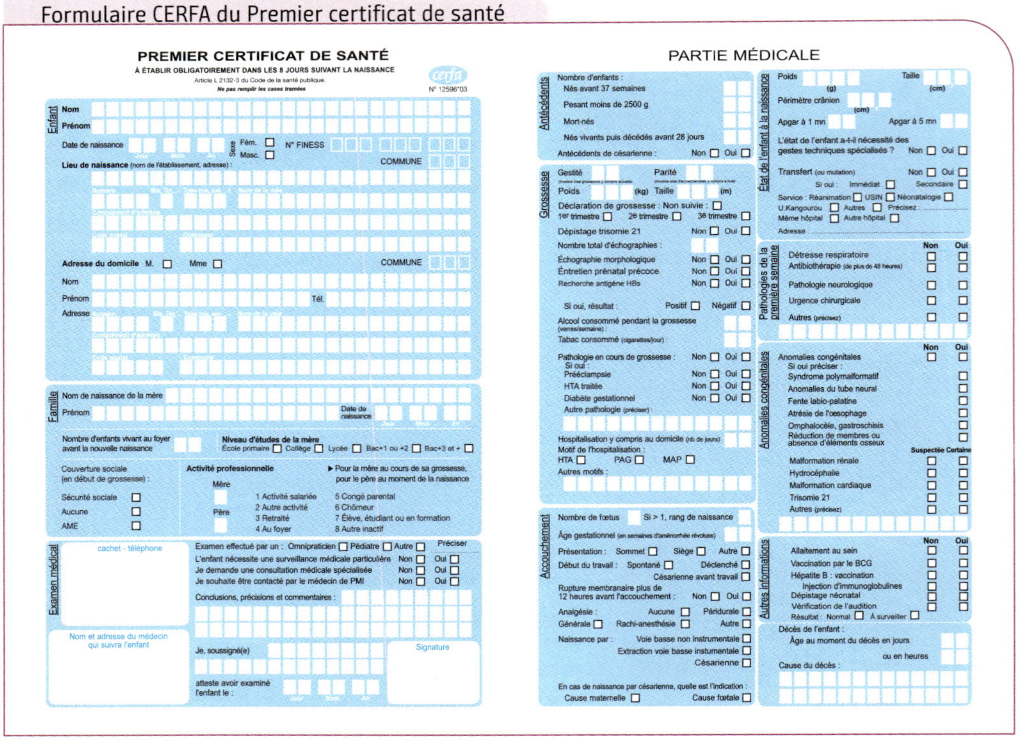
PREMIER CERTIFICAT DE SANTÉ
À ÉTABLIR OBLIGATOIREMENT DANS LES 8 JOURS SUIVANT LA NAISSANCE
Article L 2132-3 du Code de la santé publique.
Ne pas remplir les cases tramées
cerfa
N° 12596*03

Enfant — Nom ; Prénom ; Date de naissance (Jour, Mois, An) ; Sexe : Fém. ☐ Masc. ☐ ; N° FINESS ; Lieu de naissance (nom de l'établissement, adresse) ; COMMUNE
Adresse du domicile M. ☐ Mme ☐ ; COMMUNE ; Nom ; Prénom ; Tél. ; Adresse

Famille — Nom de naissance de la mère ; Prénom ; Date de naissance
Nombre d'enfants vivant au foyer avant la nouvelle naissance
Niveau d'études de la mère : École primaire ☐ Collège ☐ Lycée ☐ Bac+1 ou +2 ☐ Bac+3 et + ☐
Couverture sociale (en début de grossesse) : Sécurité sociale ☐ Aucune ☐ AME ☐
Activité professionnelle — Mère ; Père : 1 Activité salariée, 2 Autre activité, 3 Retraité, 4 Au foyer, 5 Congé parental, 6 Chômeur, 7 Élève, étudiant ou en formation, 8 Autre inactif
► Pour la mère au cours de sa grossesse, pour le père au moment de la naissance

Examen médical — cachet - téléphone ; Nom et adresse du médecin qui suivra l'enfant
Examen effectué par un : Omnipraticien ☐ Pédiatre ☐ Autre ☐ Préciser
L'enfant nécessite une surveillance médicale particulière Non ☐ Oui ☐
Je demande une consultation médicale spécialisée Non ☐ Oui ☐
Je souhaite être contacté par le médecin de PMI Non ☐ Oui ☐
Conclusions, précisions et commentaires :
Je, soussigné(e) ; Signature
atteste avoir examiné l'enfant le : Jour Mois An

PARTIE MÉDICALE

Antécédents — Nombre d'enfants : Nés avant 37 semaines ; Pesant moins de 2500 g ; Mort-nés ; Nés vivants puis décédés avant 28 jours ; Antécédents de césarienne : Non ☐ Oui ☐

Grossesse — Gestité ; Parité ; Poids (kg) ; Taille (m) ; Déclaration de grossesse : Non suivie : ☐ 1er trimestre ☐ 2e trimestre ☐ 3e trimestre ☐
Dépistage trisomie 21 Non ☐ Oui ☐
Nombre total d'échographies :
Échographie morphologique Non ☐ Oui ☐
Entretien prénatal précoce Non ☐ Oui ☐
Recherche antigène HBs Non ☐ Oui ☐
Si oui, résultat : Positif ☐ Négatif ☐
Alcool consommé pendant la grossesse (verres/semaine) :
Tabac consommé (cigarettes/jour) :
Pathologie en cours de grossesse : Non ☐ Oui ☐ ; Si oui : Prééclampsie Non ☐ Oui ☐ ; HTA traitée Non ☐ Oui ☐ ; Diabète gestationnel Non ☐ Oui ☐ ; Autre pathologie (préciser) :
Hospitalisation y compris au domicile (nb de jours) ; Motif de l'hospitalisation : HTA ☐ PAG ☐ MAP ☐ ; Autres motifs :

Accouchement — Nombre de fœtus ; Si > 1, rang de naissance ; Âge gestationnel (en semaines d'aménorrhée révolues)
Présentation : Sommet ☐ Siège ☐ Autre ☐
Début du travail : Spontané ☐ Déclenché ☐ Césarienne avant travail ☐
Rupture membranaire plus de 12 heures avant l'accouchement : Non ☐ Oui ☐
Analgésie : Aucune ☐ Péridurale ☐ Générale ☐ Rachi-anesthésie ☐ Autre ☐
Naissance par : Voie basse non instrumentale ☐ Extraction voie basse instrumentale ☐ Césarienne ☐
En cas de naissance par césarienne, quelle est l'indication : Cause maternelle ☐ Cause fœtale ☐

État de l'enfant à la naissance — Poids (g) ; Taille (cm) ; Périmètre crânien (cm) ; Apgar à 1 mn ; Apgar à 5 mn
L'état de l'enfant a-t-il nécessité des gestes techniques spécialisés ? Non ☐ Oui ☐
Transfert (ou mutation) Non ☐ Oui ☐ ; Si oui : Immédiat ☐ Secondaire ☐
Service : Réanimation ☐ USIN ☐ Néonatalogie ☐ U.Kangourou ☐ Autres ☐ Précisez :
Même hôpital ☐ Autre hôpital ☐ ; Adresse :

Pathologies de la première semaine (Non / Oui) — Détresse respiratoire ; Antibiothérapie (de plus de 48 heures) ; Pathologie neurologique ; Urgence chirurgicale ; Autres (précisez)

Anomalies congénitales (Non / Oui) — Anomalies congénitales ; Si oui préciser : Syndrome polymalformatif ; Anomalies du tube neural ; Fente labio-palatine ; Atrésie de l'oesophage ; Omphalocèle, gastroschisis ; Réduction de membres ou absence d'éléments osseux
(Suspectée / Certaine) — Malformation rénale ; Hydrocéphalie ; Malformation cardiaque ; Trisomie 21 ; Autres (précisez)

Autres informations (Non / Oui) — Allaitement au sein ; Vaccination par le BCG ; Hépatite B : vaccination ; Injection d'immunoglobulines ; Dépistage néonatal ; Vérification de l'audition ; Résultat : Normal ☐ À surveiller ☐
Décès de l'enfant : Âge au moment du décès en jours ou en heures ; Cause du décès :

# Prise des différentes mensurations



**Les mensurations sont déterminées par plusieurs critères :**
- **le poids**
- **la taille**

**et également chez le jeune enfant :**
- **le périmètre crânien**
- **le périmètre thoracique**
- **le périmètre abdominal le cas échéant ou en fonction des situations.**

## 1 LE POIDS

### A Objectif

La pesée permet d'apprécier le développement pondéral de l'enfant.

### B Matériel

▶ Pour le nourrisson

- Balance électronique.
- Protection à usage unique ou linge en fonction du service.
- Dossier de soins ou carnet de santé de l'enfant.

▶ Pour le grand enfant et l'adolescent

- Pèse-personne.
- Fauteuil.
- Lève-malades avec système de pesée.

**Remarque** : fauteuil et lève-malades sont utilisés pour les grands enfants ou les adolescents dont la fatigue, la situation de handicap ou la pathologie ne permettent pas de réaliser la pesée debout.

### C Comment peser un enfant

On procédera toujours :
- avec la même balance,
- à la même heure (pour éviter les écarts dus au nombre de repas pris dans la journée),
- dans les mêmes conditions (habillé ou non, enveloppé ou non, avec matériel ou non...).

### ▶ Pesée du nourrisson

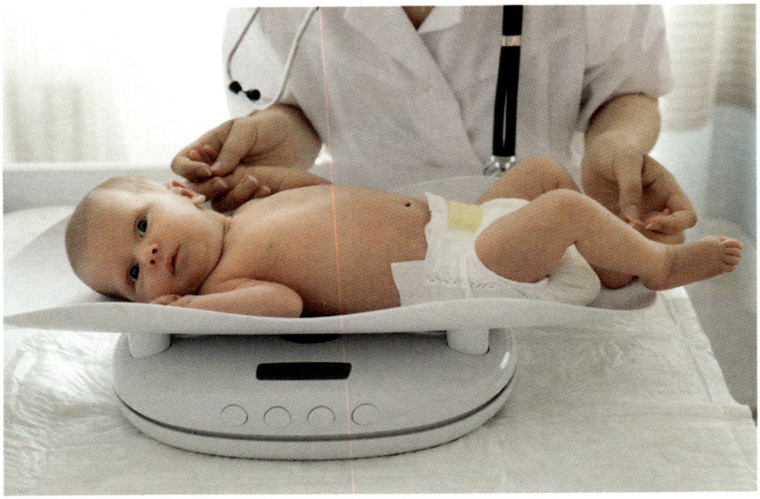

- La balance est désinfectée, une protection est mise sur le plateau de la balance et changée entre chaque enfant.
- Avant chaque utilisation, la balance est tarée (ou remise à zéro) avec la protection sur le plateau.
- Le nourrisson est pesé nu au moment de la toilette, de préférence avant le bain pour éviter qu'il ne prenne froid. La pièce où le bébé est pesé a une température ambiante de 20° à 22°, les portes et les fenêtres sont fermées.

**Attention**
Pendant la pesée être attentive au nourrisson et mettre une main au-dessus de lui NE **JAMAIS** laisser l'enfant seul sur la balance.

- Bien installer l'enfant au milieu de la balance et éviter qu'il ne touche à l'environnement (cela fausse le poids).
- Attendre que le bébé soit immobile pour lire le poids.
- Le noter immédiatement (selon les balances, les chiffres peuvent disparaître quelques secondes après le retrait de l'enfant).

**Si une perte ou une prise de poids excessive est constatée : RECOMMENCER pour contrôler le chiffre obtenu :**
- tarer une nouvelle fois la balance avec la protection,
- peser l'enfant de nouveau,
- transcrire le poids directement sur la feuille de surveillance ou le carnet de santé,
- établir une courbe,
- indiquer s'il y a un changement de balance, si l'enfant porte du matériel (planchette, plâtre...),
- signaler toute anomalie à l'infirmière ou à la puéricultrice,
- en fin d'utilisation, retirer la protection et désinfecter la balance, suivant le protocole du service.

### ▶ Pesée d'un grand enfant ou d'un adolescent :

Dès que l'enfant pèse plus de 12 kg, il peut être pesé sur un pèse-personne adulte. La tare est toujours à vérifier. L'enfant ou l'adolescent monte sur le pèse-personne, le chiffre inscrit est à lire.

## 2 LA TAILLE

### A Objectif

La mesure de la taille permet d'apprécier le développement statural de l'enfant ou de l'adolescent.

### B Matériel

- Toise mobile ou fixée au mur.
- Linge de protection.

### C Comment mesurer

#### ▶ Le nourrisson

- 2 personnes sont nécessaires pour effectuer cette mesure.
- Fermer les fenêtres et les portes.
- Choisir un plan dur, le recouvrir d'un linge de protection.
- L'enfant est allongé sur le dos.
- La tête touche la partie fixe de la toise et est maintenue droite par une personne.
- La 2e personne maintient les jambes droites en mettant une main sur les genoux, la 2e main déplace le curseur de la toise jusqu'au niveau des talons de telle manière que le pied soit à angle droit.
- Transcrire le résultat sur une feuille de surveillance, un carnet de santé...
- Établir ou compléter une courbe si nécessaire.
- Contrôler la mesure s'il y a une différence importante.
- Transmettre oralement à l'infirmière ou à la puéricultrice.

#### ▶ Le grand enfant

- La mesure de la taille se fait grâce à une toise fixée au mur.
- L'enfant, en chaussettes ou pieds nus, se place dos à la toise.
- Les talons doivent toucher la toise.
- Les jambes sont serrées, le regard est horizontal et bien droit.
- Le curseur de la toise est glissé jusqu'au sommet du crâne de l'enfant.
- Le chiffre à lire est situé sous le curseur le long de la toise.

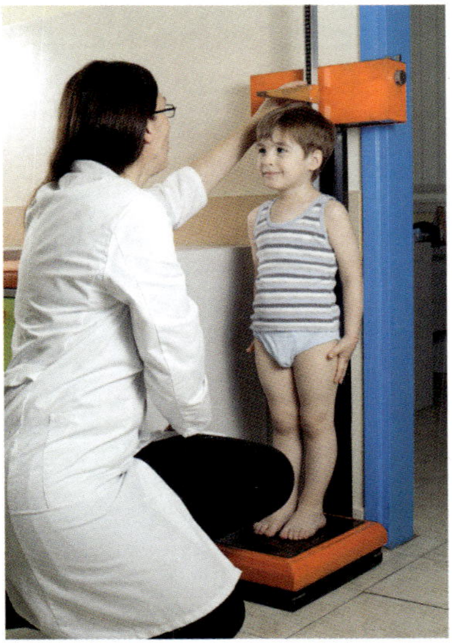

## 3 LE PÉRIMÈTRE CRÂNIEN (PC)

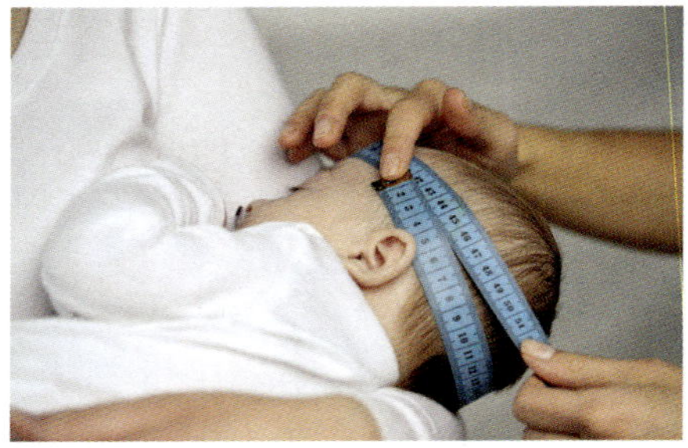

### A Objectif

Cette mensuration indique la croissance du cerveau et permet de dépister des anomalies. Elle est surtout utilisée chez le jeune enfant.

### B Matériel

- Un mètre ruban désinfecté.

### C Comment mesurer le PC

- La mesure se fait en appliquant le mètre-ruban sur le crâne en passant par la bosse occipitale et les 2 bosses frontales.
- Le chiffre à lire est situé au point de chevauchement des 2 parties du mètre-ruban.
- Transcrire le résultat.

> **Remarque** : un écart important par rapport à la mesure précédente peut être dû à un mauvais placement du ruban. Dans ce cas, contrôler à nouveau la mesure.

## 4 LE PÉRIMÈTRE THORACIQUE (PT)

### A Objectif

Cette mensuration, en parallèle avec la taille, permet de déterminer si le développement de l'enfant est harmonieux.

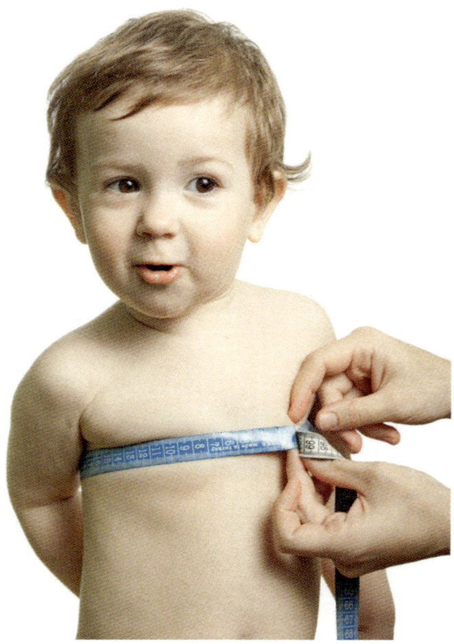

### B Matériel

- Un mètre ruban désinfecté.

### C Comment mesurer le PT

- La mesure se fait en appliquant le mètre-ruban autour du thorax de l'enfant en passant sous les aisselles et au niveau des mamelons.
- La mesure se lit au cours d'une expiration.
- Le chiffre à lire est situé au point de chevauchement des deux parties du mètre-ruban comme pour le PC.
- Le résultat est transcrit et comparé à la mesure précédente.

## 5 LE PÉRIMÈTRE ABDOMINAL

### A Objectif

Cette mensuration permet d'évaluer :
– la tolérance gastrique du nouveau-né ou de l'enfant né prématurément,
– l'évolution d'une pathologie abdominale ou rénale.

### B Matériel

- Un mètre ruban désinfecté.

### C Comment mesurer le périmètre abdominal

- La mesure se fait en appliquant le mètre-ruban autour de l'abdomen de l'enfant en passant sur l'ombilic.
- La mesure se lit au cours d'une expiration.
- À chaque mesure, il est important de positionner le mètre ruban au même endroit.
- Le chiffre à lire est situé au point de chevauchement des deux parties du mètre-ruban comme pour les autres mesures.
- Le résultat est transcrit et comparé à la mesure précédente.

# Bilan de santé en école maternelle

**Le bilan en école maternelle (BEM 1) est réalisé dans toutes les écoles maternelles de France. Il concerne les** enfants de 3 ans et 9 mois à 4 ans et 6 mois.
**Le bilan comprend : une évaluation de l'audition, du langage, de la vue et somatique.**

## 1 L'AUDITION

### A Déroulé

Un casque est posé sur les oreilles de l'enfant. Il doit se manifester quand il entend un son.

- Le test débute à 30 décibels (dB).
- Différentes fréquences sont testées (500 – 1 000 – 2 000 – 40 000 Hz).
- On alterner aléatoirement les deux oreilles pour éviter des réponses systématiques « droite-gauche ».
- On augmente le nombre de décibels si l'enfant n'entend pas.

### B Orientation

Un enfant passant le BEM 1 doit entendre les sons entre 30 et 35 dB.
À partir de 40 dB, une orientation chez un ORL est conseillée.

## 2 LE LANGAGE

Le test utilisé en maternelle est l'ERTL4 (Épreuve de Repérage des Troubles du Langage à 4 ans).

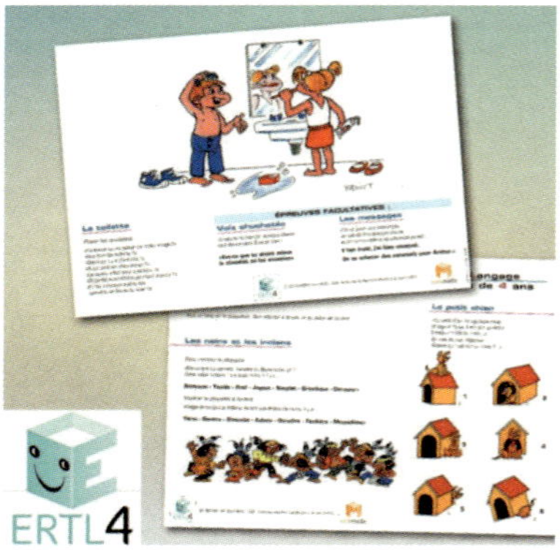

### A Déroulé

Plusieurs tests sont effectués pour détecter différents troubles :

- le test des Sept nains : l'enfant répète le nom des Sept nains et des Sept Indiens. L'objectif est de repérer des difficultés de prononciation ;
- le test du Petit chien : l'objectif est de détecter un défaut de grammaticalisation, des troubles de la structuration spatiale ou une pauvreté lexicale ;
- le test de la « toilette » : l'enfant décrit une image. L'objectif est d'apprécier le langage, l'utilisation des mots outils, la cohérence du discours ou la capacité conversationnelle de l'enfant.

Enfin, la puéricultrice évalue la voix de l'enfant et le débit de parole.

### B Résultats

Ce test est coté avec 3 couleurs :

- vert : ne nécessite aucun suivi particulier ;
- orange : un trouble a été détecté, un courrier d'orientation vers la puéricultrice de PMI est remis aux parents ;
- rouge : un trouble du langage important a été détecté, un BEM 2 avec le médecin de PMI est préconisé.

## 3 LA VUE

### A Déroulé

La vision de loin est évaluée avec le C.A.D.E.T Lettre (ou dessin). L'enfant a un œil caché, la puéricultrice montre une lettre à une distance de 2 m 50. L'enfant montre sur une carte qu'il a dans les mains la lettre qu'il voit.

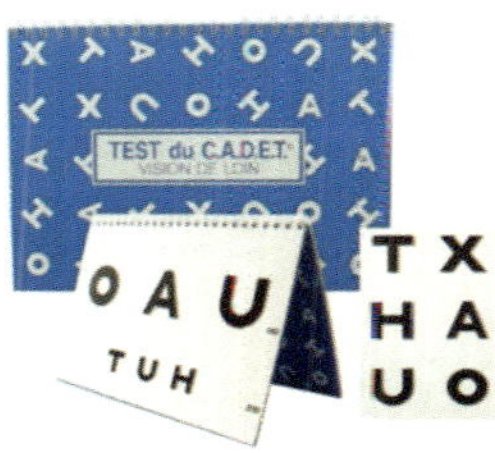


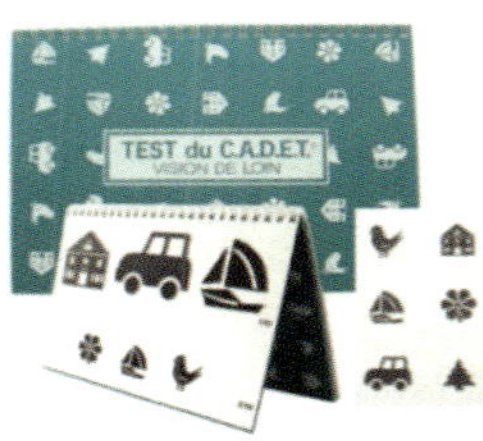


### B Orientations

La vue de l'enfant n'est pas totalement développée avant 5 ans.

Orientation chez l'ophtalmologue si :

- acuité inférieure à 8/10 ;
- au-delà de 2 points de différence d'acuité entre les deux yeux.

## 4 AUTRES EXAMENS

### A L'Indice de masse corporelle (IMC)

L'IMC est calculé afin de prévenir un surpoids ou une insuffisance pondérale. Dans l'un de ces cas, une orientation vers la puéricultrice de PMI est proposée afin de délivrer des conseils d'alimentation aux parents.

### B Vérification des vaccinations

Le contrôle des vaccins est obligatoirement effectué. Ils sont nécessaires pour l'accueil de l'enfant dans les collectivités.

# Hygiène bucco-dentaire

## 1 LES DIFFÉRENTS TYPES DE DENTS

Les dents servent à parler, manger et sourire. Les dents participent à la mastication et aux mécanismes de production de sons.

La dentition se compose de différents types de dents qui ont chacune une fonction déterminée.

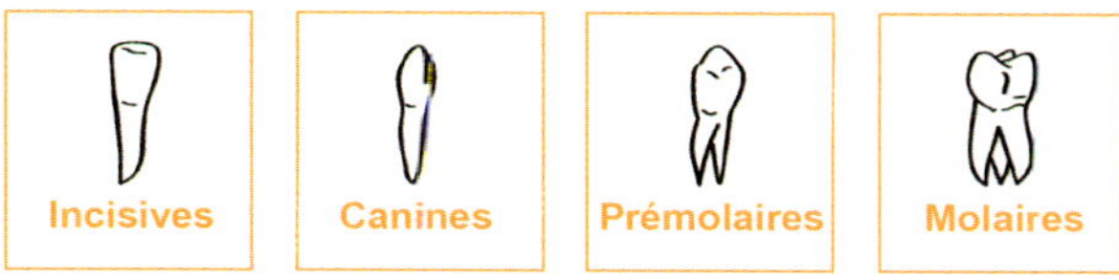


| Incisives | Canines | Prémolaires | Molaires |
|---|---|---|---|
| **COUPER**<br>8 INCISIVES<br>(4 en haut – 4 en bas)<br>qui ont une seule racine | **DÉCHIQUETER**<br>4 CANINES<br>(2 en haut – 2 en bas)<br>qui ont une seule racine | **ÉCRASER/BROYER**<br>8 PREMOLAIRES<br>(4 en haut – 4 en bas)<br>qui peuvent avoir deux racines | **ÉCRASER/BROYER**<br>12 MOLAIRES<br>(6 en haut – 6 en bas)<br>Les inférieures qui ont deux racines<br>Les supérieures trois racines |

## 2 L'ÉRUPTION DES DENTS

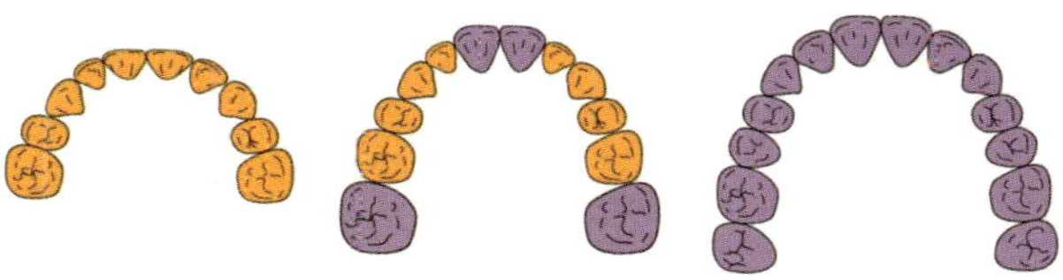

Denture temporaire dite « de lait »
**De 0 à 6 ans**

Denture mixte
**De 6 à 12 ans**
Les dents temporaires sont remplacées par des dents définitives

Denture définitive ou permanente
**Après 12 ans**

Lors de l'éruption dentaire, il est conseillé d'utiliser un anneau de dentition et de le mettre au réfrigérateur car le froid a un effet antalgique.

La denture lactéale ou temporaire est composée de 20 dents qui évoluent entre 6 et 30 mois.

La denture définitive ou adulte est constituée de 32 dents.

Entre 6 et 14 ans, on parle également de denture mixte lorsque cohabitent en bouche des dents temporaires et des dents définitives.

Les premières dents de lait (dents temporaires) tombent vers l'âge de 6 ans afin de laisser la place aux dents définitives.

À l'image des dents définitives, elles sont sujettes aux caries si l'on n'en prend pas soin.

Il est donc important d'adopter les bons gestes le plus tôt possible car les dents de lait participent au bon développement de la mâchoire et préparent l'arrivée des dents définitives.

## 3 PROCESSUS DE FORMATION DE LA CARIE

Les bactéries transforment les débris alimentaires qui s'accrochent sur la plaque dentaire en sucre, puis en acide. L'acidité de la bouche va peu à peu attaquer l'émail des dents et provoque des trous permettant aux bactéries d'attaquer l'intérieur de la dent, la dentine.

C'est la naissance de la carie.

**Pour éviter les caries**

1. Choisir une brosse à dents adaptée à la morphologie de l'enfant.
2. Le lavage des dents doit être effectué dès l'apparition de la première dent une fois par jour avec une compresse ou un doigtier imbibé d'eau. Puis à partir de 2 ans, 2 brossages de 2 minutes par jour.
3. C'est l'adulte qui brosse les dents de l'enfant jusqu'à 5 ans avec la participation active de l'enfant. Puis l'enfant se brosse les dents seul avec une vérification de l'adulte.
4. L'enfant doit aller chez le dentiste dès l'âge de 1 an au moins une fois par an.
5. Limiter la consommation de sucre en expliquant l'effet de celui-ci sur les dents.

Le brossage des dents peut être proposé, par les professionnels de la petite enfance, comme un projet d'action de prévention au sein des structures d'accueil du jeune enfant. Ce projet permet à l'enfant de prendre de bonnes habitudes et l'effet de groupe rend ce soin plus ludique.

Il fait partie des soins d'hygiène et de confort à ne pas négliger à l'hôpital.

L'assurance-maladie propose le programme « MT dents », qui permet à tous les enfants, adolescents et femmes enceintes de bénéficier de rendez-vous gratuit chez le chirurgien-dentiste et de soins si nécessaire.

M'T dents

Proposé par l'Assurance Maladie

# Paramètres vitaux de l'enfant

## 1 CONSTANTES ET SIGNES VITAUX

| | | 0-1 mois | 1 mois-2 ans | 2-4 ans | 4-10 ans | > 10 ans |
|---|---|---|---|---|---|---|
| FC/min | Limites | 90-180 | 80-155 | 70-140 | 65-125 | 55-105 |
| | Prévenir | < 90 ou > 190 | < 80 ou > 170 | < 70 ou > 160 | < 60 ou > 140 | < 50 ou > 130 |
| FR/min | Normale | 40 | 30 | 20 | 18 | 15 |
| | Prévenir | < 20 ou > 60 | | < 15 ou > 40 | < 15 ou > 30 | < 10 ou > 30 |
| $SpO_2$ % en air | Prévenir | < 90 | | < 92 | | < 94 |
| TAS mmHg | Limites | 70-90 | 85-105 | 90-110 | 95-115 | 110-130 |
| | Prévenir | < 60 ou > 100 | < 75 ou > 110 | < 80 ou > 130 | < 85 ou > 140 | < 90 ou > 160 |
| TAD mmHg | Limites | 40-60 | 50-65 | | 55-70 | 65-80 |
| TAM mmHg | Limites | 45-55 | 65-80 | | 70-85 | 80-95 |
| | Prévenir | < 45 | < 60 | < 65 | < 70 | < 80 |
| Diurèse ml/kg/h | Normale | 2-3 | | 2 | 1-2 | |
| | Prévenir | < 1 ou > 4 sur 3 heures | | | < 1 ou > 4 sur 6 heures | |

## 2 $SPO_2$ : VALEURS ACCEPTABLES APRÈS LA NAISSANCE POUR $SPO_2$ SUS DUCTALE

| | |
|---|---|
| 2 minutes | 60 % |
| 3 minutes | 70 % |
| 4 minutes | 80 % |
| 5 minutes | 85 % |
| 10 minutes | 90 % |

## 3 DÉTRESSE HÉMODYNAMIQUE DE L'ENFANT

| Chez le nouveau-né dans les premiers jours de vie | Au-delà d'1 an |
|---|---|
| TA moyenne = terme (en semaines d'aménorrhée) | • TA systolique = 90 + [2 × âge (année)]<br>• Hypo TA < 70 + [2 × âge (année)] |

La tachycardie est le premier signe de choc chez l'enfant.

## 4 NORMES DE GLYCÉMIE

| Âge | Valeur basse | Valeur haute |
|---|---|---|
| Nouveau-né | 2,2 mmol/l (0,4 g/l) | 11 mmol/l (2 g/l) |
| Enfant | 3,3 mmol/l (0,6 g/l) | 7 mmol/l (1,26 g/l) |

## 5 SCORE DE SILVERMAN

Score permettant de diagnostiquer et d'évaluer la détresse respiratoire du nouveau-né.

- Moyen mnémotechnique : Bébé (balancement/battement) Tire (tirage) En (entonnoir) Geignant (geignement).

▶ Score de gravité : Silverman > 4

| | | |
|---|---|---|
| Balancement thoraco-abdominal | Absent<br>Thorax immobile<br>Respiration paradoxale | 0<br>1<br>2 |
| Tirage | Absent<br>Intercostal discret<br>Intercostal + sus et sous-sternal | 0<br>1<br>2 |
| Entonnoir xiphoïdien | Absent<br>Modéré<br>Intense | 0<br>1<br>2 |
| Battement des ailes du nez | Absent<br>Modéré<br>Intense | 0<br>1<br>2 |
| Geignement respiratoire | Absent<br>Perçu au stéthoscope<br>Audible à l'oreille en continu | 0<br>1<br>2 |

# Prise en charge de la douleur

64 mémo pratique

## 1 DÉFINITION

Selon l'*International Association for the Study of Pain* (IASP), la douleur est une expérience sensorielle et émotionnelle désagréable associée à des lésions tissulaires réelles ou potentielles.

La loi du 4 mars 2002, relative aux droits des malades et à la qualité du système de santé stipule que *« toute personne a le droit de recevoir des soins visant à soulager sa douleur. Celle-ci doit être en toute circonstance prévenue, évaluée, prise en compte et traitée ».*

## 2 ÉVALUATION

### A Notions sur la perception de la douleur chez l'enfant

- De 0 à 2 ans : sensation de globalité de l'acte douloureux, pas de compréhension, d'anticipation de soulagement.
- De 2 à 7 ans : il n'y a pas de lien entre la cause et la conséquence, les enfants associent souvent deux événements (blouses blanches = piqûre). La douleur est vécue comme une punition. C'est l'âge où l'enfant pense que la douleur peut disparaître par magie.
- De 7 à 11 ans : stade des opérations concrètes, capacité d'établir une relation entre la douleur et la maladie. Les enfants sont en capacité de décrire la douleur et de la quantifier.
- Chez les adolescents : ils sont en capacité d'exprimer leurs craintes, ils sont capables de comprendre la maladie, son évolution, ses traitements.

Remarque

Ces notions sont importantes afin d'instaurer une relation de confiance avec l'enfant en l'associant à une prise en charge médicamenteuse : faire connaissance avec l'enfant, l'observer, dialoguer, échanger avec les parents avant d'évaluer la douleur.

### B Les échelles les plus utilisées en pédiatrie

Il existe plusieurs échelles d'évaluation. Elles sont choisies par les soignants en fonction de l'âge de l'enfant :

– < 7 ans : hétéro évaluation,

– > 7 ans : auto-évaluation.

## ▶ Hétéro-évaluation

• **Échelle EVENDOL** : échelle utilisée aux urgences et en pré-hospitalier chez les enfants, de la naissance à 7 ans. Elle permet d'évaluer tout type de douleurs simplement et rapidement. Le seuil de traitement est atteint à partir d'une cotation de 4/15.

**Evaluation Enfant Douleur — EVENDOL**

Echelle validée de la naissance à 7 ans. Score de 0 à 15, seuil de traitement 4/15.

Notez tout ce que vous observez... même si vous pensez que les signes ne sont pas dus à la douleur, mais à la peur, à l'inconfort, à la fatigue ou à la gravité de la maladie.

| Nom | Signe absent | Signe faible ou passager | Signe moyen ou environ la moitié du temps | Signe fort ou quasi permanent | Evaluation à l'arrivée : au repos[1] au calme (R) | Evaluation à l'arrivée : à l'examen[2] ou la mobilisation (M) | Antalgique ▼ Evaluations suivantes / Evaluations après antalgique[3] : R / M | Evaluations suivantes / Evaluations après antalgique[3] : R / M | Evaluations suivantes / Evaluations après antalgique[3] : R / M | Evaluations suivantes / Evaluations après antalgique[3] : R / M |
|---|---|---|---|---|---|---|---|---|---|---|
| **Expression vocale ou verbale** | | | | | | | | | | |
| pleure *et/ou* crie *et/ou* gémit *et/ou* dit qu'il a mal | 0 | 1 | 2 | 3 | | | | | | |
| **Mimique** | | | | | | | | | | |
| a le front plissé *et/ou* les sourcils froncés *et/ou* la bouche crispée | 0 | 1 | 2 | 3 | | | | | | |
| **Mouvements** | | | | | | | | | | |
| s'agite *et/ou* se raidit *et/ou* se crispe | 0 | 1 | 2 | 3 | | | | | | |
| **Positions** | | | | | | | | | | |
| a une attitude inhabituelle *et/ou* antalgique *et/ou* se protège *et/ou* reste immobile | 0 | 1 | 2 | 3 | | | | | | |
| **Relation avec l'environnement** | | | | | | | | | | |
| peut être consolé *et/ou* s'intéresse aux jeux *et/ou* communique avec l'entourage | normale 0 | diminuée 1 | très diminuée 2 | absente 3 | | | | | | |
| Remarques | | | | **Score total /15** | | | | | | |
| | | | | Date et heure | | | | | | |
| | | | | Initiales évaluateur | | | | | | |

[1] Au repos au calme (R) : observer l'enfant avant tout soin ou examen, dans les meilleures conditions possibles de confort et de confiance, par exemple à distance, avec ses parents, quand il joue...
[2] A l'examen ou la mobilisation (M) : il s'agit de l'examen clinique ou de la mobilisation ou palpation de la zone douloureuse par l'infirmière ou le médecin.
[3] Réévaluer régulièrement en particulier après antalgique, au moment du pic d'action : après 30 à 45 minutes si oral ou rectal, 5 à 10 minutes si IV. Préciser la situation, au repos (R) ou à la mobilisation (M).

Echelle validée pour mesurer la douleur (aiguë ou prolongée avec atonie), de 0 à 7 ans, en pédiatrie, aux urgences, au SAMU, en salle de réveil, en post-opératoire - Référence bibliographique : Archives de Pédiatrie 2006, *13*, 922, *P129-130*. Archives de Pédiatrie 2012, *19*, 922, *P42-44*. *Journées Paris Pédiatrie 2009* : *265-276*. *Pain 2012*, *153* : *1573-1582*. Contact : elisabeth.fournier-charriere@bct.aphp.fr - 



• **Pour la néonatalogie, du prématuré jusqu'au nourrisson de 3 mois :**

– **EDIN** : cette échelle évalue la douleur prolongée et l'inconfort grâce à l'observation des items : visage, corps, sommeil, relation, réconfort. Le score est de 0 à 15, le seuil de traitement de la douleur se fait à partir d'un score de 5.

– **DAN** : cette échelle évalue la douleur aiguë grâce à l'observation de 3 items : visage, mouvements, pleurs. Le score est de 0 à 10 ; le seuil de traitement de la douleur se fait à partir de 2.

• **Échelle Confort-B** : elle permet d'évaluer la douleur et la sédation. Elle est utilisée en pré-hospitalier, en réanimation et en post-opératoire. Le score est de 6 à 30. Le seuil de cotation permet de déterminer si l'enfant est trop sédaté, confortable, dans un état frontière avec une douleur possible ou nettement inconfortable.

• **FLACC**, pour le post-opératoire, et FLACC modifiée adaptée à l'évaluation de la douleur aiguë chez un enfant en situation de handicap. Elle peut être utilisée de la naissance à 18 ans. La cotation pour chaque item se fait de 0 à 2. Le score est entre 0 et 10.

## ▶ Auto-évaluation

• **Échelle numérique**, aussi appelé « échelle des visages » : permet à l'enfant de déplacer le curseur sur le visage qui exprime la douleur ressentie *(« Choisis le visage qui montre combien tu as mal en ce moment. »)*

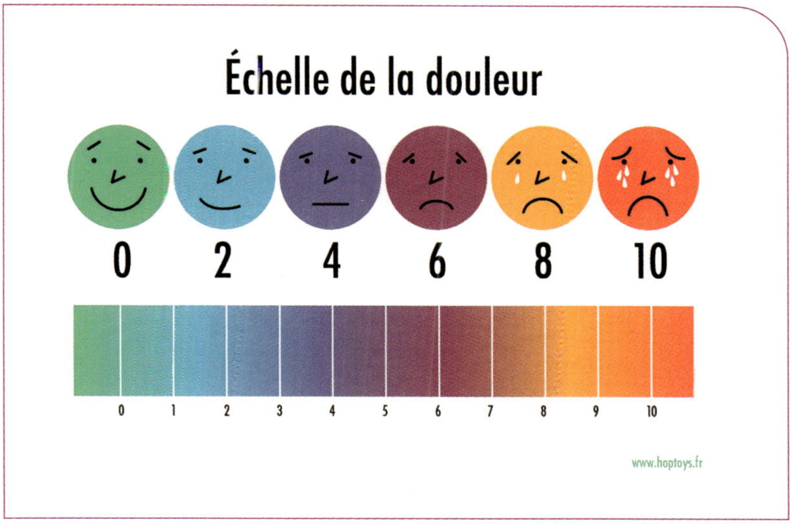


- Échelle EVS : cotation de la douleur de 0 à 4.

## 3 TRAITEMENTS

### A Anticiper la douleur des soins

▶ Crème anesthésiante (lidocaïne et prilocaïne)

- Dose : prématurité entre 30 et 37 semaines, une noisette de 0,5 g sur un seul site, une fois par jour, 1 h maximum de temps de pose (hors AMM).

| Âge | Posologie | Temps d'application |
|---|---|---|
| 0-2 mois | 1 g | 1 heure |
| 3-11 mois | 2 g | 1 heure |
| 1-5 ans | 10 g | 1-5 heures |
| 6-11 ans | 20 g | 1-5 heures |

- Technique :
- Tube ou patch cutané
- Appliquer la crème en couche épaisse sans étaler (noisette) et la recouvrir d'un pansement adhésif de type TEGADERM®, si disponible utiliser directement le patch anesthésiant déjà conditionné.
- Toujours noter l'heure de la pose.
- Essuyer la crème avant le soin.

### ▶ Solution sucrée à visée antalgique (solution de saccharose 24 %)

• **Dose** : efficacité chez le nouveau-né et le nourrisson jusqu'à 4-6 mois. L'associer à la succion non nutritive, à la crème anesthésiante.

| Poids | Posologie |
|---|---|
| < 1 000 g | 1 à 2 gouttes (0,05 à 0,1 ml) |
| De 1 000 g à 1 500 g | 3 à 4 gouttes (0,15 à 0,2 ml) |
| De 1 500 g à 2000 g | 5 à 7 gouttes (0,25 à 0,35 ml) |
| > 2 000 g | 8 à 10 gouttes (0,4 à 0,5 ml) |
| Maximum 6 à 8 fois / jour | |

• **Technique** :
- Administrer sur la langue, goutte à goutte, à l'aide d'une seringue. L'effet antalgique apparaît 1-2 minutes après l'administration et a une durée d'action de 5-7 minutes.
- Renouveler l'administration si le soin dure plus de 5 minutes.

### ▶ Protoxyde d'azote

Mélange équimolaire d'oxygène (50 %) et de protoxyde d'azote (50 %). C'est un gaz incolore et indolore. C'est un anxiolytique et analgésique de surface, à utiliser en association avec la crème anesthésiante, des méthodes de distraction et/ou d'autres traitements antalgiques.

• **Contre-indications** :
- Traumatisme crânien, hypertension intracrânienne
- Altération de l'état de conscience
- Pneumothorax
- Bulle d'emphysème
- Embolie gazeuse
- Distension abdominale, pneumopéritoine
- Traumatisme facial
- Déficit connu ou substitué à la vitamine B12

• **Dose et technique** :
- Faire respirer le gaz 3 minutes à l'enfant pour qu'il commence à agir.
- Poursuivre l'inhalation pendant toute la durée de l'acte.
- Le ballon présent sur le système d'inhalation ne doit jamais être collabé, il faut adapter le débit de gaz en fonction.

### ▶ Distraction et hypnoanalgésie

En pédiatrie, une place particulière sera faite aux parents. Les rassurer, leur expliquer le déroulement du soin est essentiel.

Utiliser des moyens de distraction (jeux, peluches, chansons) pour apaiser l'enfant pendant les soins (lieu inconnu, personnel médical).

Mobiliser les parents comme personnes ressources, leur demander si l'enfant a un doudou et prendre connaissance de ses centres d'intérêts.

L'hypnoanalgésie est une méthode de plus en plus répandue et utilisée en pédiatrie pour prendre en charge l'anxiété et la douleur de l'enfant (en association avec des moyens médicamenteux).



## B Prise en charge médicamenteuse

| | | |
|---|---|---|
| **Palier I** | Douleur légère | Paracétamol<br>Anti-inflammatoire non stéroïdien<br>Néfopam (> 15 ans) |
| **Palier II** | Douleur modérée | Codéine (> 12 ans)<br>Destropropoxyphène<br>Tramadol (> 3 ans) |
| **Palier III** | Douleur intense | Morphine<br>Fentanyl<br>Dérivés morphiniques |

### ▶ Paracétamol : antalgique et antipyrétique

- Contre-indications :

– hypersensibilité au paracétamol
– insuffisance hépatocellulaire sévère

- Effets secondaires : hypersensibilité à type d'anaphylaxie, rarement thrombopénie, leucopénie et neutropénie.
- IV : 15 mg/kg/6 h
- PO : 15 mg/kg/6 h
- Nouveau-né :

– 28-31 SA : 10 mg/kg/12 h
– 31- 41 SA : 10 mg/kg/10 h
– 41 SA et 3 semaines de vie : 15 mg/kg/6 h

### ▶ Sulfate de morphine : ORAMORPH®

- Récipient unidose de 10 mg / 5 ml
- Contre-indications :

– insuffisance respiratoire
– insuffisance hépatocellulaire sévère
– épilepsie non contrôlée
– associations avec la buprénorphine, la nalbuphine et la pentazocine

- Effets secondaires : somnolence, confusion, nausées, vomissements, constipation, détresse respiratoire, dysurie ou rétention urinaire.

- PO : 1 mg / kg / jour dose max 20 mg.

< 5 kg = 0,1 mg / kg / prise

> 5 kg = 0,5 mg / kg en dose de charge puis titration de 0,2 mg / kg / 30 minutes jusqu'à efficacité puis équivalent de la dose totale reçue par titration (sans la dose de charge) / 4 h.

### ▶ Morphine : analgésique opioïde

- **Contre-indications** :
  - insuffisance respiratoire
  - insuffisance hépatocellulaire sévère
  - épilepsie non contrôlée
  - associations avec la buprénorphine, la nalbuphine et la pentazocine
- **Effets secondaires** : somnolence, confusion, nausées, vomissements, constipation, détresse respiratoire, dysurie ou rétention urinaire.
- **IV** : dose de charge 50 - 100 mcg / kg

Puis 25 mcg / kg en titration

- Entretien : 20-40 mcg / kg / h

**Remarque**

L'acceptation de la douleur du prématuré est récente : pendant des années, celle-ci était niée à cause de l'idée d'une immaturité des récepteurs, des voies nerveuses et de la myélinisation incomplète.
À ce jour, la perception de la douleur du prématuré n'est plus à démontrer. Celle-ci a un effet immédiat chez le nouveau-né prématuré (apnées, augmentation du stress, inconfort, mauvaise digestion etc.). C'est pourquoi il faut limiter le nombre de gestes douloureux, organiser les soins, regrouper les prélèvements, réduire les nuisances et favoriser au maximum la présence des parents.

# Les soins palliatifs pédiatriques (SPP)

65 mémo pratique

## 1 DÉFINITION DES SPP

Le réseau francophone de SPP définit les soins palliatifs pédiatriques comme des soins actifs et complets, englobant les dimensions physique, psychologique, sociale et spirituelle.

Le but des soins palliatifs est d'aider à maintenir la meilleure qualité de vie possible à l'enfant et d'offrir du soutien à sa famille. Cela inclut le soulagement des symptômes de l'enfant, des services de répit pour la famille et des soins jusqu'au moment du décès et durant la période de deuil.

Le suivi de deuil fait partie des soins palliatifs, quelle que soit la cause du décès, ce qui inclut les traumatismes et les pertes dans la période périnatale.

## 2 POPULATION CONCERNÉE PAR LES SPP

- Les enfants pour lesquels un traitement curatif est possible mais incertain ou inefficace (ex : cancer).
- Les enfants atteints de pathologies dont on ne guérit pas mais pour lesquelles des traitements palliatifs existent pour prolonger la vie (ex : mucoviscidose).
- Les enfants présentant des problèmes neurologiques graves, accentuant leur vulnérabilité et accroissant les risques de complications (ex : polyhandicap).
- Les nouveau-nés dont l'espérance de vie est très limitée (ex : cardiopathies létales).
- Les nouveau-nés dont les parents ont fait le choix de mener à terme la grossesse pour laquelle une interruption médicale de grossesse a été proposée.

> La Société française d'accompagnement et de soins palliatifs (SFAP) estime à 4 000 cas par an le nombre d'enfants concernés par les soins palliatifs.

## 3 HISTORIQUE

L'organisation des SPP au niveau national s'est structurée en France grâce au plan ministériel soins palliatifs 2008-2012.

Le gouvernement a financé à travers chaque Agence Régionale de Santé (ARS) la création d'une Équipe ressource régionale en soins palliatifs pédiatriques (ERRSPP) dans chaque région.

Chacune de ces équipes se déplace sur l'ensemble de la région auprès des hôpitaux, des structures telles que les instituts médicaux éducatifs (IME) et à domicile.

Il existe des équipes mobiles de SPP avec des missions uniquement intra hospitalières (ex : hôpital Necker à Paris).

## 4 RÔLE D'UNE ERRSPP

Elle est constituée d'une équipe pluriprofessionnelle (médecin, psychologue, infirmière puéricultrice...) dont l'objectif est de développer la culture palliative en pédiatrie afin de rendre autonomes les équipes. Elle a pour missions principales :

- acculturer les équipes pédiatriques à la démarche palliative,
- sensibiliser les équipes de soins palliatifs adultes aux spécificités pédiatriques,
- participer aux réunions collégiales lors de la prise d'une décision de limitation ou d'arrêt de traitement (Loi Léonetti du 22 avril 2005, et loi Claeys-Leonetti n° 2016-87 du 2 février 2016 créant de nouveaux droits en faveur des malades et des personnes en fin de vie)...
- accompagner les parents, la fratrie et les soignants avant et après le décès de l'enfant,
- faciliter le maintien dans leur lieu de vie des enfants concernés,
- contribuer à la recherche clinique dans le domaine des SPP.

À noter

Ces missions et la constitution des équipes pluri-professionnelles peuvent varier selon les régions.

Les ERRSPP ne se substituent pas aux équipes référentes de l'enfant, elles collaborent avec. Elles ont un rôle de soutien et de conseil.

À savoir

L'appel à une ERRSPP ne peut se faire qu'après une réunion collégiale qui aboutit à la décision d'une prise en charge palliative de l'enfant.

## 5 SPÉCIFICITÉ DES SPP

- La mort d'un enfant n'est pas dans l'ordre des choses.
- Les enfants de la naissance à l'adolescence ont un développement moteur, cognitif, affectif en pleine évolution.
- La compréhension de l'enfant sur son vécu par rapport à la mort évolue avec l'âge.
- Les pathologies en pédiatrie se différentient des pathologies adultes.
- Les pathologies rares peuvent atteindre plusieurs enfants d'une même fratrie.
- La prise de décision revient au titulaire de l'autorité parentale si l'enfant n'est pas en capacité de s'exprimer.
- L'ensemble de la famille est concerné (parents, fratrie, grands-parents).
- L'implication émotionnelle des soignants est à prendre en compte.
- La difficulté pour les soignants de parler de SPP aux parents peut entraîner un recours tardif aux ERRSPP.

## 6 RÔLE DE L'IPDE

- Repérer les symptômes gênants, évaluer la douleur.
- Favoriser le partenariat avec les parents et l'enfant dans les soins.
- Proposer à l'équipe médicale et au cadre de santé l'organisation d'une réunion collégiale si les soins effectués à l'enfant sont vécus par les soignants ou les parents comme une obstination déraisonnable (Lois Leonetti du 22 avril 2005 et Claeys-Leonetti du 2 février 2016).
- Proposer l'intervention d'une ERRSPP.
- Ne pas penser à la place des parents, être à l'écoute de leurs attentes.
- S'informer auprès des parents du vécu de la fratrie.
- S'informer auprès des parents s'ils ont besoin d'une aide pour gérer le quotidien ou leur permettre de prendre du temps avec la fratrie et faire le lien avec l'assistante de service social.
- Donner à l'enfant la possibilité de poser des questions en toute confiance en s'adaptant à son âge et à sa compréhension des choses.
- Accompagner les parents dans leur choix du lieu de décès en collaboration avec le réseau (HAD, ERRSPP...).
- Échanger avec la psychologue du service ou de l'ERRSPP si vous sentez que la charge émotionnelle est trop forte ou proposer au cadre de santé la mise en place d'un groupe de parole.
- Transmettre par écrit ce qui est en lien avec la relation d'aide nécessaire à la continuité des soins.
- Se questionner sur nos pratiques et le sens qu'on leur attribue (ex : le maintien d'un moniteur cardiaque si la décision est prise de ne pas réanimer).

65 mémo pratique

**Infos pratiques**

- Un annuaire des ERRSPP est disponible sur le site de la Société française d'accompagnement et de soins palliatifs : www.sfap.org/annuaire
- Le DIU Douleur et soins palliatifs pédiatriques est organisé par la faculté de médecine de Lyon 1, conjointement avec les Universités de Clermont-Ferrand, Nancy 1, Paris 6 et Paris Descartes.
- Le site de la Fondation France Répit (www.france-repit.fr) recense les maisons de répit pour les enfants et adultes fragilisés par une maladie ou un handicap et leurs aidants.
- Un livret est accessible sur le site de SPARADRAP pour accompagner les parents : sparadrap.org/sites/default/files/pdf_feuilletable/D32/index.html#p=28

**Pour en savoir plus**

**Ouvrages**

*Les Soins palliatifs pédiatriques*, Nago Humbert, Hôpital Sainte-Justine, 2005.

*Soins palliatifs chez le nouveau-né*, Pierre Bétrémieux, Springer Verlag France, 2010.

*Soins palliatifs du nouveau-né à adolescent*, Coor. Sandra Frache et Matthias Schell, ed. Elsevier Masson, 2019.

**Roman**

*Deux petits pas sur le sable mouillé*, Anne-Dauphine Julliand, Les Arènes, 2011.

**Documentaire**

*Et les mistrals gagnants*, Anne-Dauphine Julliand, TF1 Vidéo, 2017

*Est-ce que les doudous vont au ciel ?* Bernard Dal Molin et Michèle Dal Molin, Beliane, 2011.

# Alimentation et diversification alimentaire

**Dans la vie de l'enfant, l'alimentation est l'un des éléments essentiels pour son développement somatique et cérébral, mais aussi psychomoteur, social et affectif.**
**Le repas répond aux besoins fondamentaux – boire et manger – mais c'est aussi un moment d'échanges privilégiés avec l'adulte permettant de répondre au besoin de communiquer, d'échanger et d'apprendre.**
**Le repas est un vecteur de socialisation.**
**Chaque individu étant unique, les besoins nutritionnels doivent être adaptés tout gardant en tête les apports nutritionnels conseillés.**
**L'accompagnement de l'enfant dans son alimentation permet de prévenir des pathologies de l'âge adulte.**
La professionnelle doit garantir le confort et la sécurité lors du repas tout en privilégiant le plaisir de manger et la découverte des aliments.

## 1 SOURCES DES NUTRIMENTS ET RÔLE DANS L'ORGANISME

| Nutriments énergétiques | Sources | | Rôles |
|---|---|---|---|
| Protéines | • **Protéines animales** :<br>– lait et produits laitiers<br>– viandes, poissons, œufs | • **Protéines végétales** :<br>– céréales, légumineuses | Fabrication des tissus du corps<br>Croissance (apport acides aminés) |
| Glucides | • **Glucides complexes** :<br>– féculents et céréales : amidon | • **Glucides simples** :<br>– sucre du lait : lactose<br>– sucre des fruits : fructose<br>– sucre ordinaire : saccharose | Énergie musculaire.<br>Croissance physique et cérébrale |
| Lipides | • **Lipides animaux** :<br>– lait, produits laitiers<br>– viande, poisson, œufs | • **Lipides végétaux** :<br>– huiles végétales<br>– margarine | Énergie musculaire et chaleur<br>Croissance physique et cérébrale |

## 2 TABLEAU DES PRINCIPAUX APPORTS CONSEILLÉS

Protéines

| Âge | Quantités |
|---|---|
| De 0 à 2 mois<br>De 3 à 6 mois | 2 à 2,2 g/kg/24 heures<br>1,8 à 2 g/kg/24 heures |
| De 1 à 3 ans | 1,2 g/kg/24 heures |
| Enfant de 4 à 6 ans<br>Enfant de 7 à 9 ans | 1,1 g/kg/24 heures<br>1 g/kg/24 heures |

| | |
|---|---|
| Garçon :<br>De 10 à 12 ans<br>De 13 à 15 ans<br>De 16 à 19 ans | <br>78 g/kg/24 heures<br>87 g/kg/24 heures<br>92 g/kg/24 heures |
| Fille :<br>De 10 à 12 ans<br>De 13 à 15 ans<br>De 16 à 19 ans | <br>71 g/kg/24 heures<br>75 g/kg/24 heures<br>69 g/kg/24 heures |

Calcium

| Âge | Mg/jour |
|---|---|
| 0 à 3 mois<br>6 à 12 mois<br>1 à 9 ans<br>10 à 12 ans<br>Adolescent | 400<br>600<br>800<br>1 000<br>1 200 |

Magnésium

| Âge | Mg/jour |
|---|---|
| Nourrisson<br>Enfant de 1 à 3 ans<br>Enfant à partir de 4 ans<br>Adolescent | 50<br>100<br>150 à 200<br>350 |

Fer

| Âge | Mg/jour |
|---|---|
| 3 à 12 mois<br>Enfant jusqu'à 12 ans<br>Adolescent<br>Adolescente réglée | 7 à 9<br>10<br>15<br>18 |

### ▶ L'eau

L'eau est le principal constituant de l'organisme. L'eau représente 60 à 75 % du poids de l'enfant.

En cas de diarrhée ou de vomissement, le risque de déshydratation est important chez l'enfant.

L'eau plate doit donc être la boisson proposée à l'enfant dès que son alimentation se diversifie.

## 3 LA DIVERSIFICATION ALIMENTAIRE

La diversification alimentaire est le passage d'une étape importante pour l'enfant et pour ses parents. C'est le passage d'une alimentation exclusivement lactée à une alimentation diversifiée.

L'incorporation de légumes, de fruits puis de VPO (viande, poisson, œuf) doit se faire progressivement.

- **De la naissance à 4 mois**, l'enfant a une alimentation lactée exclusive (lait maternel et/ou lait artificiel 1^er^ âge).
- **Vers 5 mois**, c'est la période des premiers essais de diversification avec l'introduction progressive de farines adaptées sans gluten (facultative) et surtout de légume et de fruits mixés lisses un par un.
- **Puis vers 6 à 7 mois**, l'enfant passe à quatre repas par jour, on introduit les viandes, les poissons et fromage. L'apport lacté doit être de 500 ml par jour.

L'alimentation maison doit être privilégiée en évitant l'ajout de sel et de sucre.
Les parents sont encouragés à reconnaître les signaux de faim et de satiété de leur enfant et à les respecter.

# Les laits infantiles

67 mémo pratique

## 1 LA FABRICATION DES LAITS INFANTILES

Dans un premier temps, le lait de vache est récolté chez l'agriculteur. Celui-ci est alors analysé, notamment pour vérifier l'absence d'antibiotiques et le taux de matières grasses.

Il est ensuite pasteurisé (chauffé pendant 15 secondes à 72 °C puis refroidi), ce procédé permet d'éliminer les germes pathogènes.

Le lait est ensuite décomposé par divers processus pour permettre l'obtention du lait écrémé (0 % de matière grasse par litre), du lait demi-écrémé (1,5 à 1,8 % de matière grasse par litre) ou du lait entier (3,5 % de matière grasse par litre).

Concernant la fabrication du lait infantile, les ingrédients secs tels que les vitamines, les minéraux, l'amidon sont mis en suspension puis subissent une pasteurisation. Le lait écrémé est ensuite ajouté à ce mélange.

Le tout est pasteurisé puis concentré par évaporation pour réduire la quantité d'eau. Il est ensuite réduit en poudre par atomisation des gouttes de lait.

Il subit enfin les derniers contrôles qualités puis est conditionné.

**Réglementation**

Directive Européenne du 2006/141/CE et arrêté du 11 avril 2008 concernant les préparations pour nourrissons et les préparations de suite (= même composition).

**Règle d'Appert**

Quantité de lait par 24 heures pour un enfant en alimentation lactée exclusive (enfant pas encore diversifié) : **(Poids de l'enfant en grammes/10) + 250 = ration en ml de lait par 24 heures**

## 2 PRÉPARATION

- 1. Ouvrir le biberon, verser la quantité d'eau (T° ambiante) nécessaire dans le biberon puis refermer immédiatement la bouteille.
- 2. Ouvrir la boîte et verser les mesurettes de lait en poudre arasées au couteau dans le biberon (si le nombre de mesurettes est important, il faut les verser en deux temps et mélanger le lait au milieu de la préparation) puis refermer immédiatement la boîte.
**Norme : une mesurette rase pour 30 ml d'eau.**
- 3. Mettre la tétine et le capuchon sur le biberon.
- 4. Faire rouler le biberon entre les mains pour bien mélanger le lait.
- 5. Étiqueter le biberon avec le nom de l'enfant, la date, l'heure et la composition de la préparation.
- 6. Vérifier la température en versant une goutte de lait sur l'intérieur du poignet avant de le donner à l'enfant (mettre le biberon dans le chauffe-biberon selon habitude de l'enfant).

67 mémo pratique

## 3 CONDITION DE CONSERVATION

L'eau minérale une fois ouverte doit être conservée au maximum pendant 24 heures au réfrigérateur.
La boîte de lait en poudre doit être refermée hermétiquement dans un lieu propre et sec.
En milieu hospitalier, conservation jusqu'à 15 jours après ouverture.
À domicile, conservation jusqu'à 1 mois après ouverture.
Lieu d'accueil du jeune enfant selon le protocole.

## 4 APRÈS LA PRÉPARATION

Si le biberon n'est pas donné immédiatement, conservation au réfrigérateur à une température inférieure à 4 °C, pendant au maximum 24 heures.
Si le biberon est donné immédiatement à l'enfant, conservation à température ambiante pendant 1 heure, si chauffer 30 minutes.

## 5 TABLEAU DES DIFFÉRENTS LAITS ET INDICATIONS

| Différents laits | Indications |
|---|---|
| Laits à base d'acides aminés libres *(Néocate, Nutramigen AA…)* | Allergies aux hydrolysats de protéines de laits de vache<br>Certaines pathologies lourdes |
| Laits à base d'hydrolysats de protéines de laits de vache *(Prégestimil, peptijunior…)* | Allergies aux protéines de laits de vache<br>Réalimentation des diarrhées (- 3 mois)<br>Atrésie des voies biliaires<br>Certaines pathologies gastro-intestinales |
| Laits hypoallergéniques = HA *(nidal excel HA1…)* | Existence d'un terrain atopique familial |
| Laits à base de préparation de protéines de riz *(Modilac riz…)* | Allergies aux protéines de laits de vache |
| Laits pauvres en lactose *(O'lac, Diargal…)* | Diarrhées aiguës sévères entre 3 et 6 mois<br>Certaines colopathies<br>Grêles radiques<br>Maladies cœliaques |
| Laits pour prématurés *(préguigoz…)* | Prématuré au-delà de 32 SA |
| Laits pour nourrisson ou lait 1er âge | De la naissance jusqu'à la diversification complète (1 repas complet) 6 mois révolus |
| Laits de suite ou 2e âge | En relais des laits 1er âge ou allaitement maternel jusqu'à 12 mois ou plus |
| Laits de croissance | En relais du 2e âge à partir de 10 mois révolus<br>À privilégier par rapport au lait entier ou demi-écrémé (absence de fer) car riche en fer |
| Laits épaissis (à l'amidon, à la caroube) dits AR, confort ou satiété | Reflux gastro-œsophagien (RGO)<br>Bronchiolite<br>Trouble de la déglutition<br>Fente palatine, pierre robin |
| Laits avec épaississants | |
| Laits avec céréales | |
| Laits avec légumes | |

# Étapes du développement somatique de l'enfant

## 1 LE DÉVELOPPEMENT PONDÉRAL

- La surveillance de la croissance des enfants passe par l'établissement d'une courbe de poids.

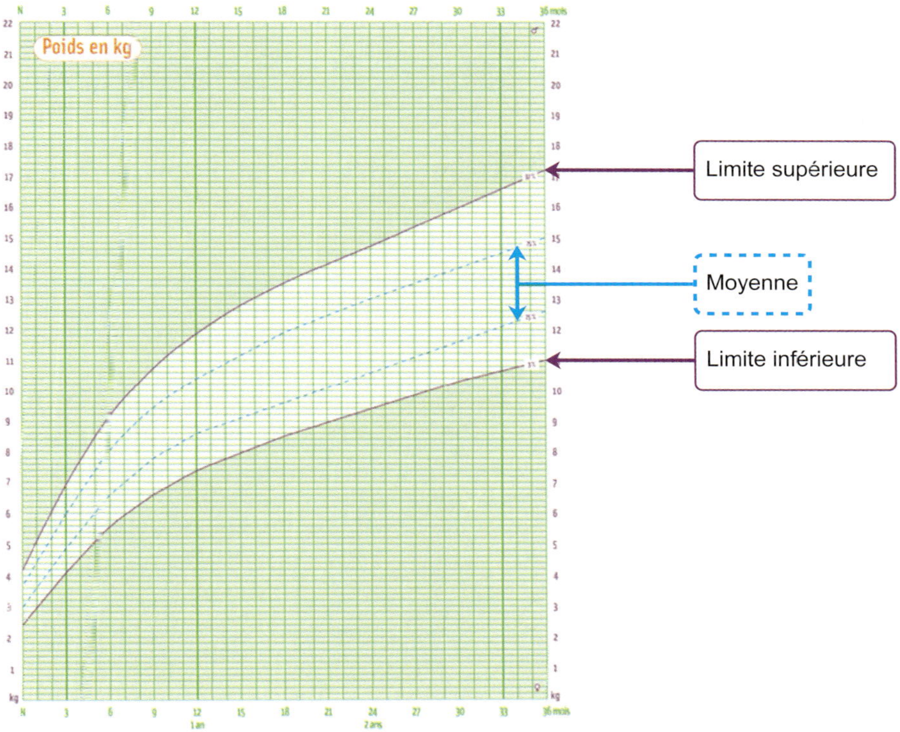


- Pour être dans les normes, la courbe doit avoir certaines caractéristiques :
– se situer entre la limite supérieure et la limite inférieure ;
– rester dans un même couloir.

| Âge de l'enfant | Prise de poids moyenne | Points de repères |
|---|---|---|
| Naissance | Perte ≤ 10 % du PN*<br>Reprise du poids vers le 10e jour | 3,250 kg (± 500 g) |
| De 1 à 3 mois | 25 à 30 g/j ou 750 à 900 g/mois | 3 mois : 5,500 kg |
| De 4 à 6 mois | 20 g/j ou 600 g/mois environ | 5 mois : PN × 2 |
| De 7 à 9 mois | 15 g/j ou 300 à 400 g/mois | 8 mois : 8 kg |
| De 10 à 12 mois | 10 g/j ou 200 à 400 g/mois | 1 an : PN × 3 |
| De 1 an à 2 ans | 300 g/mois | 2 ans : PN × 4 |

* PN : poids de naissance

De 2 ans à 8/10 ans : la croissance pondérale se ralentit progressivement, puis reste lente jusqu'à 10/12 ans.

68
mémo pratique

### Technique pour une pesée efficace

- Effectuer la pesée à un moment fixe de la journée.
- Peser l'enfant nu ou torse nu.
- Utiliser la même balance.
- Assurer un rythme de pesée raisonnable.
- Respecter les règles d'hygiène et de sécurité.

## 2 LE DÉVELOPPEMENT STATURAL

La courbe de taille se présente de la même manière que celle du poids.

| Âge de référence | Gain moyen | Mesure de la taille |
|---|---|---|
| **Naissance** | ± 2 cm | 50 cm |
| **Jusqu'à 3 mois** | + 3 cm/mois | – |
| **De 3 à 6 mois** | + 2 cm/mois | – |
| **De 6 mois à 1 an** | + 1 à 1,5 cm/mois | – |
| **À 1 an** | + 21 à 24 cm | 75 cm |
| **De 1 à 2 ans** | + 1 cm/mois | – |
| **À 2 ans** | + 12 cm | 85 cm |
| **À 3 ans** | + 9 cm | 95 cm |
| **À 4 ans** | + 5 cm | 1 m |

Jusqu'à 10/12 ans, il grandit de 5 à 6 cm/an environ.

### Technique de la mensuration

Avant 3 ans, elle nécessite la présence de deux personnes.

- Une personne maintient la tête de l'enfant contre la partie fixe de la toise.
- L'autre personne maintient légèrement le genou de l'enfant et le pied contre la toise, et le mesure, en déplaçant le curseur situé sur la toise.
- Vérifier la position horizontale du corps de l'enfant et les 3 points de contact : crâne, hanche et plante du pied à angle droit.

## 3 LE DÉVELOPPEMENT ORGANIQUE

- **Périmètre crânien (PC)** : il indique la croissance du cerveau et permet de dépister la survenue d'anomalies.

| Âge | Périmètre crânien |
|---|---|
| Nouveau-né | 35 cm (± 1 cm) |
| 1er trimestre | + 5 cm |
| 2e trimestre | + 4 cm |
| 3e trimestre | + 2 cm |
| 4e trimestre | + 1 cm |
| À 1 an | 47 cm |
| 18 mois | 48 cm |
| 2 ans | 49 cm |
| 3 ans | 50 cm |
| Jusqu'à 1 an : $\frac{\text{Taille}}{2} + 10$ cm | |

### Technique de mensuration

- Prendre un mètre ruban préalablement lavé à l'eau et au savon et décontaminé.
- L'appliquer sur le tour du crâne en passant par trois pôles : la bosse occipitale (en arrière) et les deux bosses frontales (en avant).

- **Périmètre thoracique (PTh)** : il est toujours en relation avec le PC.

| Âge | Rapport PC-PTh |
|---|---|
| Jusqu'à 6 mois | PC > PTh |
| Vers 6 mois | PC = PTh |
| Vers 9 mois | PC < PTh |

### Technique de mensuration

- Appliquer un mètre ruban autour du thorax de l'enfant en passant sous les aisselles et au niveau des mamelons.
- Mesurer lors d'une expiration.

## 4 LA MESURE DE L'INDICE DE MASSE CORPORELLE (IMC)

Il permet de suivre l'évolution de la corpulence de l'enfant au cours de sa croissance, ainsi que de repérer les rebonds d'adiposité précoce (avant 6 ans) qui doivent alerter sur le développement possible d'une obésité de l'enfant.

### Calcul de l'IMC

- $IMC = \frac{Poids}{Taille^2}$

68 mémo pratique

## 5 LA DENTITION DE L'ENFANT

| Dents | Nombre de dents | Apparition des dents | Chute et remplacement | Total |
|---|---|---|---|---|
| **Dents provisoires** | | | | |
| Incisives médianes inférieures | 2 | Vers 6 mois | 6 ans | |
| Incisives médianes supérieures | 2 | 8 mois | 6 ans et demi | |
| Incisives latérales supérieures | 2 | 10 mois | 7 ans | |
| Incisives latérales inférieures | 2 | 12 mois | 7 ans et demi | 1 an : 8 dents |
| Premières molaires inférieures et supérieures | 2 + 2 | 12-18 mois | 12 ans | |
| Canines inférieures et supérieures | 2 + 2 | 18-24 mois | 11 ans | 2 ans : 16 dents |
| Deuxièmes molaires inférieures et supérieures | 2 + 2 | 24-30 mois | 13 ans | 3 ans : 20 dents |
| **Dents définitives** | | | | |
| Apparition de 8 molaires entre 6 et 13 ans | | | | Adolescent : 28 dents |
| Apparition de 4 dents de sagesse à partir de 18 ans | | | | Adulte : 32 dents |

# Étapes du développement psychomoteur de l'enfant

69 mémo pratique

**Le développement moteur désigne l'acquisition progressive par l'enfant du tonus de certains groupes musculaires permettant des positions déterminées. Pour permettre à l'enfant d'être autonome et sécure, il est important de respecter son rythme, chaque enfant est différent. Le principe de la motricité libre tel que développé par Emmi Pikler est de ne pas mettre un enfant dans une position qu'il n'est pas capable d'atteindre seul ou dont il ne peut pas sortir seul, sinon le message passé est : « Sans moi, tu n'es pas capable » et l'enfant n'élabore plus de stratégie pour se sortir des situations complexes et ne mesure pas le danger.**

## 1 NAISSANCE-3 MOIS

### A Les réflexes archaïques

Ce sont les premières réponses aux stimuli extérieurs.

Le nouveau-né naît avec des réflexes archaïques :
- réflexe de Moro (ou réflexe d'embrassement),
- réflexe de fouissement (succion),
- réflexe de redressement et de marche automatique,
- grasping (agrippement).

La plupart disparaissent au cours de la première année, seule la succion persiste.

Grasping : réflexe archaïque d'agrippement

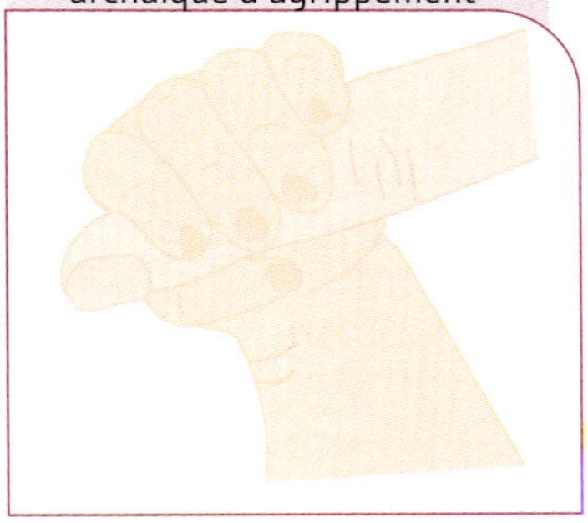

### B Le tonus musculaire

- Au niveau des membres :
- Attitude en flexion (à la naissance) et en extension (vers 3-5 mois)
- Hypertonie (à la naissance) puis hypotonie (vers 8-9 mois) qui disparaît vers 18 mois

- Au niveau du tronc :
- Hypotonie axiale (la tête tombe en avant ou en arrière et les lombaires sont encore molles).
- Puis progressivement, contrôle tonique des muscles de l'axe permettant le développement postural (tenue de la tête vers 3 mois).

### C La préhension

La première forme de saisie chez l'enfant est le réflexe de préhension, il s'agit d'un comportement involontaire lorsqu'on met un objet dans la main d'un nouveau-né, il ferme automatiquement sa main sur cet objet. Il ne peut alors le relâcher volontairement.

## 2 3-9 MOIS

### A Développement de la motricité globale

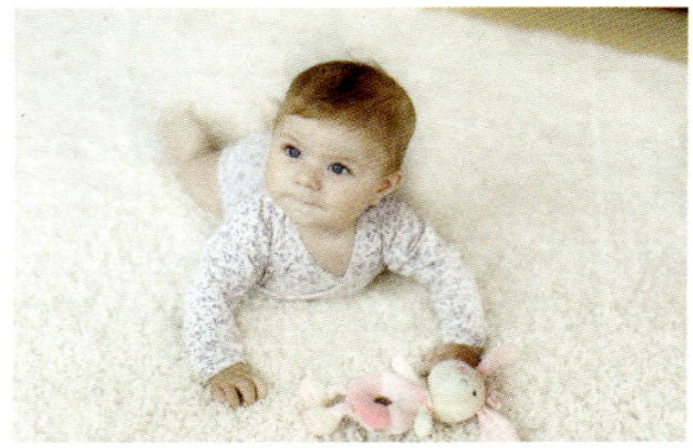

- L'enfant coordonne de mieux en mieux ses mouvements. Allongé sur le dos, il lève les jambes en extension. Posé sur le ventre, il soulève sa tête et ses épaules en se tenant sur les mains et les bras.
- Vers 6 mois, il se retourne du dos au ventre et inversement.
- Dès l'âge de 8 mois, certains enfants rampent ou font du quatre-pattes.
- Aux alentours de 9 mois, le nourrisson s'assied seul sans aide. Il peut se relever en se tenant à un support.

### B Développement de la motricité fine

- Le développement de la motricité fine signifie que l'enfant utilise certains petits muscles des doigts et des mains pour faire des mouvements précis afin d'atteindre, d'agripper et de manipuler de petits objets.
- Entre 4 et 8 mois, l'enfant apprend à se servir de ses mains. Il délaisse l'utilisation de sa paume et améliore ses capacités à utiliser son pouce, son index et son majeur (coordination œil-main).
- À 5 mois, il réussit à saisir les objets qu'on lui tend, en resserrant ses doigts dessus. Il laisse tomber involontairement des objets et les ramasse avec la paume de la main.
- Vers 6 mois, il commence à tenir un objet d'une main et à en prendre un autre avec l'autre main.
- Entre 7 et 9 mois, il mange seul des aliments qu'il peut attraper avec les doigts. Il essaie de prendre une cuillère.

## 3 9-18 MOIS

### A Développement de la motricité globale

- Vers 10 et 12 mois, l'enfant change facilement de position :
- assis, il peut se mettre à 4 pattes, à genoux puis debout ;
- il se tient debout en fléchissant les genoux, comme s'il voulait s'accroupir ;
- certains enfants continuent de ramper pour se déplacer, mais la plupart des tout-petits utilisent la marche à 4 pattes comme moyen de déplacement.

- De 13 à 18 mois
- il marche seul ;
- il pousse ou tire des jouets en marchant ;
- l'enfant monte les escaliers, d'abord à 4 pattes, puis debout, une marche à la fois, en agrippant la rampe ;
- il descend les escaliers, d'abord à reculons en glissant sur le ventre. Puis, il les descend à 4 pattes et ensuite sur ses fesses.

- Vers 18 mois,
- il les descendra de côté lorsqu'il est debout ;
- il se penche pour ramasser un objet au sol sans perdre l'équilibre ;
- il s'accroupit quelques instants pour jouer.



### B Développement de la motricité fine

Entre 13 et 18 mois, l'enfant peut :
- remettre un objet à la personne qui le lui demande verbalement ou par un geste ;
- renverser des boîtes pour en répandre le contenu ;
- faire tomber de petits objets dans une bouteille ;
- empiler 2 cubes, parfois plus ;
- tenir un gros crayon et tenter de gribouiller par des mouvements de va-et-vient ;
- encastrer, introduire, emboîter, jeter ;
- tourner les pages d'un livre.

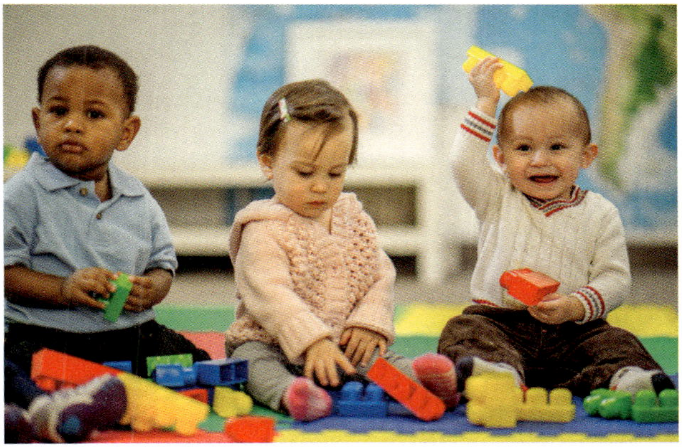

## 4 18 MOIS-3 ANS

### A Développement de la motricité globale

- Le développement de la motricité globale permet à l'enfant d'acquérir l'équilibre et d'utiliser ses muscles afin de maîtriser certaines activités physiques, comme s'asseoir, ramper, marcher, courir, grimper, sauter... Vers 18 mois, l'enfant marche « dans le ballon » pour le frapper du pied vers 24 mois. Il s'accroupit pour jouer. Il marche à reculons ou de côté en tirant un jouet.

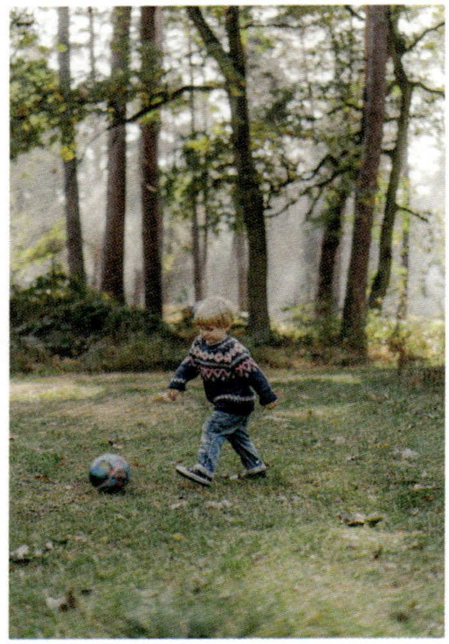

- Vers 3 ans, il commencera à :
- marcher sur la pointe des pieds ;
- lancer et récupérer des objets ;
- sauter sur place à 2 pieds ;
- lancer un gros ballon ;
- reculer pour s'asseoir sur une chaise ;
- monter et descendre seul les escaliers, en mettant les 2 pieds sur chaque marche, en se tenant à la rampe ;
- courir, sans tomber ;
- tenir en équilibre sur la pointe des pieds, quelques instants ;
- sauter sur place, sur ses 2 pieds.

### B Développement de la motricité fine

- Vers 18 mois :
- il enlève seul son pantalon et tente de se déshabiller ;
- il empile 5 cubes ;
- il boit dans une tasse en la soulevant et en la remettant sur la table.

- Vers 3 ans, il commencera à :
- essayer d'ouvrir les portes en tournant la poignée ;
- mieux respecter les limites de la feuille lorsqu'il dessine ;
- tenter d'ouvrir et fermer des ciseaux pour enfants ;
- assembler de gros blocs pour faire des constructions ;
- tenir son verre d'une main ;
- être plus habile pour s'alimenter seul avec une cuillère ou une fourchette ;
- gribouiller en tenant son crayon à pleine main ;
- s'exercer à dessiner en traçant des lignes verticales et horizontales ;
- prendre part aux chansons et aux jeux de doigts ;
- enfiler de grosses perles sur un lacet ;
- mettre et retirer ses vêtements.

### C Maîtrise des sphincters

- L'acquisition de la propreté sera longue et progressive, avec parfois des retours en arrière.

- L'enfant maîtrise d'abord le sphincter anal (18 mois) puis ensuite le sphincter vésical (2 ans).

- La propreté sera d'abord diurne avant d'être nocturne.

# Étapes du développement psychique de l'enfant

70 mémo pratique

## 1 DÈS LA NAISSANCE

### A Les perceptions sensorielles

- Dès la naissance, c'est à l'aide de ses sens (le toucher, l'ouïe, la vue, l'odorat et le goût) que l'enfant découvre le monde et réalise des apprentissages fondamentaux qui vont lui permettre de se développer.
- Jusqu'à 3 mois, il réagit aux bruits en sursautant, en clignant des yeux, en modifiant son expression faciale, en étendant les bras et les jambes vers l'extérieur (réflexe de Moro) ou encore en pleurant.

### B Les habiletés de communication

- Elles commencent à apparaître dès le début de la vie de l'enfant. Avant d'acquérir la parole, les nourrissons s'expriment via les pleurs, le regard, les gestes.
- À la naissance, les pleurs sont peu identifiables mais au fur et à mesure, ils vont se spécifier. Ils ne vont pas avoir la même intensité, pas la même tonalité et grâce à cela, l'adulte est en mesure d'en décoder le message.
- Le sourire est physiologique à la naissance. Il peut être provoqué entre 2 et 8 semaines par des stimuli extérieurs. Il devient intentionnel et prend valeur de communication dès 2-3 mois.
- Dès 2 mois, le nourrisson s'anime dès que l'on s'approche de lui. La communication par le regard va être intimement liée à son développement moteur. Au départ, il suit du regard. Puis, grâce à la motricité de la tête, il va suivre un objet en dehors en la tournant. Vient ensuite la motricité de son dos, il va alors pouvoir s'arc-bouter pour tenter de voir encore plus loin et même derrière lui. L'adulte va ainsi comprendre ce que veut l'enfant.

## 2 3-9 MOIS

### A Les perceptions sensorielles

- L'enfant perçoit mieux la sensation des objets que l'on place dans sa main. Il découvre les caractéristiques des objets mous ou durs, doux ou rudes. Vers 7-8 mois, il commence à s'intéresser aux dimensions des objets et à leur forme.
- Il tourne la tête en direction d'une voix ou d'un bruit et est attentif aux jouets sonores. Il peut manifester son enthousiasme quand il entend une musique qu'il aime.

• Autour de 6 mois, l'enfant voit bien les petits objets comme une miette de pain et est capable d'examiner un objet dans ses mains.

### B Les habilités de communication

• Elles évoluent. Vers 3 mois, l'enfant gazouille en faisant des « ah » et des « areu », il émet des sons lorsqu'il est content, il exprime ses divers besoins en pleurant de différentes manières.

• Vers 4 mois, il produit des voyelles comme « a » et « e ». Il joue avec les sons en modifiant l'intensité (bas ou fort) et le débit de sa voix. Il joue avec sa bouche et sa langue.

• Entre 7 et 9 mois, l'enfant babille en répétant la même syllabe plusieurs fois « da-da-da » ou « ga-ga-ga ». Il peut imiter des sons et commence à comprendre certains mots par le ton de la voix, les intonations et l'expression faciale.

### C Les habiletés sociales

• Elles ne sont pas présentes dès la naissance. Leur apprentissage commence toutefois très tôt au contact des gens que l'enfant côtoie.

• Vers 3- 4 mois :
- l'enfant sourit spontanément et immédiatement lorsqu'il voit un visage ;
- il fait des vocalises en présence de gens ou d'objets familiers ;
- il observe les yeux et la bouche de la personne qui lui parle.

• Vers 5 mois :
- il tourne la tête pour suivre des objets en mouvement ou pour localiser des voix ou de la musique ;
- son besoin de socialiser augmente, il aime qu'on lui accorde de l'attention.

• Vers 6 mois :
- l'enfant rit aux éclats (chatouilles, jeu du coucou-caché) ;
- il distingue les adultes qui lui sont familiers de ceux qu'il ne connaît pas.

• Vers 7-9 mois :
- l'enfant préfère jouer avec un autre plutôt que seul ;
- il comprend de plus en plus certaines expressions faciales et tente de les imiter ;
- il différencie les adultes des enfants ;
- il devient plus mobile, ce qui lui permet de découvrir l'autre à l'aide de son corps en l'observant, en le touchant, en lui souriant, en l'imitant ou en lui tendant des objets.

## 3 9-18 MOIS

### A Les perceptions sensorielles

- L'enfant est curieux des textures : spongieuses, visqueuses, malléables (pâte à modeler).
- Entre 10 à 15 mois, l'enfant cherche activement à imiter des sons. Il teste les bruits et les compare.
- Vers 15 mois, il commence à pouvoir comprendre des consignes simples. Il peut repérer un petit objet situé près de lui et l'observer avec attention.
- Vers 17 mois, l'enfant s'intéresse aux images dans les livres. Il peut différencier les personnes connues des personnes inconnues.

### B Les habilités de communication

- Durant les 12 premiers mois, l'enfant apprend à communiquer et découvre les sons de sa langue. Il s'entraîne à les utiliser quand il fait « aaa » puis « bababa ».
- Il comprend des mots, puis il commence à parler.
- L'enfant prononce en général son premier mot entre 12 et 16 mois.

### C Les habiletés sociales

- Elles permettent à l'enfant de construire des relations harmonieuses avec les autres.
- Entre 13 et 18 mois, l'enfant commence à comprendre les sentiments des autres, par exemple il est triste quand il voit un enfant pleurer. Il joue mieux seul et ne veut pas partager ses jouets. Il imite les adultes.

## 4 18 MOIS-3 ANS

### A Les perceptions sensorielles

- De 15 à 20 mois, l'enfant est en mesure de comprendre des consignes simples et est capable de concentration. Entre 20 à 24 mois, il est attentif aux histoires et aux conversations.
- Vers 17 mois, l'enfant s'intéresse aux images dans les livres et observe avec attention les petits objets. Vers 2 ans, toutes les habilités visuelles sont bien coordonnées, l'acuité visuelle est normale.
- La sensibilité aux odeurs et la capacité à les différencier sont bien développées autour de 5 ans, mais dès 3 ans, l'enfant sera capable d'émettre une opinion sur ses préférences. Le système olfactif est localisé dans une partie du cerveau qui est également responsable de générer des émotions et des souvenirs, c'est pour cela qu'il existe un lien important entre les odeurs et les souvenirs.

• Les préférences **gustatives** de l'enfant évoluent rapidement dans les 2 premières années de vie. Jusqu'à 18 mois, l'enfant accepte assez facilement de goûter tous les aliments qu'on lui propose. Lorsque le repas est agréable et que l'enfant se sent bien, il associe les aliments à des émotions positives ce qui rend leur acceptation plus facile. L'odorat et la vue jouent un rôle important dans l'apparition des préférences alimentaires.

### B Les habilités de communication

• L'enfant continue de développer son vocabulaire.

• De 18 à 24 mois, l'enfant utilise le mot « phrase ». Il commence à nommer des actions (manger, boire…) et à mettre ensemble plusieurs mots pour construire des phrases.

• De 2 à 3 ans, l'enfant apprend à organiser les mots dans un certain ordre de manière à faire des phrases (de 2-3 mots). Le nombre de mots à son actif augmente rapidement. À 24 mois, son lexique est d'environ 100 mots. À 3 ans, l'enfant est capable de faire des phrases simples. L'enfant commence aussi à comprendre des notions plus abstraites comme la différence entre haut et bas ou grand et petit. C'est aussi le début de la notion du temps.

### C Les habiletés sociales

• L'enfant entre 18 mois et 3 ans s'attache à d'autres personnes que ses parents. Il aime jouer seul pendant quelques minutes, comme s'amuser avec des jeux de construction, dessiner et feuilleter des livres.

• Il se montre possessif avec des objets et vit de façon intense la colère, la frustration, la culpabilité, la honte ou l'excitation. Il peut manifester ses émotions de manière parfois débordante.

• Il dit « non » et aime faire les choses sans aide. Il imite certaines tâches ménagères.

• Vers 3 ans, il commencera à se voir comme une personne distincte, s'affirmer et se comparer aux autres.

• L'enfant à cet âge peut taper ou mordre d'autres enfants, ou leur tirer les cheveux lorsqu'il est contrarié, car il a de la difficulté à exprimer ses émotions. Progressivement, il pourra parler de ses émotions, de ses besoins lorsque l'adulte l'accompagne et que son langage se développe.

• Il prend conscience de la différence des sexes.

# Le sommeil



## 1 DÉFINITION

Le sommeil est une forme d'activité de l'organisme, au même titre que l'éveil, indispensable au bon équilibre physique et psychique de l'être humain.

Chez l'enfant, il contribue à la croissance et à la construction cérébrale. Le sommeil permet la récupération de la fatigue physique et nerveuse. Il s'agit d'un besoin vital.

## 2 LES DIFFÉRENTES PHASES DU SOMMEIL

- L'endormissement (somnolence puis assouplissement).
- Le sommeil léger.
- Le sommeil lent ou profond (l'activité cérébrale ralentit).
- Le sommeil lent très profond (récupération physique).
- Le sommeil paradoxal (récupération psychique).
- La phase de sommeil intermédiaire ou latence.

Ces différentes phases représentent un cycle de sommeil. Une nuit de sommeil est constituée d'une succession de plusieurs cycles.

## 3 LES DIFFÉRENCES ENTRE LE SOMMEIL DE L'ADULTE ET DE L'ENFANT

- Les différences concernent la durée, l'organisation et la structure du sommeil.

Les différences sont essentielles à comprendre pour accompagner les enfants et leurs parents car le manque de sommeil est la plainte principale des jeunes parents.

- Le sommeil paradoxal est prépondérant chez le petit enfant à la différence de l'adulte. Le sommeil paradoxal passe de 50 % à la naissance à 30 % vers 3 ans pour atteindre 20 % à l'adolescence.
- Le sommeil profond lui augmente et passe de 50 % à la naissance à 80 % à l'adolescence.
- Les signes de besoin de sommeil chez l'enfant sont différents pour chacun. Cela peut être :

– l'humeur qui change,
– le frottement des yeux,
– les bâillements,
– le regard fixe,
– l'enfant réclame les bras...

mémo pratique 71

## 4 LE RÔLE DES PROFESSIONNELS DE LA SANTÉ

- Connaître le sommeil et pouvoir l'expliquer.
- Connaître les recommandations de sécurité de couchage de l'enfant et en faire la promotion (cf. prévention de la mort inattendue du nourrisson – HAS).
- Respecter le rythme de sommeil de chaque enfant.
- Garantir une sécurité physique et affective à l'enfant.
- Faire de la prévention autour de l'utilisation des écrans et des difficultés d'endormissement.
- Favoriser l'autonomie de l'enfant face à son sommeil en l'accompagnant dès le plus jeune âge à prendre du plaisir à se reposer.

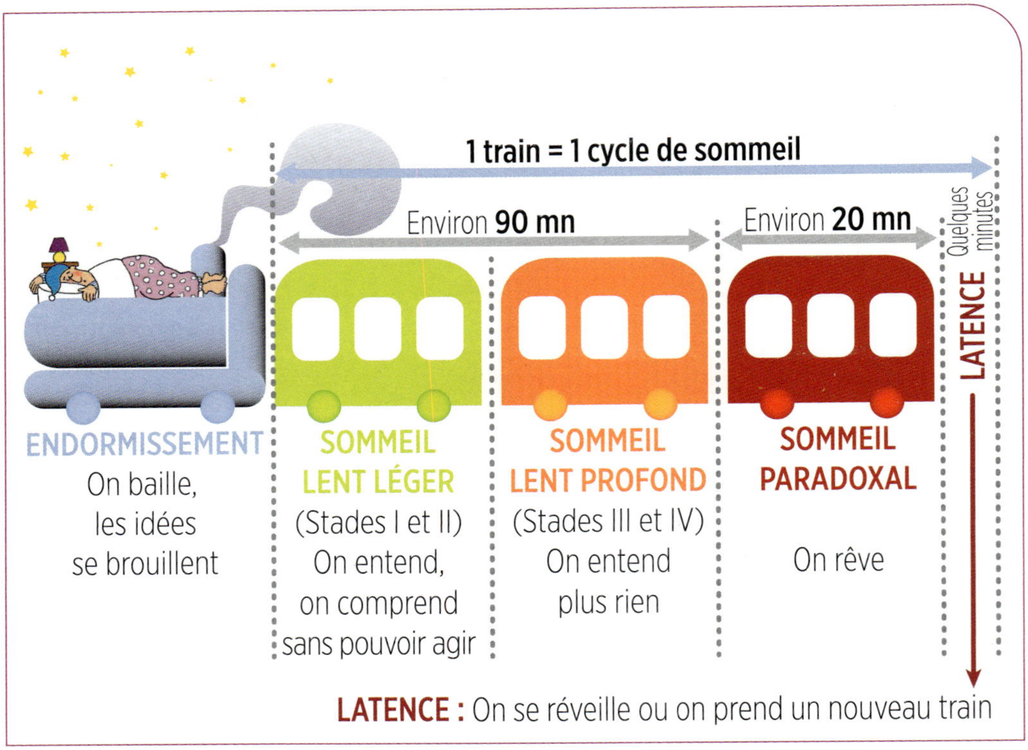

# Réanimation du nouveau-né en salle de naissance

72 mémo pratique

## 1 DÉFINITION

Environ 10 % des nouveau-nés, tout terme confondu, nécessitent un support à la transition extra-utérine.

Pour 1 % d'entre eux, de réelles mesures de réanimation sont nécessaires à cette adaptation.

## 2 AIDE À L'ADAPTATION À LA VIE EXTRA-UTÉRINE

Deux soignants accueillent le nouveau-né sur la table de réanimation. Chacun a un rôle bien défini pendant les différentes étapes de la réanimation. À tout moment, penser à demander de l'aide.

Connaître les conditions de l'accouchement, le terme, la couleur et la consistance du liquide amniotique.

Puis suivre l'algorithme ci-après.

- Une ventilation alvéolaire efficace débutée en air ambiant chez le nouveau-né à terme ou avec une $FiO_2$ entre 21 % et 30 % chez le prématuré suffit le plus souvent. Elle est débutée, dans tous les cas, avant la fin de la 1re minute.

Pendant la réanimation, la normothermie est maintenue, l'asepsie est respectée, l'hypoxie et l'hyperoxie sont évitées.

- La ventilation est effectuée en pression positive en utilisant un BAVU ou si possible un insufflateur avec pièce en T en première intention. Si les pressions sont monitorées, elles sont débutées à 20-25 cm $H_2O$, avec une PEP à + 4 cm $H_2O$, une fréquence de 40 cycles/minute.

Les 3 premières insufflations sont plus lentes : 2 à 3 secondes. Le thorax doit se soulever.

- L'évaluation de la réanimation est assurée par la fréquence cardiaque et le chiffre de $SpO_2$, à la main droite (position sus-ductale).

- Après 30 secondes de ventilation efficace, si la fréquence cardiaque est < 60/min, une circulation efficace est assurée par des compressions thoraciques combinées à la ventilation, avec en alternance 3/1, au rythme de 120/min. Les compressions thoraciques sont effectuées en empaumant le thorax, les 2 pouces se rejoignant au 1/3 inférieur du sternum, 1 cm sous la ligne mamelonnaire. Dès le recours aux compressions thoraciques, augmenter la $FiO_2$ à 100 %.

- L'intubation endotrachéale est indiquée en cas d'inefficacité de la ventilation au masque, de nécessité de compressions thoraciques, d'inefficacité ou de prolongement de la ventilation au masque. Elle est également indiquée pour effectuer une trachéo-aspiration ou s'il s'agit d'une hernie diaphragmatique congénitale.

- Après 30 secondes, si la fréquence cardiaque est toujours < 60/min, l'adrénaline (10 à 30 mcg/kg) est injectée au mieux par un cathéter veineux ombilical non central (5 cm pour un nouveau-né à terme avec reflux positif).
- L'adrénaline est préparée en faisant une dilution 1 ml = 1 mg d'adrénaline, on y ajoute 9 ml de Nacl 0,9 % telle que 1 ml de la solution = 100 mcg d'adrénaline. On injecte 0,1 à 0,3 ml/kg de cette dilution. En cas d'absence de cathéter veineux ombilical, l'instillation intra-trachéale d'adrénaline est encore possible : 30 à 50 mcg/kg.

En cas d'inefficacité de la réanimation, les questions à poser sont : **les gestes techniques sont-ils efficaces ? S'agit-il d'une hypovolémie (anémie) ? D'un pneumothorax ? Des malformations congénitales ?**

- En cas d'anémie aiguë, est effectué un remplissage de 10 ml/kg de sérum physiologique par cathéter veineux ombilical avec nécessité urgente de culot O rhésus négatif (15 ml/kg).

**Remarque**

$SpO_2$ pré-ductale acceptable les 10 premières minutes de vie :
- 2 min : 60 %
- 3 min : 70 %
- 4 min : 80 %
- 5 min : 85 %
- 10 min : 90 %.

**Recommandations selon l'ILCOR-SFN 2016**

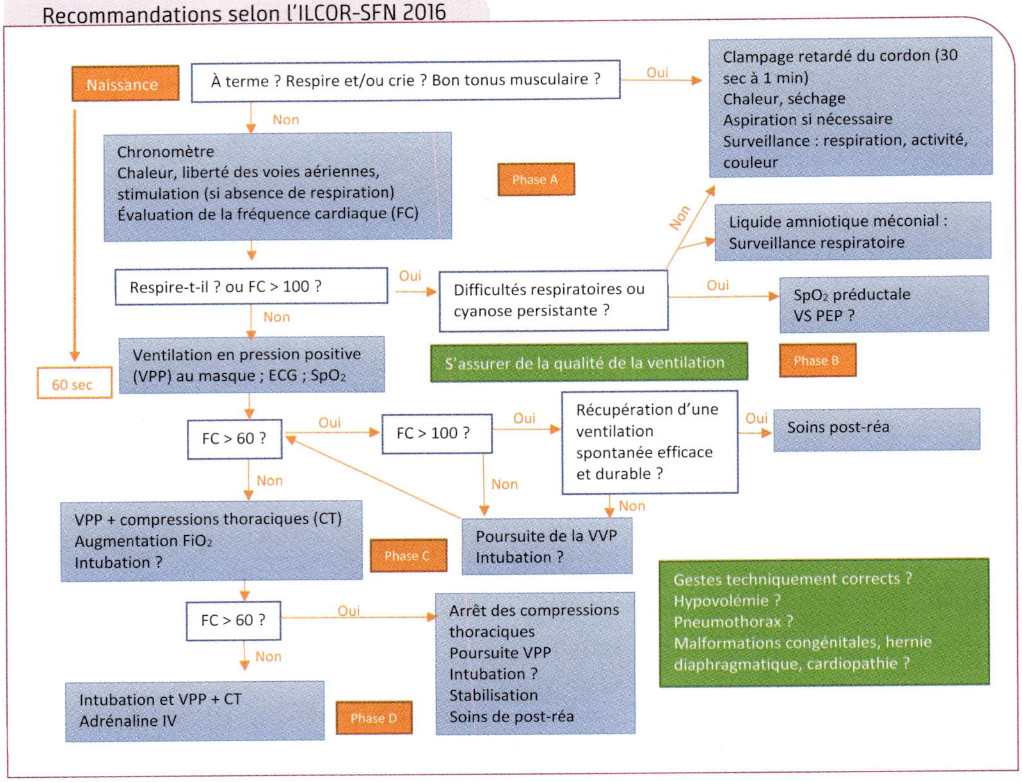

## 3 CAS PARTICULIER DU LIQUIDE MÉCONIAL

- La présence de méconium dans le liquide amniotique est le témoin d'une asphyxie périnatale. Le nouveau-né peut donc avoir besoin d'être réanimé à la naissance s'il ne respire pas ou s'il respire de façon inefficace.

Dans ce cas, la phase A de l'algorithme est réalisée sans délai au cours de la 1re minute de vie : aspiration de l'oropharynx, séchage, bonnet et stimulation.

- Si une ventilation est nécessaire, elle est débutée sans retard après l'aspiration et avant la fin de la 1re minute.
- L'intubation n'est pratiquée qu'en cas d'obstruction trachéale afin d'effectuer une trachéo-aspiration.
- Si le nouveau-né né dans un liquide méconial n'a pas besoin d'aide à la transition extra-utérine, il sera juste aspiré en nasobuccal et surveillé.

72 mémo pratique

**Remarque**

Les soins et la surveillance post-réanimation adaptés sont effectués (monitoring : FC, FR, $SpO_2$, PNI, température, glycémie).
Une sonde gastrique est posée pour vider l'air de l'estomac.
Le score d'Apgar est reconstitué pour évaluer l'adaptation du nouveau-né et l'efficacité de la réanimation.
L'enfant est transféré en réanimation néonatale.

**Le score d'Apgar**

Virginia APGAR : médecin anesthésiste-réanimateur, 1909-1974.
Mesuré à 1 minute, 3 minutes, 5 minutes, 10 minutes.

| | | |
|---|---|---|
| **Coloration** | Tronc bleu ou pâle<br>Tronc rose et extrémités bleues<br>Tronc et extrémités roses | 0<br>1<br>2 |
| **Respiration** | Aucune<br>Superficielle<br>Cri vigoureux | 0<br>1<br>2 |
| **Tonus** | Hypotonie<br>Moyen<br>Vigoureux | 0<br>1<br>2 |
| **Réactivité (motricité spontanée, cri, éternuement, toux)** | Aucune<br>Faible<br>Vive | 0<br>1<br>2 |
| **Fréquence cardiaque** | 0<br>< 100<br>> 100 | 0<br>1<br>2 |
| Total | | /10 |

Le score d'Apgar ne guide plus la réanimation (ILCOR 2010, 2015), mais a une valeur pronostique.

- Score d'Apgar > 7 : normal, tout va bien.
- Score d'Apgar < 3 : mauvaise adaptation à la vie extra-utérine, nécessite une réanimation du nouveau-né.
- Score d'Apgar entre 3 et 7 : nécessite une prise en charge spécifique.

# Réanimation cardio-pulmonaire de l'enfant

73

mémo pratique

## 1 DÉFINITION

- La majorité des arrêts cardio-respiratoires (ACR) pédiatriques sont d'origine hypoxique. L'asystolie est le rythme le plus fréquent. Le pronostic est sombre en cas d'ACR pédiatrique extra-hospitalier.
- Chez l'enfant < 1 an, la cause la plus fréquente est la Mort Inattendue du Nourrisson.

## 2 CONDUITE À TENIR

- **Inconscient ?** → oui
- Appel à l'aide, tout en restant au chevet de l'enfant. Si deux secouristes présents : l'un commence la réanimation et l'autre appelle les secours.
- **Ouvrir les voies aériennes.**
- Est-ce que la respiration est normale ? **Regarder-Écouter-Sentir** (maximum 10 secondes) → non.
- Commencer par 5 insufflations « starter » (si possible au BAVU $O_2$ à 100 %). Chaque insufflation d'une durée d'une seconde : le masque est tenu avec une main en forme de C (index-pouce), les autres doigts sont positionnés en E sur la mandibule sans la comprimer → **signes de vie ?** → non.
- **15 compressions thoraciques** (rythme **100/120 par minute**, bien relâcher entre les compressions). Maintenir le ratio 15:2, peu importe le nombre de secouristes.
- 2 insufflations puis 15 compressions thoraciques.

### ▶ Si < 1 an

- un secouriste : compressions thoraciques à 2 doigts.
- deux secouristes : compression avec les pouces et les mains entourant le thorax.

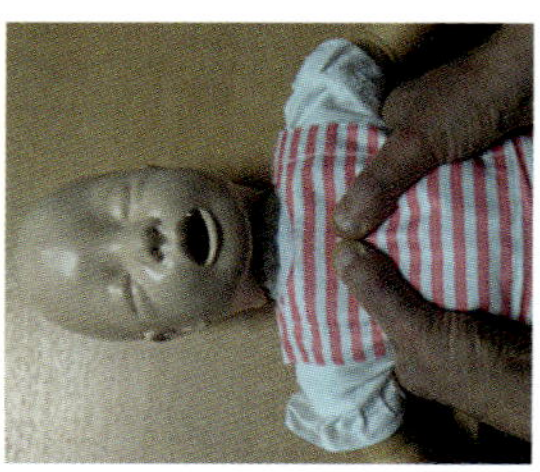

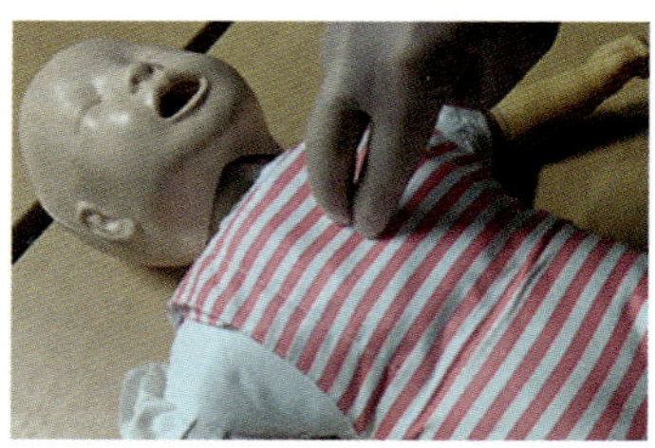

▶ Si > 1 an

- une main au milieu du sternum

Appeler le SAMU après 1 min de réanimation cardio-pulmonaire si un seul secouriste présent.

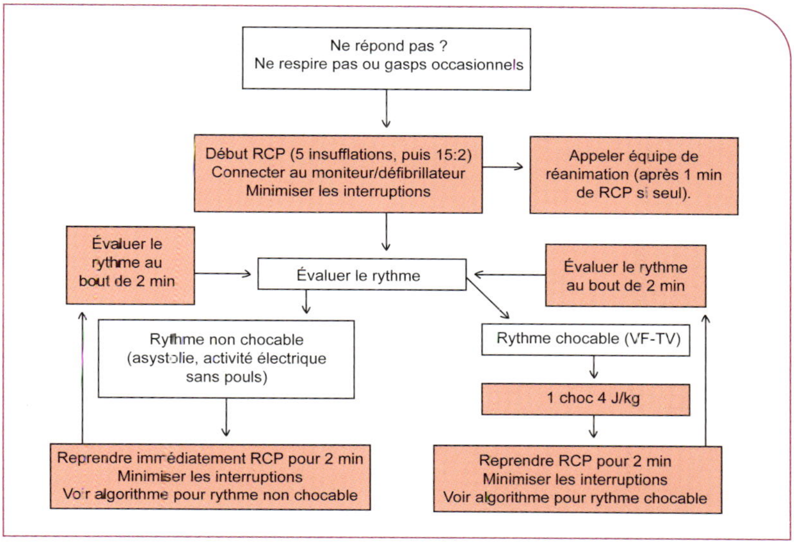


Remarque

Noter le temps de *no flow* et de *low flow* : le pronostic en dépend.

## 3 SUITE DE LA PRISE EN CHARGE PROFESSIONNELLE

- Pose du scope pour apprécier le rythme cardiaque : thérapeutique différente en fonction de l'algorithme.
- Pose de patch de défibrillation :
  - Il est possible d'utiliser un DSA ou DAE à partir d'1 an, avec atténuateur si disponible, jusqu'à 8 ans.
  - Pour le nourrisson, le défibrillateur manuel est préférable, cependant, si non disponible, possible d'utiliser le DSA ou DAE.

Positionnement des patchs chez l'enfant.

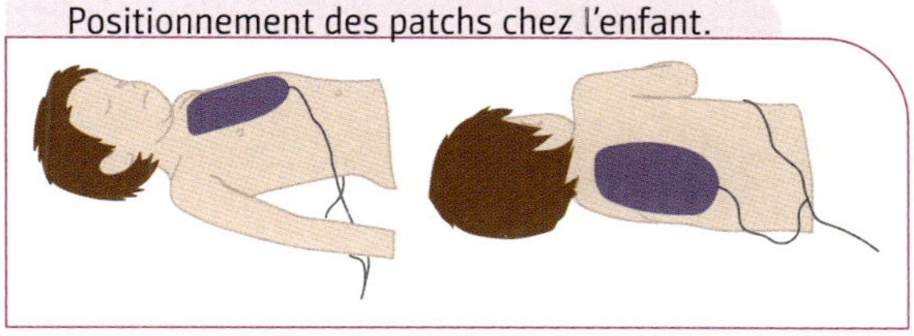

- Intubation et capnographie.
- Une fois intubé, massage cardiaque (100-120/min) ventilation (10 insufflations/min).
- Aspiration trachéale si besoin.
- Obtenir un abord vasculaire rapide : essai VVP < 1 min ou IO d'emblée.

## 4 SI RYTHME NON CHOCABLE :

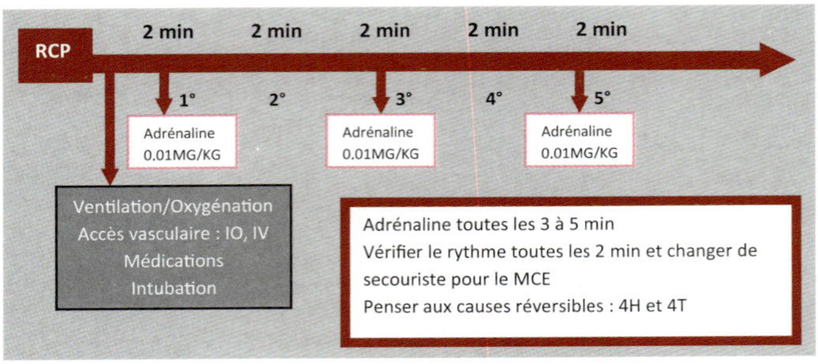


## 5 SI RYTHME CHOCABLE :

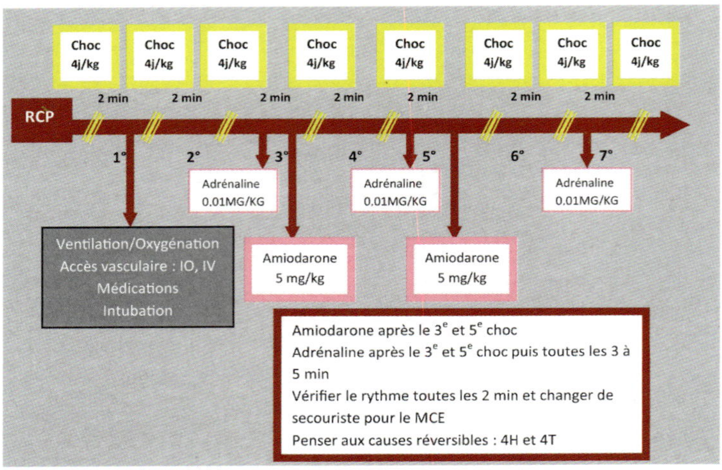


## 6 APRÈS LE DÉBUT DES MANŒUVRES :

- Mesure de la température rectale
- Mesure de la glycémie
- Pose de sonde gastrique
- Penser aux causes réversibles d'ACR et les corriger si nécessaire :

| 4H | 4T |
|---|---|
| Hypoxie | Thrombose |
| Hypovolémie | Tension pneumothorax |
| Hyper/hypokaliémie | Tamponnade cardiaque |
| Hypothermie | Toxique |

## 7 TRAITEMENT

- Adrénaline : diluer 1 mg d'adrénaline + 9 ml de Nacl 0,9 % et injecter en IV = 10 mcg/kg (soit 0,1 ml/kg) toutes les 3-5 minutes.

> Remarque
>
> L'adrénaline est inactivée par les bicarbonates = bien rincer la ligne de perfusion entre chaque traitement.

- Remplissage de Nacl 0,9 % 20 ml/kg si indiqué (→ attention si suspicion d'insuffisance cardiaque/myocardique).
- Injecter en IV ou IO 10 mcg/kg.
- Les bicarbonates (1 mEq/kg) peuvent être envisagés devant une acidose documentée ou une hyperkaliémie.
- Si cause infectieuse : envisager l'antibiothérapie (céfotaxime 100 mg/kg).
- Si fibrillation : choc de 4 joules/kg.

## 8 PRISE EN CHARGE POST-RÉA

- En cas de récupération d'un rythme, titrer l'oxygène en fonction de la $SpO_2$, régler la ventilation en fonction de la pathologie et de la capnie et PEP en fonction de la pathologie.
- Envisager la perfusion d'adrénaline pour maintenir l'hémodynamique (débuter à 0,1 mcg/kg/min).
- Monitorer la température.
- L'enfant post-arrêt doit être pris en charge dans un service de réanimation pédiatrique.

73 mémo pratique

# L'incubateur

## 1 LES INCUBATEURS

- Un incubateur est un dispositif médical qui permet de maintenir un nouveau-né dans une ambiance thermique, hygrométrique satisfaisante et de le protéger des agressions. Le nouveau-né subit des pertes thermiques par radiation, convection, conduction et évaporation. L'incubateur par son fonctionnement permet de combattre ces pertes thermiques.
- Il existe deux équipements :

– l'incubateur fermé,
– l'incubateur ouvert appelé aussi table radiante.

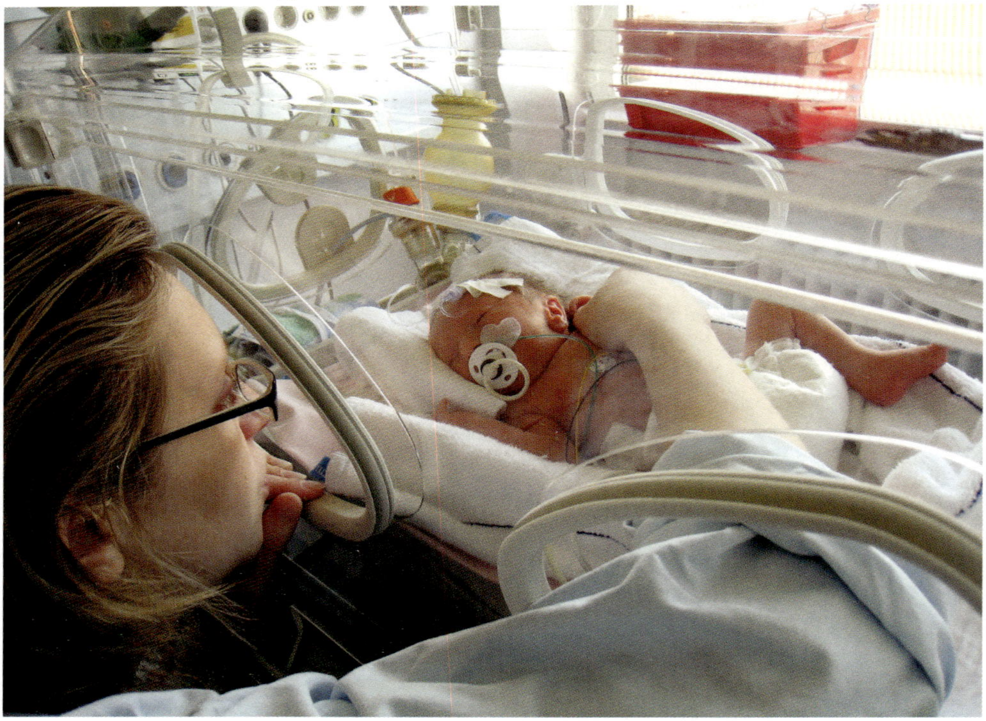

## 2 LES PRINCIPES DE FONCTIONNEMENT

La température et l'humidité de l'atmosphère sont contrôlées par un système électronique qui permet le réglage des constantes et le déclenchement des alarmes en cas de surchauffe.

L'incubateur est muni de porte permettant l'entrée et la sortie de l'enfant, il est aussi muni de hublots qui permettent d'effectuer les soins et de toucher l'enfant.

Les hublots à la tête de l'enfant sont réservés pour le passage du matériel propre et les hublots situés aux pieds pour le passage du matériel sale.

## 3 ENTRETIEN

L'entretien de l'incubateur doit être fait de manière systématique pour diminuer le risque de transmission de micro-organismes.

> La responsabilité de l'entretien relève de l'infirmier(e) ou de la sage-femme ou de l'infirmier(e) puéricultrice.

- Le choix du produit détergent désinfectant est un compromis entre efficacité, toxicité et compatibilité avec les plexiglas de l'incubateur.
- Ces procédures doivent être validées par le CCLIN de l'établissement.
- En présence de l'enfant, une désinfection quotidienne doit être effectuée avec un produit détergent désinfectant non toxique de type alimentaire, inodore, liquide et compatible avec les plexiglas.
- Dans la mesure du possible, profiter d'une séance de peau-à-peau de l'enfant avec un de ses parents pour effectuer cette opération, en respectant les règles du plus propre au plus sale, et du plus haut vers le bas de l'appareil.
- Continuer cette opération avec l'extérieur de l'incubateur et l'environnement de l'enfant.
- Le bac à eau, permettant l'humidification doit lui aussi être vidangé et désinfecté chaque jour puis rempli avec de l'eau stérile.
- Le changement complet de l'incubateur doit être réalisé de manière hebdomadaire et à la sortie de l'enfant. Ce changement permet la désinfection totale de l'appareil en retirant toutes les pièces amovibles, certains services utilisent le nettoyage à la vapeur pour cette opération.

# La photothérapie

## 1 OBJECTIF

- La photothérapie est le principal moyen thérapeutique pour contrôler l'ictère à bilirubine libre, en permettant la dégradation de cette dernière en dérivés non toxiques solubles dans l'eau au niveau de la circulation cutanée (élimination urinaire).

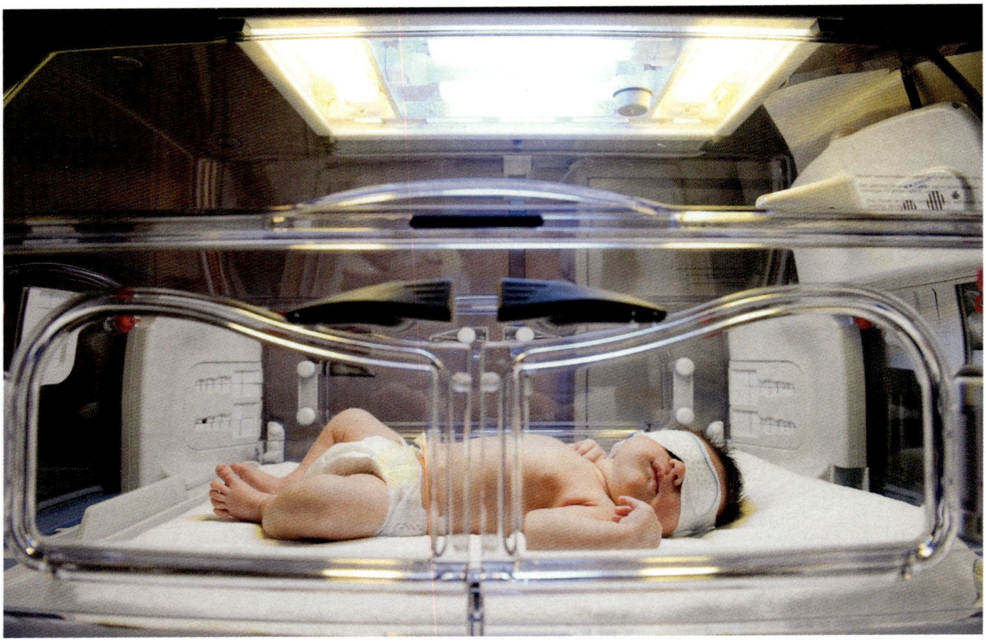

- Son efficacité dépend du respect de certaines règles techniques :
- lumière bleue ou blanche contrôlée ;
- l'enfant est couché dans l'incubateur ou le berceau placé sous l'appareil à photothérapie composée de 4 à 8 tubes fluorescents ;
- la propreté du matériel et des plexis de l'incubateur ;
- la distance entre l'appareil et la peau de l'enfant doit être entre 35 et 40 cm ;
- l'exposition de la peau de l'enfant doit être maximale avec une alternance entre la position ventrale et la position dorsale.

- Les indications de la photothérapie se font selon le dosage plasmatique de la bilirubine totale et libre.

## 2 LES RISQUES ET LA SURVEILLANCE

- La photothérapie comporte un risque de toxicité rétinienne, l'enfant doit donc porter une protection oculaire lors des séances.
- Les apports hydriques doivent être augmentés sur prescription médicale anticipée lors du traitement pour prévenir le risque de déshydratation (+10 à 20 % si photothérapie sup où = à 12/24 H).
- Une accélération du transit peut être observée chez l'enfant.
- La photothérapie peut être responsable d'une éruption cutanée transitoire.
- L'enfant sous photothérapie doit être surveillé par un appareil multiparamétrique et sa température doit être prise toutes les heures (si possible, contrôle grâce à une sonde cutanée). Un contrôle du dosage sérique doit être effectué régulièrement car les résultats du bilirubinomètre transcutané ne sont pas fiables après une séance de photothérapie (attendre 9 à 12 heures).

# Les voies d'abords en pédiatrie

76 mémo pratique

## 1 LA VOIE VEINEUSE PÉRIPHÉRIQUE

### A Définition

La pose d'une voie veineuse périphérique consiste à introduire un cathéter dans une veine. La morphologie de l'enfant, l'hypovolémie, les états de choc, les vaisseaux de faibles diamètres peuvent rendre difficile leur mise en place.

### B Technique

#### ▶ Préparation en amont

- Mettre en confiance.
- Informer du soin.
- Si les conditions le permettent : utiliser la distraction (repérer les centres d'intérêts de l'enfant), utiliser les moyens antalgiques : protoxyde d'azote, saccharose pour les nourrissons, crème anesthésiante (durée de pose d'1h).
- Laisser une place aux parents, si possible.
- S'organiser avant le soin (matériel et rôle de chacun).

#### ▶ Procédure

- Bonne installation de l'enfant et du soignant.
- Préparation du matériel :

– Boîte à aiguilles
– Compresses
– Antiseptique
– Garrot de taille adaptée
– Pansements de fixation de type STERISTRIP®, TEGADERM®
– Seringue de 2 ml de sérum physiologique
– Préparer une ligne de perfusion (petit raccord, robinet 3 voies et longue tubulure)
– Cathéter

| Norme | Taille en mm | Débit max | Couleur |
|---|---|---|---|
| 24 G | 14 mm pour le prématuré<br>19 mm pour le nouveau-né à terme | 13/18 ml/h | Jaune |
| 22 G | 25 mm | 25/40 ml/h | Bleu |
| 20 G | 30 mm | 55/65 ml/h | Rose |
| 18 G | 32 mm | 80/100 ml/h | Vert |
| 16 G | 45 mm | 160/200 ml/h | Gris |
| 14 G | 50 mm | 270 ml/h | Orange |

- Lavage de mains, port de gants
- Asepsie de la peau, selon protocole du service (antiseptique de type BISEPTINE® plus répandu en pédiatrie).

| Néonatalogie | Pédiatrie |
|---|---|
| – BISEPTINE® 1re application<br>– Séchage par tamponnement avec compresse stérile<br>– BISEPTINE® 2e application<br>– Respect du temps de contact de 30 secondes<br>– Rinçage avec eau stérile<br>– Séchage par tamponnement avec compresse stérile | – BISPETINE® 1re application.<br>– Séchage par tamponnement avec compresse stérile<br>– BISEPTINE® 2e application<br>– Séchage spontané |

## ▶ Principaux abords veineux

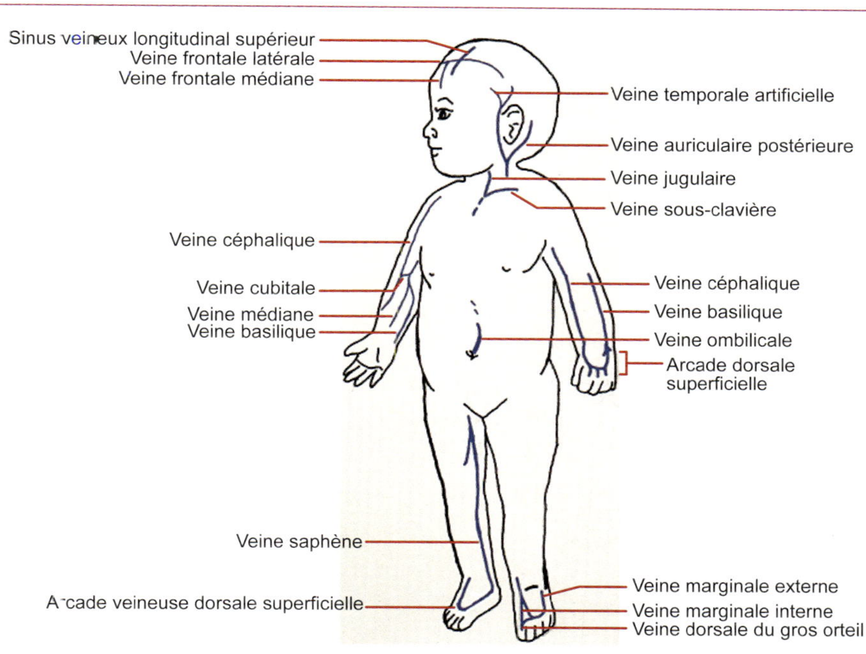


**Remarque**

Chez le nourrisson, les abords veineux tels que les veines superficielles sont plus difficiles à atteindre en raison du tissu adipeux plus important qui masque les veines.

Positionnement et insertion du cathéter

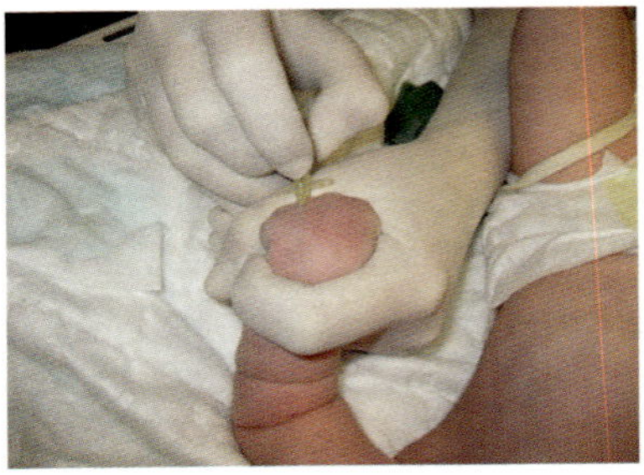

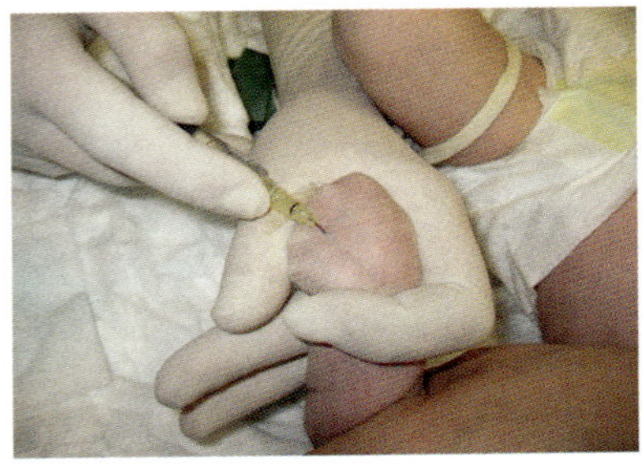

- Bonne installation (éclairage suffisant, bon maintien : chez le nouveau-né, mettre le poignet en flexion entre le pouce et l'index = garrot naturel).
- Repérer la veine et piquer.
- Monter le cathéter dès que le reflux de sang est visible : soit avec l'aiguille guide, soit sans l'aiguille à l'aide de la seringue de 2 ml préalablement remplie de sérum physiologique qui sert alors de mandrin liquide (cette méthode permet une manipulation plus douce pour les veines fragiles, de petits calibres, comme chez les nouveau-nés).

(Re)tester la perméabilité de la voie avec la seringue de 2 ml de sérum physiologique une fois le cathéter monté.

Fixation

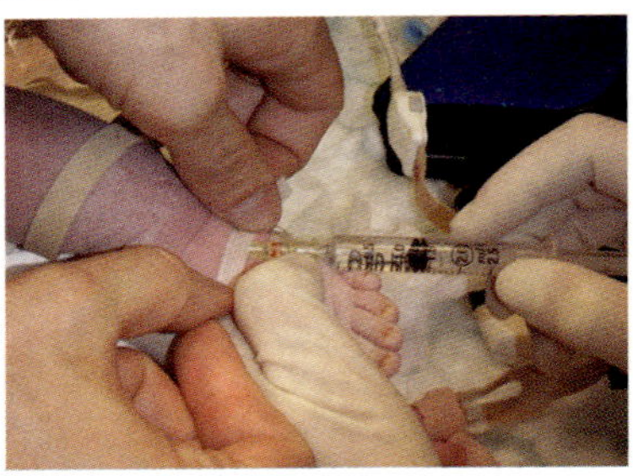

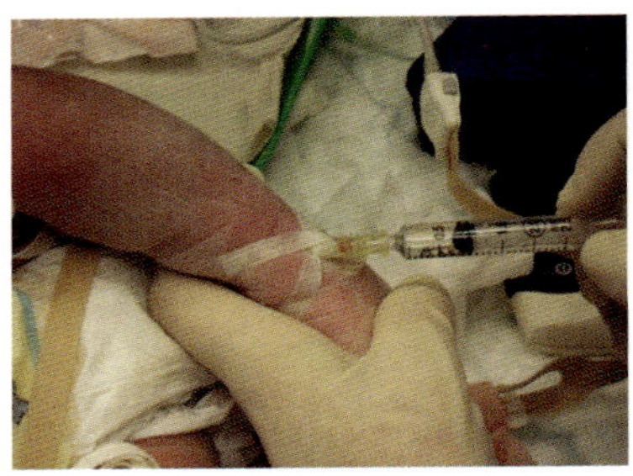

- Fixer « en cravate » avec des pansements de type STERISTRIP®.

Fin de l'installation

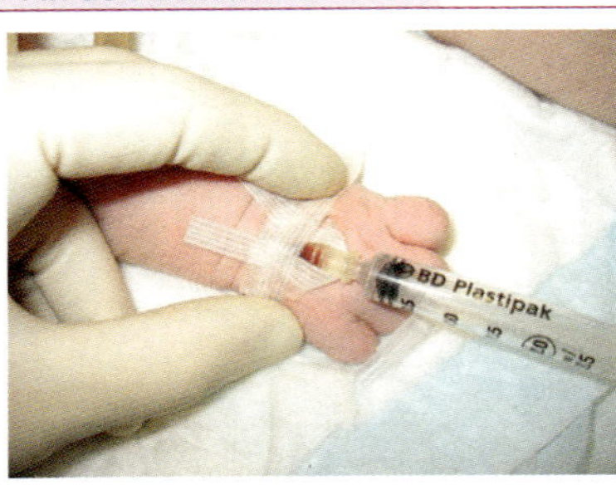


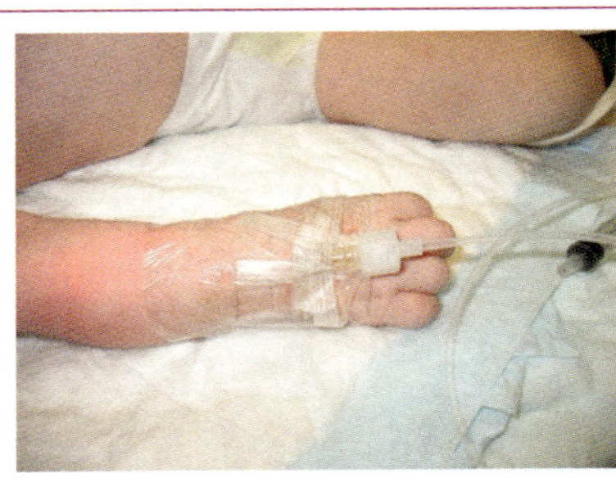

- Tester à nouveau l'étanchéité à la fin de la fixation.
- Positionner le pansement de type TEGADERM® de façon non circulaire.

**Attention !**

- Pas de débit libre chez l'enfant (toujours utiliser un pousse-seringue).
- Pas de prélèvement, de prise de tension ou de saturation positionnée au membre perfusé.
- Toujours surveiller le point de ponction : induration, suintement, rougeur, écoulement.
- En cas d'échec de pose ou arrêt cardio-respiratoire, poser rapidement une voie-intra osseuse sauf en néonatalogie : poser un cathéter ombilical.



## 2 LA VOIE OMBILICALE

### A Définition

La pose de cathéter veineux ombilical (KTVO) est un acte médical, effectué lors de réanimation ou de détresse vitale chez le nouveau-né et en cas d'échec de pose de voie veineuse périphérique. C'est une voie facilement accessible, elle est envisagée jusqu'au huitième jour de vie.

### B Technique

#### ▶ Préparation du matériel

- Champ troué
- Champ stérile non troué
- Bistouri
- Cathéter ombilical (n°3,5 < 1 000 g et n°5 > 1 000 g)
- Robinet 3 voies
- Fils à peau, aiguille courbe
- Pansement de type STERISTRIP®
- Gants stériles
- Compresses et antiseptique cutané
- Instruments stériles : ciseau, pince et porte-aiguille
- Seringue de 5 ml pré-remplie avec du sérum physiologique
- Préparer une ligne de perfusion (petit raccord, robinet 3 voies, longue tubulure)

#### ▶ Technique

- Installation de l'enfant, maintenir doucement les mains et les jambes du nouveau-né pendant le soin.
- Lavage des mains, port de gants stériles.
- Asepsie de la peau : selon protocole du service.

- Positionner le champ troué.
- Adapter le cathéter ombilical au robinet 3 voies et purger l'ensemble avec du sérum physiologique.
- Positionner autour de l'ombilic une ligature lâche prête à être serrée en cas de saignement abondant (utiliser une sonde gastrique ou une sonde d'aspiration de petit calibre).
- Sectionner le cordon à 1,5-2 cm de la peau à l'aide d'un bistouri.
- À l'aide de la pince stérile, effectuer une légère traction sur le cordon et repérer les vaisseaux ombilicaux (1 veine et 2 artères).
- Insérer le cathéter préalablement purgé dans la veine ombilicale, jusqu'à observer un reflux de sang à l'aspiration, puis rincer avec la seringue de 5 ml de sérum physiologique (s'assurer qu'il n'y a aucune fuite par la veine ombilicale).

→ **Position centrale** : (1,5 × poids (kg) + 5,5) contrôle radio obligatoire pour vérifier l'emplacement du cathéter.

→ **Position périphérique** : en cas d'urgence ou si radio impossible, 5 cm pour le nouveau-né à terme et 3 cm pour le prématuré.

- Fixer le cathéter : passer le fil dans la gelée de Wharton, effectuer une bourse autour de l'ombilic et tisser le fil en spartiate autour du cathéter, faire un nœud et couper le reste du fil avec le ciseau stérile. Sécuriser ensuite la spartiate avec un pansement de type STERISTRIP® placé en drapeau sur le nœud.
- Adapter ensuite la tubulure au robinet 3 voies (celui-ci peut servir en cas de prélèvement sanguin si le cathéter est positionné en central) et démarrer la perfusion.

Trajet KTVO

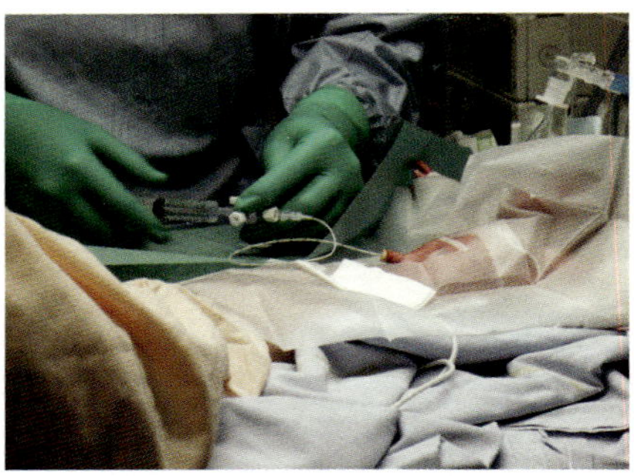

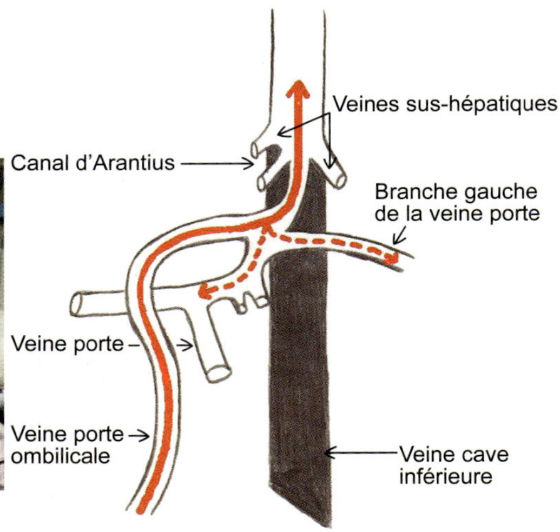

### Précaution et surveillance

- Surveiller le saignement du cordon après la pose : il est possible de garder la ligature autour de l'ombilic, en la desserrant petit à petit (risque hémorragique dans les heures qui suivent la pose).
- Chez le prématuré, limiter le temps de contact de l'antiseptique avec la peau car risque important de brûlure.
- Avant d'injecter, toujours vérifier la présence d'un reflux.

## 3 VOIE INTRA-OSSEUSE

### Définition

Voie d'urgence du nourrisson et de l'enfant utilisée en priorité lors d'arrêt cardio-respiratoire, d'état de choc ou de déshydratation sévère. Chez l'enfant gravement malade, afin de ne pas retarder la mise en place des traitements, passer à la voie intra-osseuse (IO) si échec de voie veineuse périphérique (VVP) après 1 minute (ILCOR 2015) et/ou 2 échecs de VVP.

### Avantages

- Vaisseaux sinusoïdes de la cavité médullaire équivalents d'une veine qui ne se collabe pas, même en état de choc.
- Moelle rouge chez l'enfant de moins de 6 ans.
- Rapidité de pose.
- La posologie des traitements injectés est la même que pour la voie intraveineuse.
- Les prélèvements sont possibles : seuls Ca, K et $PO_2$ ne sont pas corrélés aux taux sanguins.

### Inconvénients

- Rares complications : diffusion dans les tissus, nécrose des tissus (plus fréquente en cas d'injection d'amines), syndrome des loges ++, ostéomyélite et fracture tibiale.
- La voie intra-osseuse doit être rapidement relayée dès que possible par une autre voie d'abord.
- Après un échec de pose, l'IO ne peut pas être reposée sur le même os.

### Contre-indications

- Infection sur le site de pose, fracture ou suspicion sur le membre.
- Voie IO récente ≤ 48 h.
- Matériel prothétique.
- Ostéopathie congénitale.

### Ⓔ Matériel

- Compresses
- Antiseptique
- Boîte à aiguilles
- Pansement de fixation
- Seringue de 10ml
- Sérum physiologique
- Ligne de perfusion
- Pousse-seringue
- Aiguille intra-osseuse
- Dispositif intra-osseux (différents modèles : pistolet IO, perceuse IO...)

Intra-osseuse COOK®

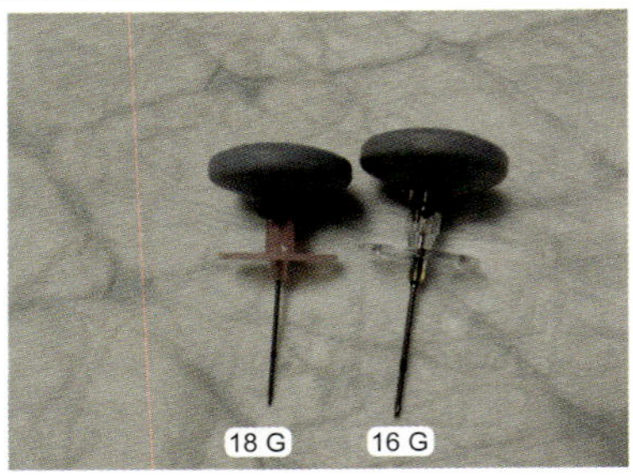


Intra-osseuse EZ-IO®

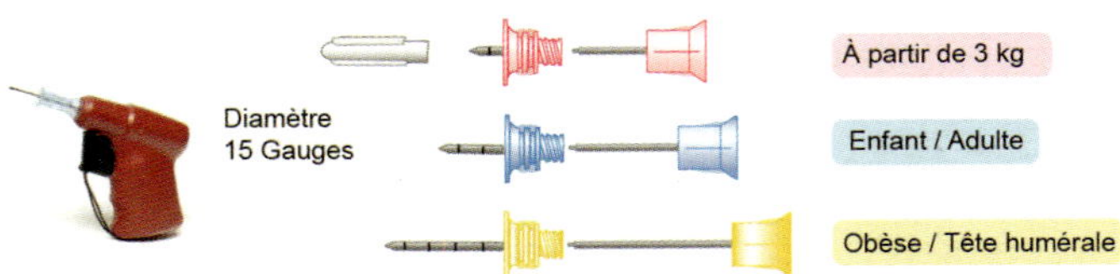


Intra-osseuse NIO® automatique (voie tibiale seulement pour le dispositif pédiatrique

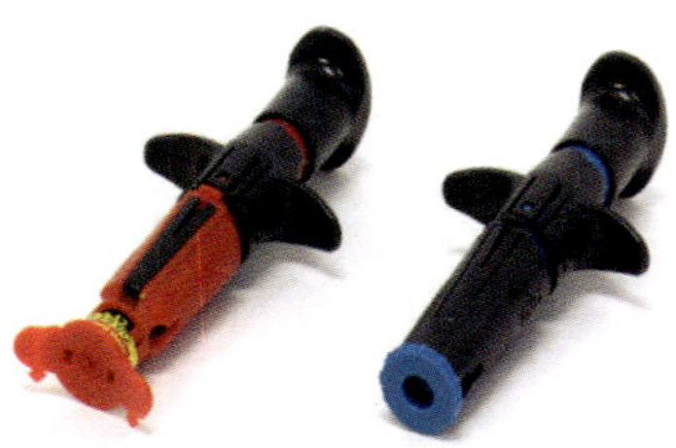

© Silver Médical

## F Site d'insertion

Le tibia proximal et le fémur distal sont les sites à privilégier chez le nourrisson et l'enfant.

La voie humérale est indiquée chez l'enfant plus grand > 6 ans.

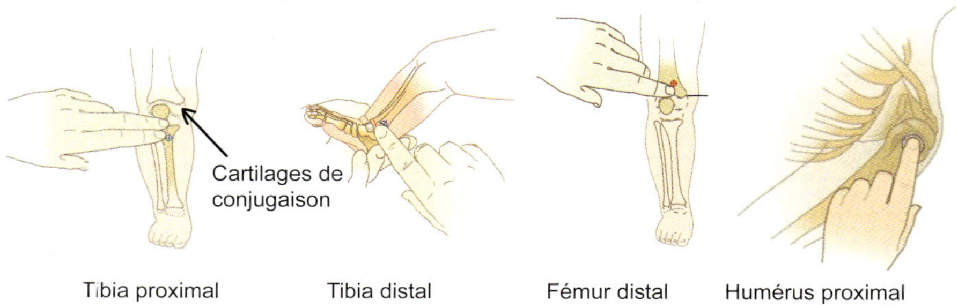


Le choix de la taille de l'aiguille se fait selon l'âge de l'enfant, néanmoins pour les aiguilles EZ-IO® il est préférable de se référer au repère noir sur l'aiguille. Si ce repère n'est pas visible au-dessus de la peau (avant d'actionner la perceuse), il faut prendre une aiguille plus longue, cela diminue le risque d'extravasation, de mauvais positionnement de l'aiguille dans l'os.

Choix de la taille de l'aiguille en fonction du repère noir

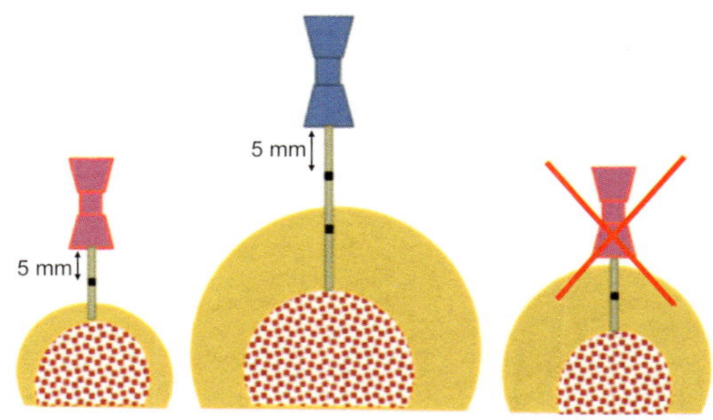


## G Technique

La technique de pose avec le modèle motorisé EZ-IO® permet une meilleure maîtrise pour l'opérateur peu expérimenté grâce à sa facilité d'utilisation.

- Boîte à aiguilles à proximité.
- Asepsie stricte : nettoyage des mains, port de gants, désinfection de la zone d'insertion.
- Purger la ligne de perfusion.
- Préparer une seringue de 10 ml de sérum physiologique connectée au premier raccord de l'intra-osseuse : elle servira à tester la voie et à pousser dans la cavité médullaire.

- Bonne position de l'opérateur et de l'enfant : pour la face antéro-interne du tibia proximal, installer le membre en flexion sur un billot placé sous le genou (ou utiliser un binôme pour maintenir le membre en position).
- Vérifier que le mandrin se désolidarise bien de l'aiguille avant d'insérer la voie IO.
- Insérer l'IO. Enfoncer l'aiguille en gardant un angle vertical par rapport à l'os. Ne pas appuyer en la posant, guider doucement la pose et s'arrêter quand il y a un relâchement, une diminution des résistances de l'aiguille.

→ Si IO type COOK®, un mouvement de « forage » est nécessaire pour atteindre la cavité médullaire.

- Une fois dans la cavité médullaire, retirer le mandrin en dévissant la partie supérieure et en maintenant avec l'autre main l'aiguille fixée dans l'os.
- Adapter le raccord purgé et tester la voie à l'aide de la seringue de 10 ml de sérum physiologique préalablement préparée. Faire un reflux de moelle osseuse et injecter lentement les 10 ml de sérum physiologique afin de nettoyer l'aiguille de fragment osseux et de moelle (5 ml chez le nourrisson).
- Fixer avec des pansements adaptés à l'IO pour permettre une stabilisation de la voie.
- Raccorder ensuite le reste de la tubulure, à noter qu'il est préférable de mettre le débit de perfusion sous pression (utiliser un pousse-seringue).
- Surveiller l'absence d'extravasation pendant le temps de mise en place de l'IO.
- Dès que possible (remplissage effectué, drogues injectées...), poser une autre voie d'abord.

**Remarque**

L'aiguille est bien posée si :
- immobile dans l'os (en position verticale)
- aspiration de sang ou de moelle
- absence d'extravasation après injection de 5 à 10 ml de sérum physiologique à débit lent
- absence de résistance de perfusion

Attention : l'espace médullaire est étroit chez le petit nourrisson.
Surveillance accrue de la face antérieure et postérieure (risque de transfixion de l'os).
Si l'enfant est conscient et réactif, anesthésier localement en intra-médullaire sur prescription médicale : Xylocaïne® 1 %.
À cause de son aiguille en métal, l'IO ne passe pas à l'IRM, penser au scanner en alternative..

# La ventilation non invasive

**La ventilation non invasive (VNI) est un support ventilatoire utilisé de longue date dans les pathologies respiratoires aiguës de l'adulte. Par définition, la VNI est un support ventilatoire qui n'utilise pas d'interface intra-trachéale, mais des interfaces non invasives adaptées à la morphologie de l'enfant.**
**Son utilisation en pédiatrie est plus récente mais en pleine expansion.**
**Les constructeurs ont énormément travaillé au développement de leur gamme pédiatrique avec le concours des soignants, ce qui rend aujourd'hui l'utilisation de la VNI très simple et efficace chez l'enfant.**



## 1 LES OBJECTIFS

• La VNI permet de soutenir la fonction respiratoire de l'enfant ou du nouveau-né. Elle peut se faire au moyen d'une pression positive continue et/ou discontinue. La VNI est utilisée chez le nouveau-né pour :
- le sevrage de la ventilation mécanique,
- la prévention de l'intubation,
- la prévention de la ventilation mécanique.

• Les principales indications de la VNI en pédiatrie sont :
- La détresse respiratoire aiguë, asthme grave, bronchiolite, pneumopathie,
- la détresse respiratoire aiguë chez l'enfant immunodéprimé,
- le syndrome thoracique aigu de l'enfant drépanocytaire,
- le sevrage de la ventilation invasive.

## 2 LE MATÉRIEL UTILISÉ

Il y a différents systèmes disponibles sur le marché et chaque système a ses propres consommables et interfaces (CPAP de Boussignac, le système infant-flow®, le système Bubble CPAP®...).

Il est possible de mettre un respirateur en mode VNI en utilisant le matériel adéquat :
- un bonnet ou harnais adapté au périmètre crânien de l'enfant,
- des canules ou masque nasal adapté à la taille du nez de l'enfant,
- un humidificateur,
- un circuit,
- de l'eau stérile.

## 3 LES ACTIONS SPÉCIFIQUES DE LA PUÉRICULTRICE

• Le choix du matériel adapté à l'enfant joue un rôle primordial dans l'assurance d'une ventilation optimale. Le temps de la mise en place est un moment crucial qui conditionne souvent le succès de la technique.

• **Tout doit être fait pour rendre ce support le moins inconfortable et le moins anxiogène possible pour l'enfant.**

• La **présence des parents** que l'on aura informés au préalable est une aide précieuse ainsi que l'utilisation de la distraction et de la succion non nutritive. Au mieux, l'enfant est installé dans leurs bras, des protections cutanées sont installées pendant que l'enfant apprivoise l'interface en la manipulant. Les réglages initiaux sont « doux ». Une fois que le support est accepté, les réglages sont progressivement adaptés pour atteindre les objectifs cliniques.

L'installation et le confort de l'enfant doivent être assurés tout au long de ce soin.

### ▶ Surveillance

La surveillance est une phase essentielle de l'utilisation de ce support. Elle comprend :

– le suivi régulier de **paramètres neurologiques** (éveil, échelle de confort),

– la **liberté des voies aériennes**, de la **ventilation** (fréquence, travail, volume, oxygénation) et de l'**hémodynamique**,

– l'**état cutané de l'enfant au niveau des points d'appui de l'interface**.

# Partie complémentaire

## L'essentiel des précautions d'hygiène en milieu de soins face au Coronavirus (SARS CoV-2/ COVID-19) et autres germes

**FICHES**




**Partie rédigée par Jérôme Brayer**

Pharmacien hygiéniste, spécialisé en gestion des risques associés aux soins hospitaliers, consultant-formateur et dirigeant de la société WheelFocus

# Introduction

Depuis de nombreuses années, la prévention des infections associées aux soins est basée sur un socle de précautions à respecter par tous les professionnels et pour tous les patients, quel que soit le soin pratiqué et le lieu de sa réalisation : ce sont les **précautions standards.**

Dans certaines situations à risque particulier, lorsque le patient est infecté ou présente des symptômes le laissant supposer, il est parfois nécessaire de mettre en place des **précautions complémentaires d'hygiène**, uniquement sur **prescription médicale**, et qui sont basées sur le mode de transmission des germes : **contact, air ou gouttelettes**.

Ces précautions d'hygiène ont été définies réglementairement avant d'évoluer au cours du temps en fonction du contexte. Aujourd'hui, les recommandations de la Société Française d'Hygiène Hospitalière (SF2H) font référence dans ce domaine et sont reprises par les principaux réseaux nationaux de prévention des infections associées aux soins.

La crise sanitaire liée à la **COVID-19** et son agent infectieux, le coronavirus SARS-CoV-2, ont mis en lumière ces précautions auprès du grand public avec parfois des **interprétations erronées ou des confusions** qui ont pu conduire les soignants eux-mêmes à des **pratiques inadaptées**.

Pourtant, le SARS-CoV-2 est un virus respiratoire dont le mode de transmission par gouttelettes est tout à fait maîtrisable par les précautions standards et complémentaires que nous connaissons.

Il nous est donc paru opportun de rappeler les plus importantes de ces précautions afin qu'elles puissent être appliquées simplement et avec raison, que ce soit pour prévenir la transmission croisée du SARS-CoV-2, mais aussi et surtout de **l'ensemble des germes que l'on peut rencontrer en milieu de soins.**

# L'hygiène des mains : la friction hydroalcoolique et le lavage au savon doux

fiche 78

**L'hygiène des mains est au cœur de la lutte contre les infections associées aux soins. La transmission des micro-organismes entre les patients se fait principalement par les mains des soignants qui constituent un vecteur des infections (transmission manuportée).**
**En l'absence d'hygiène des mains, les micro-organismes peuvent survivre plusieurs minutes sur les mains des soignants.**

## 1 PRÉALABLES À L'HYGIÈNE DES MAINS

- Les avant-bras doivent être nus.
- Les ongles doivent être courts et ne porter ni vernis, résines ou faux ongles.
- Aucun bijou ne doit être porté, pas même une alliance.

Affiche « Zéro bijou sur les mains des professionnels »

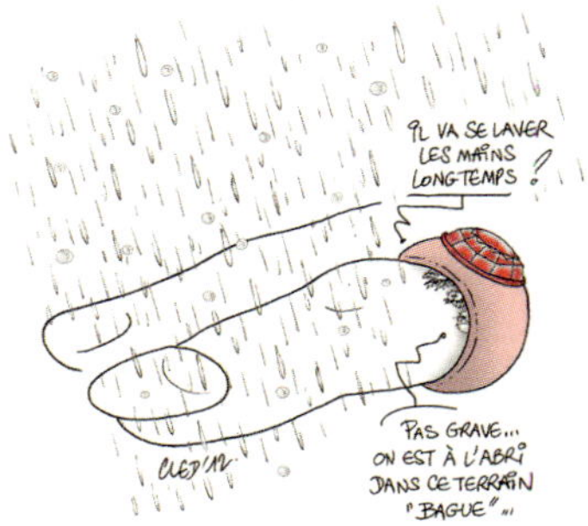
IL VA SE LAVER LES MAINS LONGTEMPS ?
PAS GRAVE... ON EST À L'ABRI DANS CE TERRAIN "BAGUE"...

Source : CCLIN Sud Est d'après une campagne de communication du CH Métropole Savoie de Chambéry.

## 2 QUELLE TECHNIQUE POUR L'HYGIÈNE DES MAINS ?

### A La friction hydroalcoolique

En l'absence de souillure visible, la désinfection des mains par friction hydroalcoolique (gel ou solution) doit être privilégiée. Elle est devenue la technique de référence et a définitivement détrôné le lavage des mains à l'eau et au savon. Plus rapide et efficace, elle est aussi mieux tolérée.

Les produits hydroalcooliques (PHA) éliminent 99,9 % des germes y compris le SARS CoV-2.

#### ▶ Les produits hydroalcooliques

Les PHA utilisés doivent répondre aux normes de virucidie, de bactéricidie et de fongicidie.

Les PHA existent sous différentes formes. Les gels sont à privilégier. Il convient d'utiliser des produits non colorés et non parfumés.

Les modèles en flacon pompe ou en distributeur à pression ou sans contact sont préférables aux modèles de poche.

Les flacons ou distributeurs sont placés à l'entrée de chaque chambre, voire au plus près du soin, et parfois dans les couloirs.

### La technique de friction

Les produits hydroalcooliques s'appliquent sur des mains propres et sèches.

**Le volume utilisé doit être suffisant**, en général 3 mL (une à deux pressions selon les produits et selon la taille des mains).

La friction se réalise en **7 étapes**, pour une durée totale d'au moins **30 secondes**, jusqu'à séchage complet. Il s'agit d'un geste technique à respecter scrupuleusement pour une efficacité maximale.

Schéma de la technique de friction des mains.

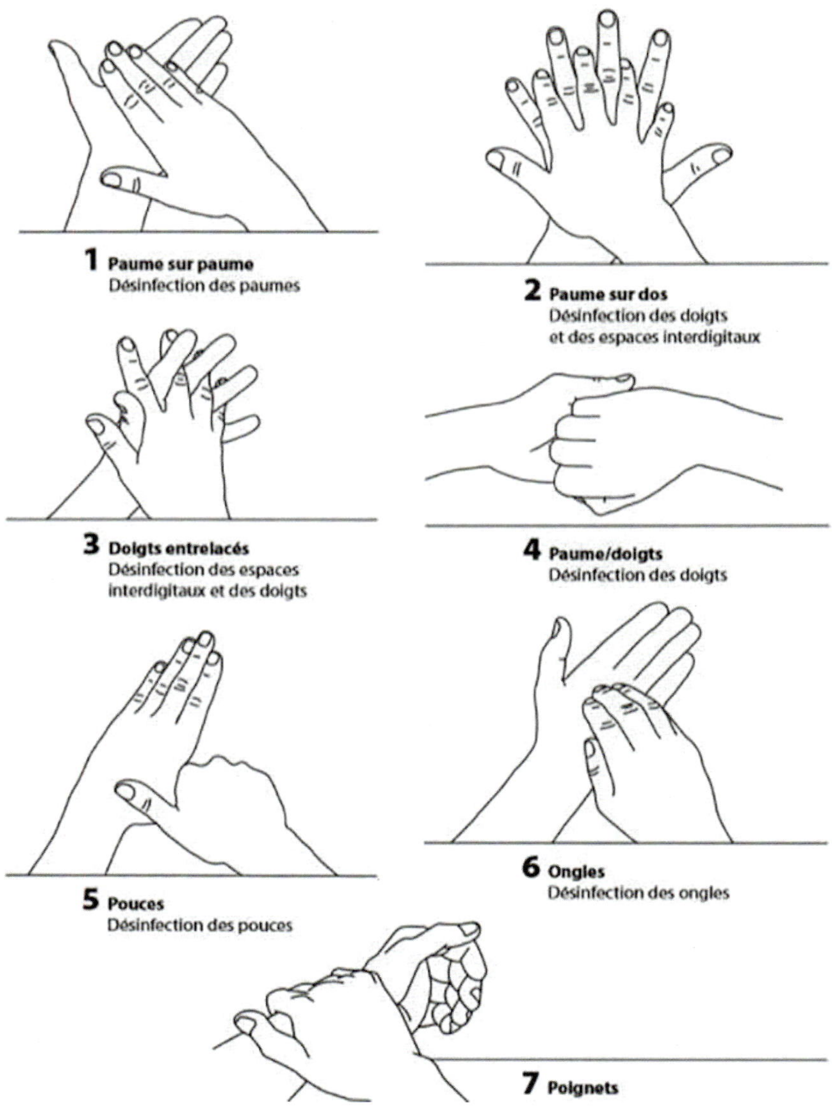


Source : Société Française d'hygiène hospitalière. Recommandations pour l'hygiène des mains. Hygiènes 2009 ; 3 : 210-215.

### B Le lavage simple des mains à l'eau et au savon doux

Le lavage simple reste recommandé dans deux situations :

- En cas de contact avec un produit biologique (sang, selles, urine, salive...).
- En cas de souillure visible sur les mains.

Il faut noter que certains germes comme le *clostridium* difficile ou le *sarcopte* de la gale ne sont pas sensibles aux produits hydroalcooliques. **Le lavage simple est alors la seule technique efficace.**

Le lavage simple des mains se réalise en 11 étapes avec une durée de savonnage d'au moins 15 secondes.

Schéma de la technique du lavage des mains.

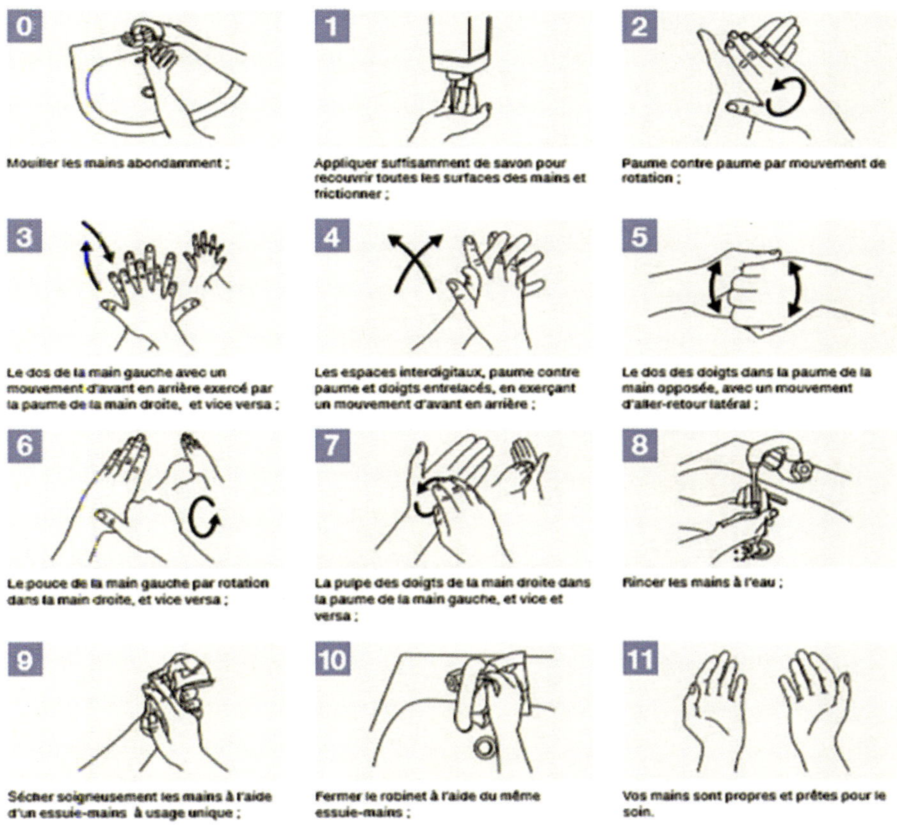


Source : Organisation Mondiale de la santé (OMS). Recommandations de l'OMS pour l'hygiène des mains au cours des soins. 2009 ; 1-68.

Le lavage des mains doit être suivi d'une friction hydroalcoolique pour une efficacité maximale contre tous les micro-organismes.

Le savon nettoie mais ne désinfecte pas.
Le produit hydroalcoolique désinfecte mais ne nettoie pas.

## 3 QUELLES INDICATIONS POUR L'HYGIÈNE DES MAINS ?



Il existe 5 indications à l'hygiène des mains définies par l'Organisation Mondiale de la Santé :

- **Avant de toucher un patient** (toilette, examen clinique, prise de constantes...).
- **Avant un geste aseptique** (pansement, sondage, manipulation de lignes...).
- **Après un risque d'exposition à un liquide biologique.**
- **Après avoir touché un patient.**
- **Après avoir touché l'environnement d'un patient** (lit, fauteuil, table de nuit...).

Il est parfois nécessaire de réaliser plusieurs fois une hygiène des mains au cours d'un soin chez un même patient.

À l'inverse, une seule hygiène des mains peut parfois servir plusieurs indications.

Ces indications sont valables aussi bien chez un patient alité que chez un patient au fauteuil ou dans toute autre situation.

Les 5 indications de l'hygiène des mains.

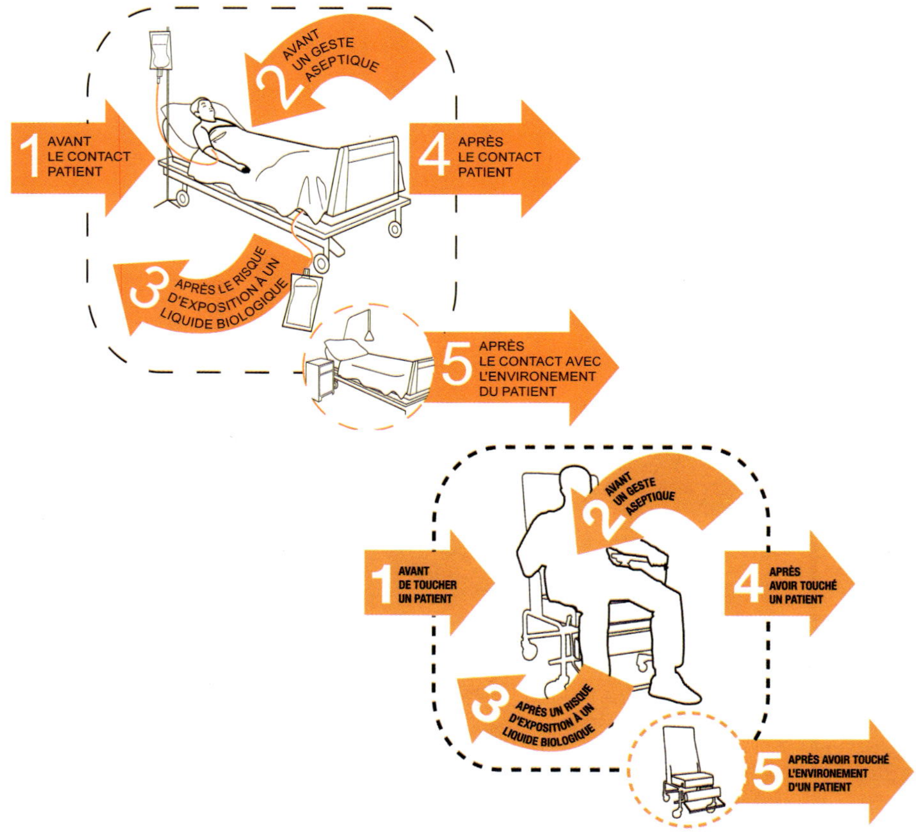


Source : Organisation Mondiale de la santé (OMS). Recommandations de l'OMS pour l'hygiène des mains au cours des soins. 2009 ; 1-68.

# Port du masque chirurgical et du masque FFP2



**On distingue deux grandes familles de masques :**
– Les masques chirurgicaux ou masques de soins.
– Les appareils de protection respiratoire (APR) appelés également masques FFP (pour *filtering facepiece*).
La crise de la COVID-19 et la pénurie de masques associée ont conduit au développement et à la diffusion de masques dits « **grand public** » en tissu. Ils ne sont absolument **pas compatibles avec une activité de soins.**

## 1 LES MASQUES CHIRURGICAUX

Masque chirurgical

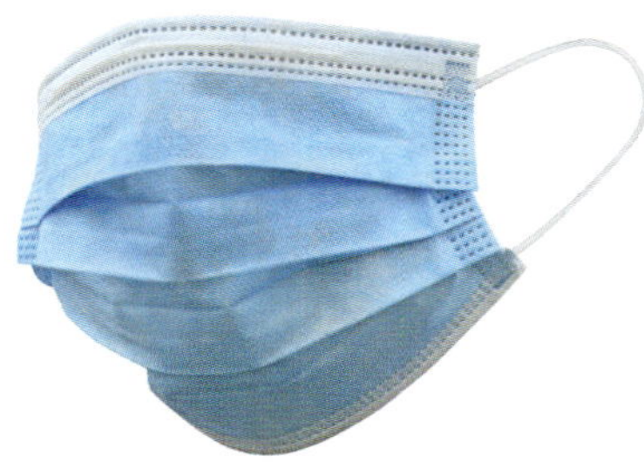

Source : Adobe Stock.

Ce sont des dispositifs médicaux à usage unique. Ils constituent une barrière efficace pour limiter la transmission des germes respiratoires entre les soignants et les patients.

Le masque de soins protège les autres de celui qui le porte. Il protège également celui qui le porte des projections et aérosolisations.

On distingue trois catégories de masques à usage médical en fonction de leur efficacité de filtration sur les aérosols :

- Type I : > 95 %.
- Type II : > 98 %.
- Type IIR : > 98 % et résistants aux éclaboussures.

### A Indications du port d'un masque chirurgical

Le port du masque chirurgical par un soignant est indiqué **dans 3 situations** :
- En cas de soins ou manipulations exposant à un risque de projection ou d'aérosolisation de liquides biologiques.
- En cas de contact avec un patient présentant des signes d'infection respiratoire, y compris liés à la COVID-19.
- Lorsque le soignant présente lui-même des signes d'infection respiratoire.

Le port du masque chirurgical par un patient est indiqué **dans 2 situations** :
- En cas de symptômes respiratoires lorsqu'il sort de sa chambre.
- En chambre, lors d'un contact avec un soignant, s'il présente des symptômes respiratoires sévères (dans ce cas, soignant et soigné portent un masque pour une protection mutuelle).

### B Mise en place

- Pratiquer une hygiène des mains (friction ou eau + savon).
- Prendre le masque par les élastiques ou les lacets.
- Placer le masque sur le visage avec le bord rigide et la couleur/marque vers l'extérieur et nouer les lacets ou passer les élastiques derrière les oreilles.
- Ajuster le masque en pinçant le haut du dispositif sur la racine du nez.
- Placer le bas du masque sous le menton.
- Une fois en place, le masque ne doit plus être touché avant son retrait.



### C Retrait

Pratiquer une hygiène des mains avant ET après le retrait.

Le masque doit être retiré et jeté en sortant de la chambre (**un patient = un masque**)

Le masque doit être saisi uniquement par les lacets ou les élastiques.

Dans un contexte épidémique comme la COVID-19, les soignants sont amenés à porter un masque en permanence même en dehors des soins. Dans ce cas, le masque doit être remplacé au moins **toutes les 4 heures ou dès qu'il est mouillé ou souillé**.

## 2 LES MASQUES FFP

Les masques de type FFP ou appareils de protection respiratoire (APR) sont des dispositifs médicaux à usage unique. Ils ont une capacité de filtration supérieure aux masques chirurgicaux et sont beaucoup plus étanches. Ils sont conçus pour protéger au maximum les soignants qui les portent. Ils sont parfois munis d'une valve pour faciliter la respiration.

On distingue **trois catégories** de masques FFP : 1, 2 et 3 en fonction de leurs performances.

En milieu de soins, ce sont les masques FFP2 qui sont préconisés.

Masque FFP2

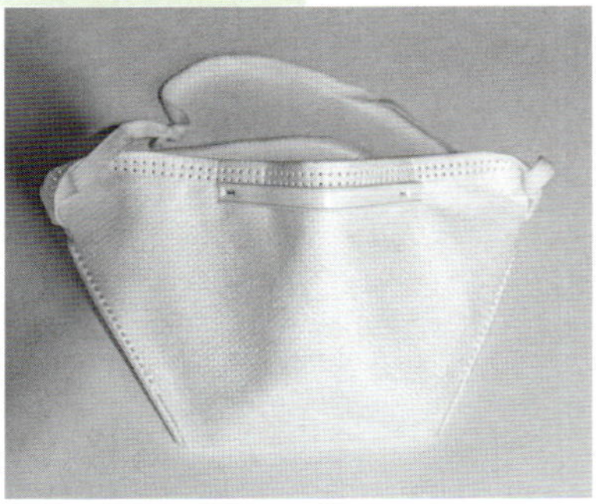

Source : Adobe Stock.

### A Indications du port d'un masque FFP2

Le masque FFP2 n'a pas d'indication dans le cadre des précautions standards.

Il est indiqué uniquement dans le cadre de certaines **précautions complémentaires** :

- En **précautions air** (rougeole, tuberculose, varicelle) : il doit alors être porté avant de rentrer dans la chambre.
- En **précautions gouttelettes** uniquement si des gestes à risque générant beaucoup d'aérosols sont pratiqués (intubation, kinésithérapie respiratoire, etc.).

Pour rappel, les patients atteints de la COVID-19 sont placés en précautions gouttelettes. Il n'y a donc pas lieu de porter systématiquement un masque FFP2. Le port d'un masque chirurgical doit rester la règle

Les patients ne doivent en aucun cas porter un masque FFP2 en raison des risques d'étouffement qu'ils peuvent générer.



### B Mise en place et retrait

Les modalités sont les mêmes que pour un masque chirurgical mais il est nécessaire de réaliser un **test d'étanchéité** après sa mise en place.

Ce test (dit en pression négative) consiste à obturer le masque avec les mains une fois qu'il est mis en place, à inspirer puis à retenir sa respiration quelques secondes. Le masque doit rester légèrement plaqué sur le visage. Si ce n'est pas le cas, il convient de le réajuster.

Le masque doit être adapté au visage du soignant pour éviter de le réajuster après la pose.

# Lunettes et visières de protection

fiche 80

La **protection des yeux** est essentielle lors de certains soins. En effet, des cas de transmission d'infections par projection sur la conjonctive ont été décrits, notamment pour l'hépatite C.

La voie oculaire pourrait être une voie de contamination pour la COVID-19 également.

Chaque situation de soins courants doit être évaluée en fonction des **tâches à effectuer** et de **l'état clinique du patient**.

Les symptômes respiratoires tels que la **toux, les éternuements ou les expectorations** générateurs d'aérosolisation de sécrétions respiratoires, ou de diffusion par projections de sécrétions respiratoires, imposent une **protection des yeux** en association avec le port du masque chirurgical.

De même, tout risque d'éclaboussure ou de projection de sang ou de liquides biologiques lors des soins nécessite la même protection.

Enfin, lorsqu'un patient est placé en **précautions complémentaires de type gouttelettes** (grippe, COVID-19, oreillons, rubéole, coqueluche par exemple), la protection des yeux est nécessaire si le patient présente des signes respiratoires importants ou qu'un risque de projection est présent.

## ▶ 3 types de dispositifs peuvent être utilisés

### • Les lunettes de protection

Elles sont généralement en matière plastique légère transparente permettant la désinfection. Elles doivent être **couvrantes sur les côtés** et **aérées** pour éviter la formation de buée. Suffisamment larges et hautes, elles doivent pouvoir recouvrir d'éventuelles lunettes de vue. Le pont nasal vient se poser sur le masque chirurgical sous la barrette nasale.

Lunettes de protection.

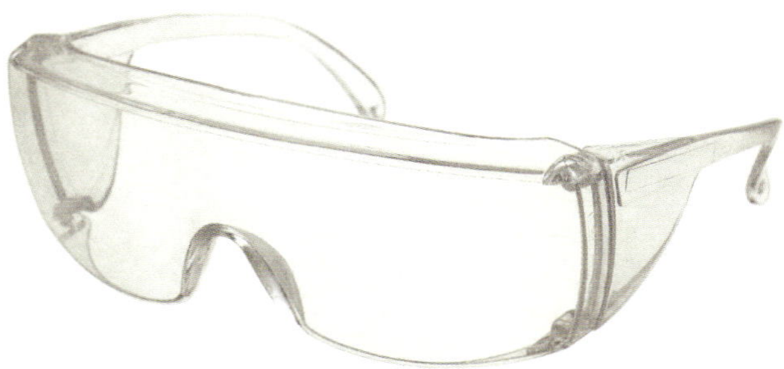

Source : Adobe Stock.

Il existe également des montures à usage unique sur lesquelles s'adaptent des visières à usage unique également.

Lunettes à usage unique.

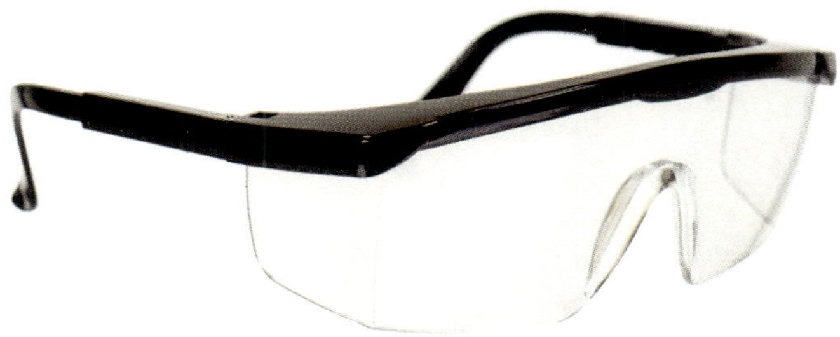

Source : Adobe Stock.

- **Les écrans faciaux**

Également appelés **visières de protection, protège-visages ou lunettes-masque**, ils assurent une protection de l'ensemble du visage.

Les écrans faciaux sont composés :

– D'une visière de protection antibuée en matière plastique légère qui se place devant le visage du porteur.

– D'un support ajustable de type bandeau serre-tête.

Certaines visières sont relevables.

Les écrans faciaux à usage unique seront privilégiés.

Écran facial.

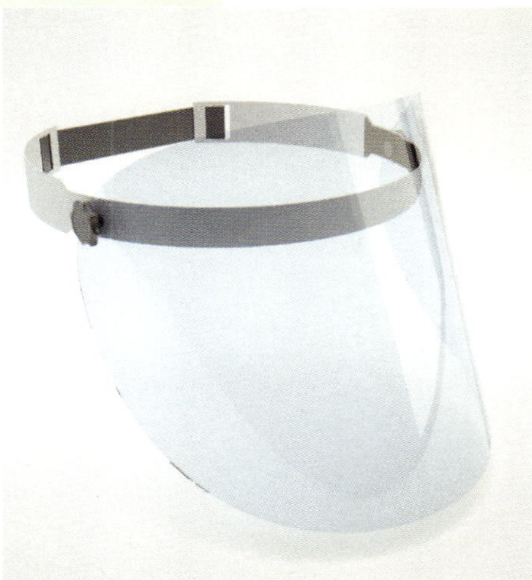

Source : Adobe Stock.

80 fiche

### Les masques à visière

Ils sont moins répandus que les lunettes et les écrans faciaux. À usage unique, ils ont l'avantage de se mettre en place de la même façon qu'un masque chirurgical classique.

Masque à visière.

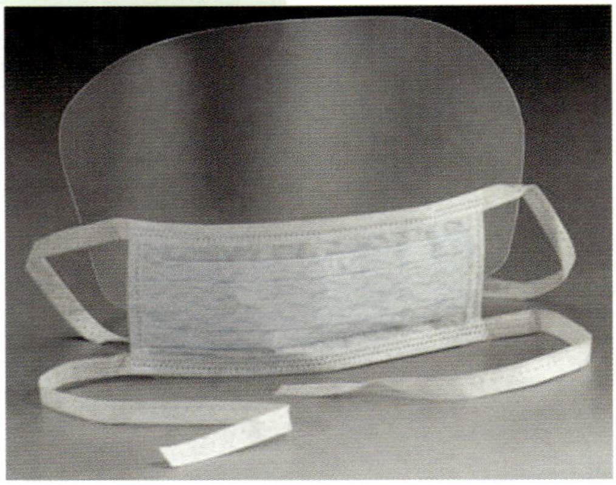

Source : sdm-online.com.

# La protection de la tenue professionnelle : tablier et surblouses

81
fiche

**La tenue professionnelle se contamine très facilement et rapidement lors des soins. Elle peut constituer un vecteur de la transmission croisée des infections associées aux soins.**

Préalable indispensable : Porter une tenue professionnelle propre, associant un pantalon et une tunique à manches courtes, changée chaque jour.

**La tenue professionnelle doit être protégée à chaque fois que le soignant s'expose à un contact ou à un risque de projection de produits biologiques (sang, selles, urines, salive...)**
**La protection est impérativement à usage unique.**

## 1 LE TABLIER EN PLASTIQUE

Dans le cadre des précautions standards, le tablier est porté par le professionnel lorsqu'il réalise **un soin souillant, mouillant ou à risque de projection ou d'aérosolisation.**

Lorsque le patient est placé en précautions complémentaires de type contact, le tablier doit être porté **pour tout contact direct** avec le patient.

Comme tout équipement de protection, le tablier doit être mis en place **juste avant les soins** et **éliminé immédiatement après la fin du soin**, avant de réaliser une **hygiène des mains.**

Ils sont présentés en rouleaux ou en paquets, et sont de différentes couleurs.

Tablier à usage unique.

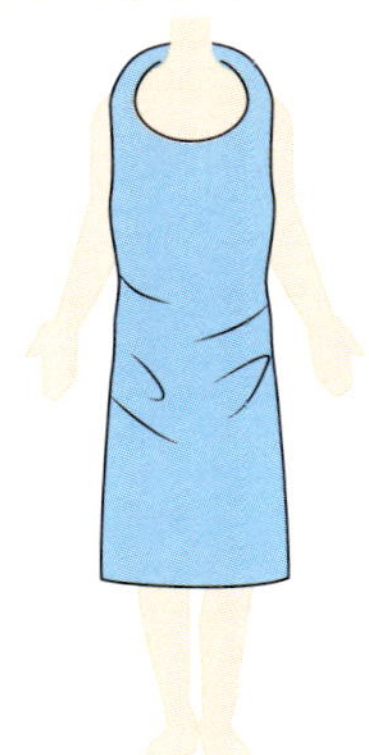

Source : STDI.

## 2 LA SURBLOUSE À USAGE UNIQUE

Les surblouses en tissu réutilisables sont à bannir en milieu de soins traditionnel.

Les surblouses sont à manches longues contrairement aux tabliers. Comme ces derniers, les surblouses doivent être mises en place **juste avant le soin et éliminées immédiatement après**, avant de réaliser une **hygiène des mains.**

## Les surblouses non tissées

Surblouse non tissée

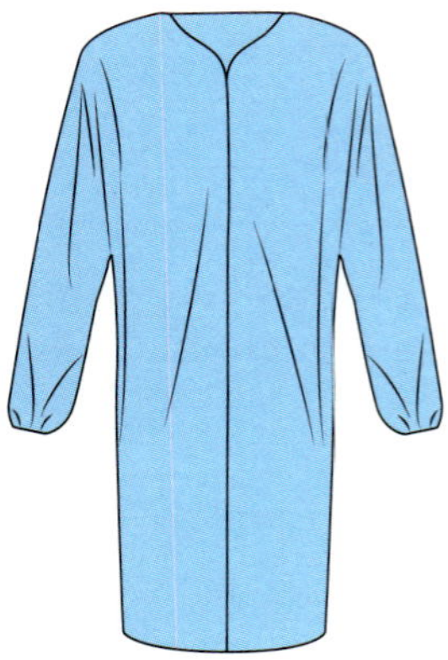

Source : STDI.

Les surblouses non tissées ne sont utilisées que **dans le cadre des précautions complémentaires** contact renforcées, essentiellement en cas de gale ou de clostridium difficile. Certaines sont imperméables et d'autres non.

## Les surblouses en plastique

Imperméables, les surblouses en plastique sont portées en cas de **risque de projection importante de sang, de produits biologiques, de sécrétions, d'excrétions.** Dans ces situations, le tablier n'est pas suffisant.

Alternative acceptable : surblouse non tissée doublée d'un tablier.

Surblouse en plastique.

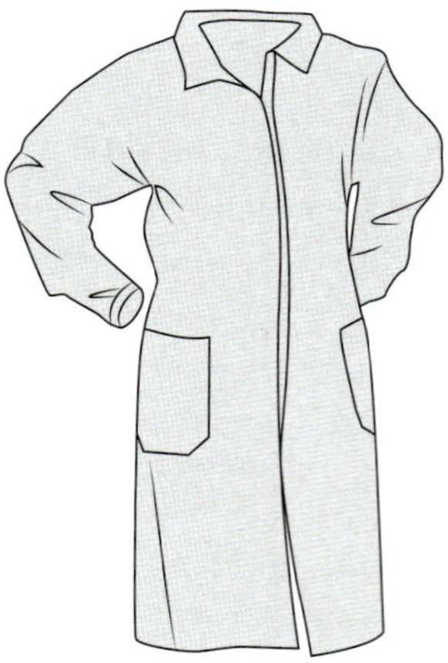

Source : STDI.

# Le port des gants de soins à usage unique non stériles

fiche 82

**Le port de gants de soins à usage unique non stériles est une mesure efficace pour éviter la contamination des mains lors de soins ou de gestes septiques ainsi que les accidents d'exposition au sang. Il vise aussi à protéger le patient contre la transmission croisée des micro-organismes. Mais ce port de gants peut être faussement sécurisant et créer au contraire un risque supplémentaire en cas de mésusage ou de mauvaise observance.**

## 1 INDICATIONS DU PORT DES GANTS

**1 paire de gants = 1 patient**

Le port des gants est indiqué dans trois situations standards :

- Lorsqu'il y a un risque d'exposition au sang et autres liquides biologiques.
- En cas de contact avec une muqueuse ou une peau lésée.
- Pour tout soin dès lors que les mains du soignant comportent des lésions (coupures, crevasses...).

Dans le cadre des précautions complémentaires de type contact, le port des gants n'est pas différent des situations précédentes (précautions standards).

Lorsque des précautions complémentaires de type contact renforcées sont prescrites (gale, clostridium difficile), le port des gants est systématique au regard du fort potentiel épidémique de ces infections.

## 2 DISCIPLINE AUTOUR DU PORT DES GANTS

### A Hygiène des mains

Une friction hydroalcoolique est impérativement réalisée avant d'enfiler les gants afin de ne pas contaminer ces derniers au moment de les prendre.

Elle permet également d'abaisser le niveau de contamination des mains qui sera majoré sous les gants par la chaleur et l'humidité.

Dès qu'il y a transpiration ou après 30 minutes portés, les gants deviennent poreux.

Dès le retrait des gants, les mains doivent être de nouveau désinfectées par friction hydroalcoolique car il peut y avoir contamination avec des liquides biologiques.

### B Technique d'enfilage et de retrait

La technique doit être scrupuleusement respectée afin de ne pas contaminer les gants lors de l'enfilage et de ne pas se contaminer les mains lors du retrait.

### Technique d'enfilage des gants

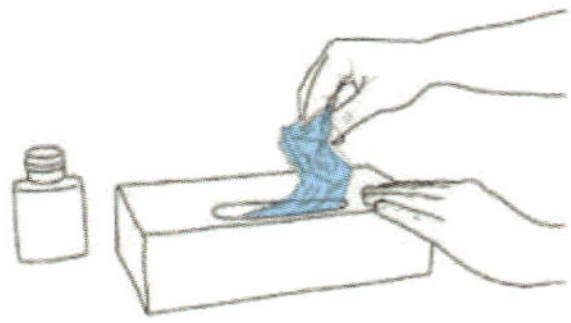

1. Prélever un gant de soins de son emballage d'origine.

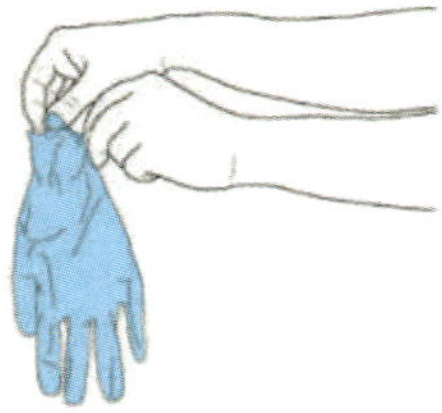

2. Ne toucher qu'une surface limitée du gant correspondant au poignet (bord supérieur du gant).

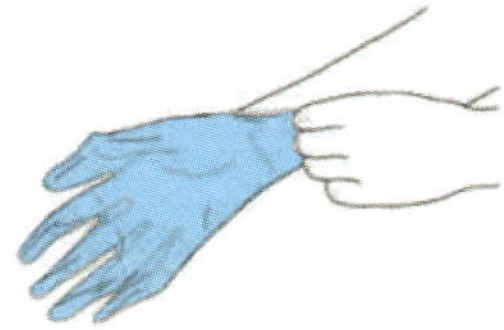

3. Enfiler le premier gant.

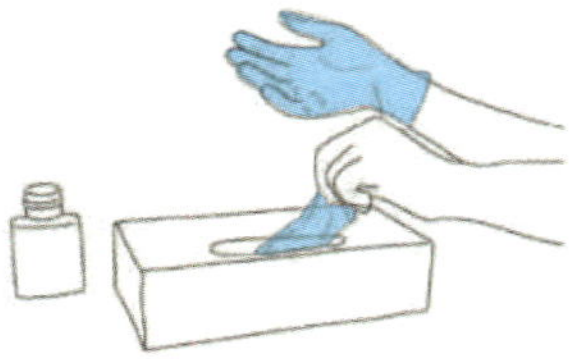

4. Prélever un second gant avec la main non gantée et ne toucher qu'une surface limitée du second gant, correspondant au poignet.

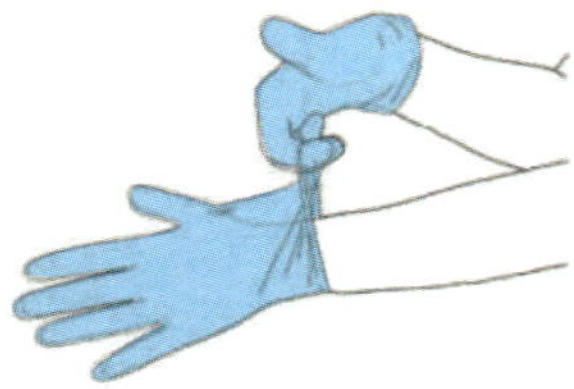

5. Afin de ne pas toucher la peau de l'avant-bras avec la main gantée, retourner la surface externe du gant à enfiler sur les doigts repliés de la main gantée, permettant ainsi d'enfiler le gant sur la seconde main.

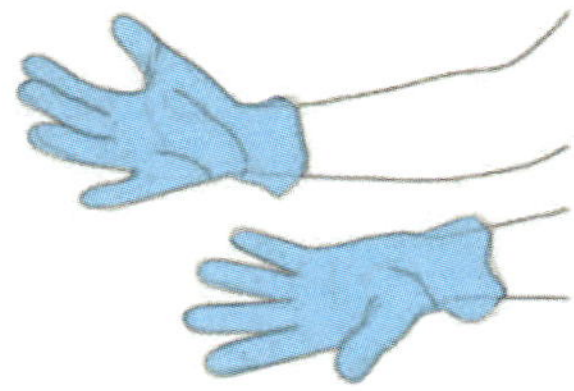

6. Une fois les gants enfilés, les mains ne touchent rien d'autre que ce qui est défini par les indications et les conditions d'usage des gants.

Source OMS : recommandations pour l'hygiène des mains au cours des soins

### Technique de retrait des gants

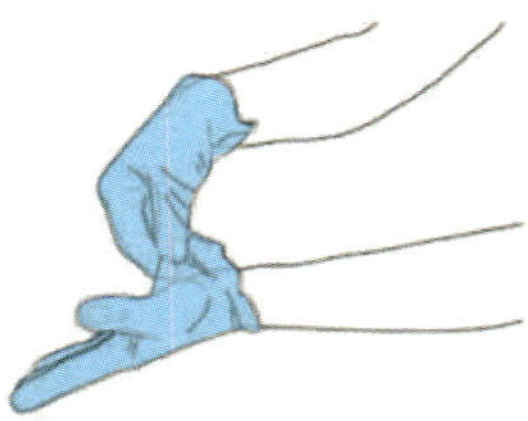

1. Pincer un gant au niveau du poignet afin de le retirer sans toucher la peau de l'avant-bras, en le retournant sur la main, de façon à ce que la surface interne se retrouve à l'extérieur.

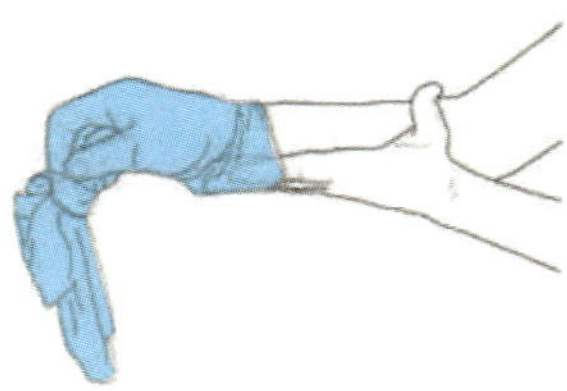

2. Tenir le gant retiré dans la main gantée et glisser les doigts de la main dégantée entre le gant et le poignet de l'autre main. Retourner le gant depuis l'intérieur sur la main de façon à ce que la surface interne se retrouve à l'extérieur, tout en enveloppant le gant déjà retiré.

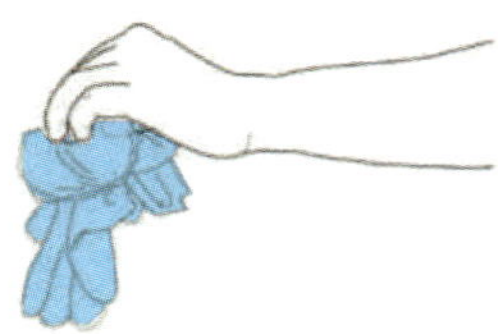

3. Jeter les gants usagés.

Source OMS : recommandations pour l'hygiène des mains au cours des soins

### C Observance

L'observance du port des gants est essentielle dans les situations le nécessitant, afin de garantir la sécurité des soignants et des patients.

À l'inverse, un usage excessif ou un mésusage engendre un rapport bénéfice-risque défavorable.

> Le port de gants n'est pas indiqué pour des soins sur peau saine.

Il est contre-indiqué de porter **une même paire de gants pour des soins successifs chez un même patient.**

Le maintien du port des gants lors des interruptions de soins est une pratique à éviter.

> La friction hydroalcoolique des gants est une pratique qui n'est plus recommandée depuis plusieurs années.

fiche 82

## 3 RISQUES LIÉS AU PORT DES GANTS

Le principal risque réside dans le mésusage des gants ou le non-respect des indications.

Les **gants contaminés** sont un **vecteur majeur des infections** associées aux soins. Ils peuvent contaminer des sites propres ou l'environnement du patient.

**Le port excessif des gants se traduit par une moindre observance de l'hygiène des mains.**

## 4 DIFFÉRENTS TYPES DE GANTS

Les gants poudrés sont à éviter, d'ailleurs ils sont de moins en moins utilisés. Ils ont été longtemps utilisés pour un enfilage plus facile et une absorption de la transpiration. Mais la poudre résiduelle qu'ils laissent sur les mains est incompatible avec les produits hydroalcooliques essentiels à l'hygiène des mains.

On distingue trois types de gants, chacun présentant des avantages et des inconvénients :

- **Les gants en latex :** très souples, ils s'apparentent à une seconde peau avec des sensations maintenues lors des gestes de précision. Ils offrent, en outre, une excellente protection. Malheureusement, les allergies au latex de plus en plus fréquentes, limitent leur usage en routine.
- **Les gants en vinyle :** nettement moins souples, ils ne permettent pas la même dextérité que les gants en latex mais ils offrent une protection suffisante pour les soins courants au coût le plus faible. Ils sont de loin les plus utilisés.
- **Les gants en nitrile :** ils présentent des caractéristiques similaires aux gants en latex et en constituent une alternative en cas d'allergie. Leur coût plus élevé limite encore leur utilisation mais celle-ci progresse.

# Focus

## ▶ Patient atteint ou suspect de COVID-19 et précautions d'hygiène appropriées

Le patient est placé, sur prescription médicale, en **précautions complémentaires** de type **contact** et **gouttelettes** qui viennent s'ajouter aux **précautions standards**.

| | Tablier à usage unique | Surblouse à usage unique imperméable | Masque chirurgical | Masque FFP2 | Lunettes/visières de protection | Gants de soins à usage unique |
|---|---|---|---|---|---|---|
| Aucun contact avec le patient | NON | NON | OUI | NON | NON | NON |
| Contact avec le patient | OUI | NON | OUI | NON | OUI *si symptômes respiratoires importants* | NON |
| Risque d'exposition aux liquides biologiques | OUI | NON *sauf si exposition massive* | OUI | NON | OUI | OUI |
| Risque d'aérosolisation importante | NON | OUI | NON | OUI | OUI | OUI |

Il faut également se référer au protocole en vigueur dans l'établissement.

# Annexes

# Convention internationale des droits de l'enfant (extraits)

**La convention internationale des droits de l'enfant est un traité international qui a été proclamé par l'Organisation des Nations Unies (ONU) le 20 novembre 1989 et ratifiée par la France en 1990. Elle énonce, au travers de 54 articles, les droits fondamentaux de l'enfant.**

### Article 6

Les États parties reconnaissent que tout enfant a un droit inhérent à la vie.

Les États parties assurent dans toute la mesure possible la survie et le développement de l'enfant.

## ▶ Identité et droit

### Article 7

1. L'enfant est enregistré aussitôt sa naissance et a dès celle-ci le droit à un nom, le droit d'acquérir une nationalité et, dans la mesure du possible, le droit de connaître ses parents et d'être élevé par eux.

Les États parties veillent à mettre ces droits en œuvre conformément à leur législation nationale et aux obligations que leur imposent les instruments internationaux applicables en la matière, en particulier dans les cas où faute de cela l'enfant se trouverait apatride.

### Article 8

1. Les États parties s'engagent à respecter le droit de l'enfant de préserver son identité, y compris sa nationalité, son nom et ses relations familiales, tels qu'ils sont reconnus par la loi, sans ingérence illégale.

2. Si un enfant est illégalement privé des éléments constitutifs de son identité ou de certains d'entre eux, les États parties doivent lui accorder une assistance et une protection appropriées, pour que son identité soit rétablie aussi rapidement que possible.

## ▶ Éducation, modes de garde et droit

### Article 18

1. Les Etats parties s'emploient de leur mieux à assurer la reconnaissance du principe selon lequel les deux parents ont une responsabilité commune pour ce qui est d'élever l'enfant et d'assurer son développement. La responsabilité d'élever l'enfant et d'assurer son développement incombe au premier chef aux parents ou, le cas échéant, à ses représentants légaux. Ceux-ci doivent être guidés avant tout par l'intérêt supérieur de l'enfant.

2. Pour garantir et promouvoir les droits énoncés dans la présente Convention, les États parties accordent l'aide appropriée aux parents et aux représentants légaux de l'enfant dans l'exercice de la responsabilité qui leur incombe d'élever l'enfant et

assurent la mise en place d'institutions, d'établissements et de services chargés de veiller au bien-être des enfants.

3. Les États parties prennent toutes les mesures appropriées pour assurer aux enfants dont les parents travaillent le droit de bénéficier des services et établissements de garde d'enfants pour lesquels ils remplissent les conditions requises.

### ▶ Protection de l'enfance et droit

#### Article 19

Les États parties prennent toutes les mesures législatives, administratives, sociales et éducatives appropriées pour protéger l'enfant contre toute forme de violence, d'atteinte ou de brutalités physiques ou mentales, d'abandon ou de négligence, de mauvais traitements ou d'exploitation, y compris la violence sexuelle, pendant qu'il est sous la garde de ses parents ou de l'un d'eux, de son ou ses représentants légaux ou de toute autre personne à qui il est confié.

Ces mesures de protection doivent comprendre, selon qu'il conviendra, des procédures efficaces pour l'établissement de programmes sociaux visant à fournir l'appui nécessaire à l'enfant et à ceux à qui il est confié, ainsi que pour d'autres formes de prévention, et aux fins d'identification, de rapport, de renvoi, d'enquête, de traitement et de suivi pour les cas de mauvais traitements de l'enfant décrits ci-dessus, et comprendre également, selon qu'il conviendra, des procédures d'intervention judiciaire.

### ▶ Adoption et droit

#### Article 20

1. Tout enfant qui est temporairement ou définitivement privé de son milieu familial, ou qui dans son propre intérêt ne peut être laissé dans ce milieu, a droit à une protection et une aide spéciales de l'État.

Les États parties prévoient pour cet enfant une protection de remplacement conforme à leur législation nationale.

Cette protection de remplacement peut notamment avoir la forme du placement dans une famille, de la « Kafalah » de droit islamique, de l'adoption ou, en cas de nécessité, du placement dans un établissement pour enfants approprié. Dans le choix entre ces solutions, il est dûment tenu compte de la nécessité d'une certaine continuité dans l'éducation de l'enfant, ainsi que de son origine ethnique, religieuse, culturelle et linguistique.

#### Article 21

Les États parties qui admettent et/ou autorisent l'adoption s'assurent que l'intérêt supérieur de l'enfant est la considération primordiale en la matière, et :

– Veillent à ce que l'adoption d'un enfant ne soit autorisée que par les autorités compétentes, qui vérifient, conformément à la loi et aux procédures applicables et sur la base de tous les renseignements fiables relatifs au cas considéré, que l'adoption peut avoir lieu eu égard à la situation de l'enfant par rapport à ses père et mère, parents et représentants légaux et que, le cas échéant, les personnes intéressées ont donné leur consentement à l'adoption en connaissance de cause, après s'être entourées des avis nécessaires ;

- Reconnaissent que l'adoption à l'étranger peut être envisagée comme un autre moyen d'assurer les soins nécessaires à l'enfant, si celui-ci ne peut, dans son pays d'origine, être placé dans une famille nourricière ou adoptive ou être convenablement élevé ;
- Veillent, en cas d'adoption à l'étranger, à ce que l'enfant ait le bénéfice de garanties et de normes équivalant à celles existant en cas d'adoption nationale ;
- Prennent toutes les mesures appropriées pour veiller à ce que, en cas d'adoption à l'étranger, le placement de l'enfant ne se traduise pas par un profit matériel indu pour les personnes qui en sont responsables ;
- Poursuivent les objectifs du présent article en concluant des arrangements ou des accords bilatéraux ou multilatéraux, selon les cas, et s'efforcent dans ce cadre de veiller à ce que les placements d'enfants à l'étranger soient effectués par des autorités ou des organes compétents.

### ▶ Enfant porteur de handicap et droit

#### Article 23

1. Les États parties reconnaissent que les enfants mentalement ou physiquement handicapés doivent mener une vie pleine et décente, dans des conditions qui garantissent leur dignité, favorisent leur autonomie et facilitent leur participation active à la vie de la collectivité.

2. Les États parties reconnaissent le droit à des enfants handicapés de bénéficier de soins spéciaux et encouragent et assurent, dans la mesure des ressources disponibles, l'octroi, sur demande, aux enfants handicapés remplissant les conditions requises et à ceux qui en ont la charge, d'une aide adaptée à l'état de l'enfant et à la situation de ses parents ou de ceux à qui il est confié.

3. Eu égard aux besoins particuliers des enfants handicapés, l'aide fournie conformément au paragraphe 2 du présent article est gratuite chaque fois qu'il est possible, compte tenu des ressources financières de leurs parents ou de ceux à qui l'enfant est confié, et elle est conçue de telle sorte que les enfants handicapés aient effectivement accès à l'éducation, à la formation, aux soins de santé, à la rééducation, à la préparation à l'emploi et aux activités récréatives, et bénéficient de ces services de façon propre à assurer une intégration sociale aussi complète que possible et leur épanouissement personnel, y compris dans le domaine culturel et spirituel.

Dans un esprit de coopération internationale, les États parties favorisent l'échange d'informations pertinentes dans le domaine des soins de santé préventifs et du traitement médical, psychologique et fonctionnel des enfants handicapés, y compris par la diffusion d'informations concernant les méthodes de rééducation et les services de formation professionnelle, ainsi que l'accès à ces données, en vue de permettre aux États parties d'améliorer leurs capacités et leurs compétences et d'élargir leur expérience dans ces domaines. À cet égard, il est tenu particulièrement compte des besoins des pays en développement.

### ▶ Santé et droit

#### Article 24

1. Les États parties reconnaissent le droit de l'enfant de jouir du meilleur état de santé possible et de bénéficier de services médicaux et de rééducation. Ils s'efforcent de garantir qu'aucun enfant ne soit privé du droit d'avoir accès à ces services.

2. Les États parties s'efforcent d'assurer la réalisation intégrale du droit susmentionné et, en particulier, prennent les mesures appropriées pour :

- Réduire la mortalité parmi les nourrissons et les enfants ;
- Assurer à tous les enfants l'assistance médicale et les soins de santé nécessaires, l'accent étant mis sur le développement des soins de santé primaires ;
- Lutter contre la maladie et la malnutrition, y compris dans le cadre de soins de santé primaires, grâce notamment à l'utilisation de techniques aisément disponibles et à la fourniture d'aliments nutritifs et d'eau potable, compte tenu des dangers et des risques de pollution du milieu naturel ;
- Assurer aux mères des soins prénatals et postnatals appropriés ;
- Faire en sorte que tous les groupes de la société, en particulier les parents et les enfants, reçoivent une information sur la santé et la nutrition de l'enfant, les avantages de l'allaitement au sein, l'hygiène et la salubrité de l'environnement et la prévention des accidents, et bénéficient d'une aide leur permettant de mettre à profit cette information ;
- Développer les soins de santé préventifs, les conseils aux parents et l'éducation et les services en matière de planification familiale.

3. Les États parties prennent toutes les mesures efficaces appropriées en vue d'abolir les pratiques traditionnelles préjudiciables à la santé des enfants.

4. Les États parties s'engagent à favoriser et à encourager la coopération internationale en vue d'assurer progressivement la pleine réalisation du droit reconnu dans le présent article. À cet égard, il est tenu particulièrement compte des besoins des pays en développement.

### ▶ Soin précarité et droit

### Article 26

1. Les États parties reconnaissent à tout enfant le droit de bénéficier de la sécurité sociale, y compris les assurances sociales, et prennent les mesures nécessaires pour assurer la pleine réalisation de ce droit en conformité avec leur législation nationale.

2. Les prestations doivent, lorsqu'il y a lieu, être accordées compte tenu des ressources et de la situation de l'enfant et des personnes responsables de son entretien, ainsi que de toute autre considération applicable à la demande de prestation faite par l'enfant ou en son nom.

# Charte européenne de l'enfant hospitalisé

**La charte européenne des droits de l'enfant hospitalisé a été adoptée par le parlement européen en 1986. Une circulaire du Secrétariat d'État de 1999 préconise son application.**

***« Le droit aux meilleurs soins possible est un droit fondamental, particulièrement pour les enfants. »*** **(UNESCO)**

### Article 1

L'admission à l'hôpital d'un enfant ne doit être réalisée que si les soins nécessités par sa maladie ne peuvent être prodigués à la maison, en consultation externe ou en hôpital de jour.

### Article 2

Un enfant hospitalisé a le droit d'avoir ses parents ou leur substitut auprès de lui jour et nuit, quel que soit son âge ou son état.

### Article 3

On encouragera les parents à rester auprès de leur enfant et on leur offrira pour cela toutes les facilités matérielles, sans que cela entraîne un supplément financier ou une perte de salaire. On informera les parents sur les règles de vie et les modalités de fonctionnement propres au service afin qu'ils participent activement aux soins de leur enfant.

### Article 4

Les enfants et leurs parents ont le droit de recevoir une information sur la maladie et les soins adaptée à leur âge et leur compréhension, afin de participer aux décisions les concernant. On essaiera de réduire au minimum les agressions physiques ou émotionnelles et la douleur.

### Article 5

Les enfants et les parents ont le droit d'être informés pour participer à toutes les décisions concernant la santé et les soins. On évitera tout examen ou traitement qui n'est pas indispensable.

### Article 6

Les enfants ne doivent pas être admis dans des services adultes. Ils doivent être réunis par groupes d'âge pour bénéficier de jeux, loisirs, activités éducatives adaptés à leur âge, en toute sécurité. Leurs visiteurs doivent être acceptés sans limite d'âge.

### Article 7

L'hôpital doit fournir aux enfants un environnement correspondant à leurs besoins physiques, affectifs et éducatifs, tant sur le plan de l'équipement que du personnel et de la sécurité.

### Article 8

L'équipe soignante doit être formée à répondre aux besoins psychologiques et émotionnels des enfants et de leur famille.

### Article 9

L'équipe soignante doit être organisée de façon à assurer une continuité dans les soins à chaque enfant.

### Article 10

L'intimité de chaque enfant doit être respectée. Il doit être traité avec tact et compréhension en toutes circonstances.

# Notes

# Notes

# Notes

# Notes

# Notes

# Notes

# Notes

# Notes

**Crédits iconographiques**

p. 33 : © Adobe Stock/Kwangmoo
p. 84 (3 photos) : © Alexia Moreira
p. 87 : © Alexia Moreira
p. 92 : © Alexia Moreira
p. 98 : © Alexia Moreira
p. 104 (photo) : © Lionel Degomme
p. 172 : © Alexia Moreira
p. 198 : © Adobe Stock/demphoto
p. 208 : © Adobe Stock/Andrey Popov
p. 209 : © Adobe Stock/likstudio
p. 210 (haut) : © Adobe Stock/Syda Productions
p. 210 (bas) : © Adobe Stock/ia_64
p. 238 : © i-stock/romrodinka
p. 239 : © i-stock/FatCamera
p. 240 : © i-stock/Oleh_Slobodeniuk
p. 250 : © Lionel Degomme
p. 254 : © i-stock/metinkiyak
p. 256 : © i-stock/stockstudioX

Conception graphique : Philippe Sabin
Composition : STDI

MV/LM-EG

Achevé d'imprimer en Espagne par Grafo
Dépôt légal 16459-2/01 - Décembre 2021